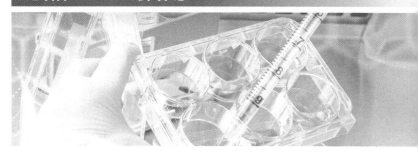

药品 GVP 指南

风险识别、评估与控制

国家药品监督管理局药品评价中心　组织编写

中国健康传媒集团

中国医药科技出版社

内 容 提 要

本书为《药品GVP指南》丛书之一，由国家药品监督管理局药品评价中心组织编写，围绕《药物警戒质量管理规范》章节条款的核心要素，借鉴国际成熟经验，兼顾国内实际，从背景介绍、法规要求、技术要求、实施指导、案例分析等方面进行阐述。

《风险识别、评估与控制》主要介绍《药物警戒质量管理规范》第五、六章内容，旨在指导药品上市许可持有人如何规范开展药品风险识别、评估与控制等方面的药物警戒活动。

《药品GVP指南》可供药品上市许可持有人、药品生产企业、医疗机构、监管部门、监测机构、科研院所、行业协会等从业人员参考使用。

图书在版编目（CIP）数据

风险识别、评估与控制 / 国家药品监督管理局药品评价中心组织编写 . — 北京：中国医药科技出版社，2022.10

（药品 GVP 指南）

ISBN 978-7-5214-3377-7

Ⅰ.①风⋯ Ⅱ.①国⋯ Ⅲ.①药品管理—风险管理 ②药品管理—评估 ③药品管理—控制 Ⅳ.① R954

中国版本图书馆 CIP 数据核字（2022）第 161238 号

策划编辑	于海平 　**责任编辑** 吴思思
美术编辑	陈君杞 　**版式设计** 也 在

出版　**中国健康传媒集团** | 中国医药科技出版社

地址　北京市海淀区文慧园北路甲 22 号

邮编　100082

电话　发行：010-62227427　邮购：010-62236938

网址　www.cmstp.com

规格　787 × 1092 mm $\frac{1}{16}$

印张　14 $\frac{3}{4}$

字数　280 千字

版次　2022 年 10 月第 1 版

印次　2022 年 10 月第 1 次印刷

印刷　北京盛通印刷股份有限公司

经销　全国各地新华书店

书号　ISBN 978-7-5214-3377-7

定价　**120.00 元**

获取新书信息、投稿、为图书纠错，请扫码联系我们。

本书编委会

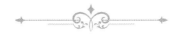

编写说明

2021 年 5 月 13 日，国家药品监督管理局《药物警戒质量管理规范》（以下简称"《规范》"）发布，自 2021 年 12 月 1 日起正式施行。

依法实施《规范》，是贯彻落实《中华人民共和国药品管理法》关于国家建立药物警戒制度的重要措施，也是我国制药行业逐步融入全球药物警戒发展格局的关键因素，更是保障公众用药安全、全面推进健康中国建设的技术保证。

为推动《规范》落地实施，国家药品监督管理局药品评价中心会同中国药科大学药品监管科学研究院组织来自监管部门、监测机构、医疗机构、高等院校及制药行业的 30 余位专家学者，完成《药品 GVP 指南》编写工作。旨在围绕《规范》的章节条款梳理核心要素，借鉴国际成熟经验，兼顾国内实际，融汇成一套适合推进我国《规范》实施的综合性指导资料，为《规范》的实施提供全面、系统、深入、实用的科学参考。

《药品 GVP 指南》由《药物警戒体系与质量管理》《监测与报告》《风险识别、评估与控制》三个分册组成。基本涵盖了《规范》的主要内容，每个分册从背景介绍、法规要求、技术要求、实施指导、案例分析等方面展开。《药物警戒体系与质量管理》分册聚焦《规范》第一、二、三、七章内容，着重说明药品上市许可持有人应如何构建完整的药物警戒体系与质量管理体系。《监测与报告》分册聚焦《规范》第四章内容,《风险识别、评估与控制》分册聚焦《规范》第五、六章内容,以指导药品上市许可持有人如何规范开展包括药品风险的监测、识别、评估与控制在内的药物警戒活动。三个分册分别由评价中心化药一部、中药部、化药二部牵头制定框架和审校内容。

作为我国药物警戒领域第一个规范性文件,《规范》的出台对促进医药行业发展、守护公众健康具有重大意义。希望《药品 GVP 指南》的出版能够为药品上市许可持有人构建药物警戒体系、规范药物警戒活动、逐步建立与国际接轨的药物警戒质量管理体系、提高全生命周期的药物警戒管理能力和水平提供技术参考。同时,《药品 GVP 指南》作为对《规范》的科学理解和实践经验的凝练,也应随着认识的提高和实践经验的丰富而不断更新和完善。

《药品 GVP 指南》的编写得到了国家药品监督管理局以及相关业务司局的支持和指导;中国药科大学药品监管科学研究院药物警戒专家委员会及部分药物警戒领域专家学者给予全力支持。在此,谨对关心和支持《药品 GVP 指南》编写的各级领导和专家表示衷心的感谢。

《药品 GVP 指南》所涉内容广泛,疏漏欠妥之处恳请广大读者斧正。

国家药品监督管理局药品评价中心

2022 年 5 月

目　录

— *1* — 药品风险管理

— *2* — 信号检测

— 3 — 药品风险评估

—4— 药品上市后安全性研究

— *5* — 定期安全性更新报告

— *6* — 药品风险控制

— *7* — 药物警戒计划

2019 年，新修订的《中华人民共和国药品管理法》（以下简称"《药品管理法》"）第十二条规定："国家建立药物警戒制度，对药品不良反应及其他与用药有关的有害反应进行监测、识别、评估和控制。"作为我国药品管理的基本制度，药物警戒（Pharmacovigilance，PV）制度是我国防范、应对和化解药品风险的重要方法，是提升药品安全水平的重大举措、守护公众健康的坚固屏障，对于我国实现由制药大国向制药强国跨越具有重大意义。

药品上市许可持有人（以下简称"持有人"）承担药品安全的主体责任，其自身药物警戒制度的构建是我国建立药物警戒制度的重要组成部分。作为一项以降低药品安全风险为目标的药品全生命周期管理制度，持有人开展药物警戒工作的基础在于药品不良反应监测，本质是药品风险管理，关键在于体系与质量管理的构建。

为了帮助持有人了解、熟悉、掌握《药物警戒质量管理规范》（以下简称"《规范》"或"中国 GVP"），本书作为《药品 GVP 指南》分册之一，将从"风险识别、评估与控制"角度系统阐述持有人落实相关工作的具体要求与建议。

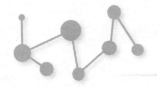

1 药品风险管理

2019 年 8 月，第十三届全国人民代表大会常务委员会第十二次会议审议通过了新修订的《中华人民共和国药品管理法》（以下简称"《药品管理法》"）。该法明确了我国药品管理的三大基本原则，即坚持风险管理、全程管控、社会共治的原则，其中"风险管理"一词首次出现在我国药品管理的根本大法中，奠定了未来我国药品风险治理的主基调。

药品是一种特殊的产品，用于人体既有治疗疾病的作用，也可能导致疾病的发生，被称作"双刃剑"。药品的风险可能产生于药品全生命周期的任何阶段，包括药品的研制阶段、生产阶段、经营阶段和使用阶段，而在不同阶段产生的风险最终均有可能反映到对人体的危害上，即反映到公众用药安全上。因此，建立科学、严格的药品监督管理制度，采取有效的方式发现并控制药品风险，是保护和促进公众健康的必由之路。

药物警戒是发现、评估、理解和预防药品不良反应及其他任何与药物相关问题的科学和活动。它既是研究药品安全的一门科学，也是管理药品风险的一种活动。2019 年修订的《药品管理法》规定"国家建立药物警戒制度，对药品不良反应及其他与用药有关的有害反应进行监测、识别、评估和控制"，进一步丰富了我国药品风险管理的内涵和手段。药物警戒制度是国家层面的制度，既涉及监管部门及其技术支撑机构，也涉及医药行业及相关方。其中，持有人担负着药品安全的重大责任。为配套药物警戒制度的实施，规范药品全生命周期的药物警戒活动，2021 年 5 月，国家药品监督管理局发布了《药物警戒质量管理规范》，将药物警戒活动的主要过程梳理为药品风险的监测、识别、评估与控制，高度契合了风险管理的理论，明确持有人开展药品风险管理工作的内容。

本章节将从药品风险与风险管理的概念和特征入手，讨论药物警戒与药品风险管理的关系，概述持有人在药物警戒领域开展风险管理的目标、原则、任务等，为后续章节的论述厘清一条主线，也借此将风险管理的理念渗透到药品上市后的使用阶段，贯穿到我国药品监督管理的全链条中。

1.1 药品风险

风险是产生某种结局的可能性[1]。对于药品风险而言，不同领域的专家学者、不同国家和组织有着不同的诠释。国际医学科学组织委员会（CIOMS）第Ⅸ工作组报告[2]中将药品的风险概括为"与药品的质量、安全性或有效性相关的，或与环境（暴露）相关的涉及患者或公众健康的任何不良结果发生的可能性。"

药品带来的风险源于多种因素，包括药品本身的因素、人体的因素和药品使用的因素。药品本身的因素多是由药品所含成分的药理特性决定，即药品天然和固有的属性，如 A 型药品不良反应；也可能是产品设计缺陷导致，如杂质去除和灭菌工艺、制剂工艺缺陷等；或是由药品质量问题引起，如在生产或储存运输过程中混入其他物质或产生降解物质；药物相互作用也可能是引起风险的重要原因，如质子泵抑制剂类药物可减少氯吡格雷活性代谢产物生成，降低氯吡格雷的抗血小板聚集作用而导致血栓事件的发生。人体因素则是与用药者的个体的差异有关，如患者的特异性体质、遗传特征、心理因素等，例如携带 HLA⁻B*1502 基因的患者服用卡马西平可能出现严重皮肤反应，超快代谢者使用曲马多更易引起呼吸抑制的风险，群体接种疫苗引起患者心因性反应。药品使用因素则更为复杂，药品超说明书使用、滥用、误用、错用等，都可能给患者带来有害反应或严重伤害，甚至引发社会问题。

现代药品管理的理论认为，没有零风险的药品。药品的安全性是相对于其获益而言，是二者权衡后的结果。药品监管部门在批准药品上市许可时，考虑的关键因素是药品获益是否大于风险。即使一个风险相对较高的药品，但在其治疗领域没有其他可替代的药品，或者紧急批准使用的药品可能还存在人类未知的风险，该药品也可能被批准上市。药品上市以后，则必须通过风险管理的手段来发现、预防和降低药品潜在的安全隐患，提升药品的使用价值。

1.2 药品风险管理

风险管理的思想理论自 20 世纪 30 年代开始萌芽，并逐渐以学科的形势发展，形成了独立的理论体系。早期主要运用于企业管理，以保险业为核心，目前已成为广泛的管理概念，在众多领域被引进和应用。不同的学者基于研究角度和侧重点不同，对风险管理概念的理解也各不相同。综合来看，风险管理是对可能遇到的风险进行预测、识别、评估、分析，并在此基础上选择最佳的管理技术，是对风险实施有效的控制和妥善处理风险所致的损失，以最低的成本获得最大安全保障的科学管理方法。

20 世纪 90 年代，美国首先在药品安全管理领域引入风险管理的理念。此后，欧盟、日本等国家、组织的监管部门也站在监管的角度各自阐释对药品风险管理的理解，风险管理已经成为全球制药业和药品监管部门的必修课程。

美国食品药品管理局（Food and Drug Administration，FDA）在 2005 年发布的行业指南《上市前风险评估》[3]中指出，风险管理包括风险评估和风险最小化，它是一个迭代过程，包括：①评估药品的获益 – 风险平衡；②开发并使用工具，以尽量降低药品风险，同时保留其获益；③评价工具有效性并重新评估获益 – 风险平衡；④在适当情况下，对风险最小化工具进行调整，以进一步改善获益 – 风险平衡。这四个过程将在药品的全生命周期中不断进行。这里所谓"迭代"，是指重复反馈的活动，其目的通常是为了逼近所需目标或结果。FDA 将风险管理定义为动态的、周期性、不断重复反馈的过程，通过这种周期性的重复和改进，最大限度地优化产品获益 – 风险平衡，实现药品治病救人的最高价值。

欧盟在其发布的《药物警戒质量管理规范》（Good Pharmacovigilance Practice，以下简称"欧盟 GVP"）第五章"风险管理系统"（2014）中，阐述了药品风险管理的总体原则，即药品风险管理要确保某种药物的获益最大限度地超过风险。定义了风险管理系统（risk management system）的概念，即风险管理系统是一系列药物警戒活动及干预措施，旨在识别、描述、预防或最小化与药品相关的风险，包括评估这些活动和干预措施的有效性。同时，明确了药品风险管理的周期性特征，即从数据的收集、风险的识别与分析、风险的评估、风险最小化措施的选择与计划，到实施风险最小化措施，开展循环往复的活动（图 1–1）。

一些药物警戒领域专家[4]站在制药行业的角度，将风险管理概括为一个反复的、不间断的、存在于产品整个生命周期的进程（图 1–2）。其策略性的目标是确认和管理出现的问题，用最先进的科学方法收集数据，制定策略方针降低理论上潜在的风险，根据可利用的数据恰当地为产品定位。同时，有关产品获益 – 风险及如何正确使用产品的关键信息要及时与医务工作者和患者沟通。

综合上述观点，不难看出药品风险管理的一些重要特征：风险管理是一个连续性过程，风险管理的各个步骤一环接一环，环环相扣；风险管理具有周期性特征，风险管理的步骤不断重复、循环往复；风险管理是一个迭代过程，体现在对风险控管理措施的不断评估和调整上，从而最大限度地优化产品的获益 – 风险平衡。

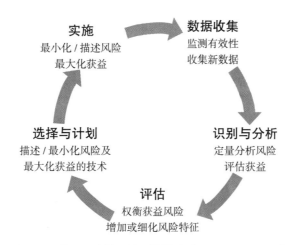

图 1-1　药品风险管理的周期性（欧盟 GVP-V, 2014）

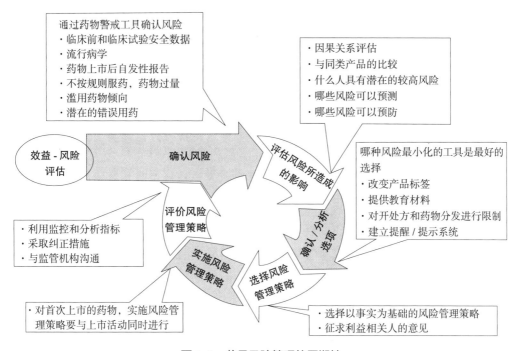

图 1-2　药品风险管理的周期性

（来源：Carla Perdun Barrett，Craig Hartford）

1.3 药物警戒与药品风险管理

药物警戒是 20 世纪六七十年代在近代风险管理理论体系下建立起来的一门新兴学科。它是在药品上市前临床试验期间和上市后药品使用过程中，通过监测人体用药引起的有害反应，从而发现并管理风险的一种方法。2002 年，世界卫生组织在《药物警戒的重要性——药品安全性监测》[5] 一书中将药物警戒概括为发现、评估、理解和预防药品不良反应及其他任何与药物相关问题的科学和活动，这也被当作药物警戒的定义一直沿用至今。

1984 年，我国制定的首部《药品管理法》对医疗单位报告"药品中毒事故"提出要求，药物警戒初露雏形。2001 年，第一次修订的《药品管理法》明确"国家实行药品不良反应报告制度"，为此后近 20 年的药品不良反应监测工作提供了法律保障，也为药物警戒制度的建立奠定了坚实的基础。2019 年，"药物警戒"一词首次写入《药品管理法》，药物警戒制度在我国正式确立，进一步丰富了我国药品风险管理的手段和内涵。

药品的"风险管理"与"药物警戒"同时出现在 2019 年版《药品管理法》中，二者既有区别又有联系。对"药品风险管理"的理解有广义和狭义之分。

广义上的药品风险管理应用范围较广，药品全生命周期的各阶段均有此要求。针对风险产生的领域不同，药品风险管理大致可分为对药品质量风险的管理（以生产、储运环节带来的风险为主）和对药品使用风险的管理（以药品使用环节产生的风险为主）。药物警戒主要是对后者的实践，即通过对患者用药后产生的不良反应及其他有害反应的监测、识别、评估和控制，管理药品的潜在风险。从这个角度上讲，药物警戒可以看作是药品风险管理的一种具体方式，是针对药品使用环节的风险的管理，是运用药物警戒的知识体系来阐述的风险管理。如果将风险管理看作一种理念，药物警戒就是这种理念的具体实践。

如上所述，广义的药品风险管理是包括药物警戒的。然而，在药物警戒的大概念下，或者在说在药物警戒的具体实践中，也常常会论及针对某个药品的风险管理，会要求持有人制定具体药品的风险管理计划。这时的风险管理就不是一种理念，而是一种特定模式的药物警戒活动。因此，相对于上述广义药品风险管理概念，药物警戒中针对某个具体药品的风险管理可以看作是狭义的风险管理。2021 年国际医学科学组织委员会（CIOMS）第Ⅸ工作组综合了不同学术观点，对药物警戒领域的风险管理进行了定义，即风险管理是"与风险识别、特征描述、风险的预防和降低，以及风险最小化措施有效性评估相关的反复的活动或干预行为"。

1.4 持有人的风险管理

药品风险可产生于药品全生命周期的任何过程。在研发阶段，用作药品的物质本身就孕育着风险，被认为是药品固有的风险；临床试验阶段，受试者均要承担新药安全性不确定下的用药风险；生产和流通阶段，原材料、环境、设施、工艺、标准、操作、储运等带来的风险多归结于药品的质量风险；药品上市后使用过程中，不合理的处方、发药或用药者的疏忽、患者个体差异等带来了更为复杂的药品使用风险。持有人是药品合法的拥有者，对药品的非临床研究、临床试验、生产经营、上市后研究、不良反应监测及报告与处理等承担责任（《药品管理法》第三十条），同样，对药品全生命周期的风险管理也承担着责任。

我国药品监管部门组织制定了各类药品质量管理规范，指导制药行业在药品生命周期的不同阶段采取不同的方式管理药品风险，如《药物临床试验质量管理规范》（GCP）、《药品生产质量管理规范》（GMP）、《药品经营质量管理规范》（GSP）等。2021年，国家药品监督管理局以65号公告发布了新的质量管理规范——《药物警戒质量管理规范》（GVP），填补了药品临床使用阶段质量管理规范的空白。该《规范》是落实《药品管理法》中关于我国建立药物警戒制度的第一个配套文件，也是指导持有人规范开展药物警戒活动的纲领性文件。《规范》明确了持有人实施药物警戒的目的，即"最大限度降低药品安全风险，保护和促进公众健康"；提出了持有人建立药物警戒体系的要求，包括设立专门机构、配备专职人员、建立规章制度、备置相关资源；规定持有人对药物警戒体系及其运行情况进行质量管理，不断提升体系效能，确保药物警戒活动持续合规。其中，第五章"风险识别与评估"和第六章"风险控制"对持有人开展上市后药品风险管理活动提出了与国际接轨的新要求。本书后续章节将重点介绍这两章的内容，其中包括对规范具体条款内涵的思考、国外的做法、企业的实践经验和案例等，旨在为持有人理解和执行《规范》提供参考。

1.4.1 风险管理目标和任务

持有人开展风险管理的目标是尽可能发现并降低药品风险，使药品达到最佳的获益 – 风险平衡，保护和促进公众健康。其开展风险管理活动的主要任务包括：

- 在不良反应监测和报告的基础上，对各种途径收集的疑似不良反应信息开展信号检测和评价，及时发现新的药品安全风险。

- 对发现的新风险及时开展评估，了解风险特征和影响因素等，为进一步的风险管理活动提供技术支持。

- 根据监测和评估情况或药品监管部门的要求，开展药品上市后安全性研究，进一步描述或量化风险，以获取更多的有关风险特征的信息。

- 对已识别的安全风险，综合考虑药品风险特征、药品的可替代性、社会经济因素等，采取适宜的风险控制措施来降低风险。

● 对风险控制措施进行评估，了解措施的执行情况和实施效果，并根据评估结论决定是否采取进一步行动。

《规范》对持有人开展风险管理的基本要求和过程参见图1–3。

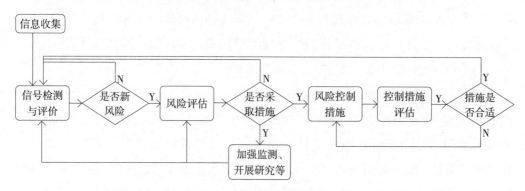

图1–3　持有人药品风险管理过程

1.4.2　风险管理的原则

药品风险管理过程应遵循连续性、周期性和迭代原则开展。持有人需把握和利用风险管理的这些原则，制定本企业药品风险管理的总体战略，并在相关制度和规程中体现这些原则。

● 连续性原则：是指风险管理的各环节应紧密衔接，一环扣一环，任何一个环节都不应被中断或搁置。例如对于信号检测工作中发现的关注信号，应及时进入信号评价环节；药物警戒人员应密切跟踪信号检测和评价结果，对于构成新的安全风险的，应及时开展风险评估；评估结果应及时交由药物警戒负责人或药品安全委员会审查，对需要采取措施的，持有人须尽快组织开展行动。

● 周期性原则：是指风险管理过程是一个周而复始、不断反复的过程，该过程不会因为某个环节的结束而终止。例如，对于通过信号检测发现的药品风险，持有人制定风险控制措施并付诸实施后，并不意味着风险管理过程结束，持有人还需要对风险控制措施进行评估。即使风险控制措施被评估为合适的或应终止，仍需开展新一轮风险管理过程。图1–3显示了药品风险管理过程的循环路径。在药品风险管理的全过程期间，持有人仍需持续收集疑似不良反应信息，为信号检测及其后续的风险管理活动提供支持。

● 迭代原则：风险管理过程包括重复反馈的活动，具有迭代特征。对风险控制措施的评估结果将反馈给措施的制定者，从而根据评估结果决定是否对干预措施进行调整；上市后研究的结果反馈给风险评估人员，从而得出更科学的评估结论；对新药或关注品种采取措施加强监测后，监测结果将反馈给信号检测人员，在新一轮信号检测过程中这些新信息将被有效利用。

1.4.3 体系要素及质量管理

《规范》总则中规定，持有人应当建立药物警戒体系，通过体系的有效运行和维护，监测、识别、评估和控制药品不良反应及其他与用药有关的有害反应。药物警戒体系是持有人开展药物警戒活动的基础，该体系应当为持有人的药品风险管理提供必要的资源和条件。一般情况下，专门的药物警戒部门是药品风险管理的重要责任机构，其职责中应包含具体、细化的风险管理责任。药品安全委员会是风险管理的重要决策和协调机构，具有重大风险研判、重大或紧急药品事件处置、风险控制决策以及组织协调等重要功能。药物警戒负责人是企业风险管理战略的制定者和执行的监督者，同时对每一个已识别的药品风险都应当跟进和策划，担负起"技术总管"的角色。持有人风险管理水平的高低很大程度上取决于专职药物警戒人员的知识和技能，如对风险信号的敏感性，对评估方法的掌握程度，甚至包括对公众用药安全的责任心和担当精神。企业高管应尽一切可能为专职人员提供业务交流、培训和学习的机会，强化其风险管理的责任。在制度上，企业应为风险管理制定总体战略目标和部署，并进一步制定规范化的风险管理流程，将风险管理的各环节、各步骤清晰和具体的呈现给工作人员。针对技术性相对较强的内容，应制定相应的技术规范和技术标准，如信号检测的频率和方法、风险评估技术要求、聚集性事件判定原则、重要风险判断标准等。此外，持有人还应为风险管理工作配备必要的资源，如风险评估所需的数据库、文献以及专家资源，上市后研究的经费等。

《规范》对企业的质量管理体系也提出了新的要求，包括持有人应当制定药物警戒质量目标，建立质量保证系统，对药物警戒体系及活动进行质量管理，不断提升药物警戒体系运行效能，确保药物警戒活动持续符合相关法律法规要求。药物警戒的质量管理体系应确保风险管理责任的落实以及风险管理目标的实现。质量保证系统应保证信号识别、风险评估、风险控制活动的有效性，即能够有效检测风险信号，能够及时开展科学的评估，能够采取适宜的风险控制措施。风险管理的制度和流程应全面、有可操作性，能体现风险管理各环节的紧密衔接。风险管理的各项工作均应有记录，如信号检测记录、风险评估报告等，重要风险应制定药物警戒计划。风险评估报告、定期安全性更新报告（定期获益 – 风险评估报告）、药物警戒计划等重要文件应由药物警戒负责人审核或批准。企业还需制定风险管理相关的质控指标，包括信号检测的频率、信号评价和风险评估的完成时限（及时性指标）等。质量内审应以风险为着眼点，关注与风险管理相关的指标，如审核信号检测工作是否按制定的计划开展、风险评估是否符合企业的技术规范、药物警戒计划及其评估计划是否有效执行等。

药品风险管理不仅关系到患者的用药安全和健康，还关系到企业产品生命周期的延续。持有人应当意识到良好的风险管理策略对企业自身利益的重要保障作用，并不断强化团队的风险意识，鼓励基于风险的思维，激发员工的药品安全责任心，让公众"有药吃"的同时，更能让公众吃上"放心药"，提升企业服务于社会的价值。

（王丹　林钦）

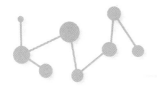

2 信号检测

收集疑似药品不良反应信息是药物警戒的基础性工作。收集上来的信息只有妥善加以利用，才能发挥这些信息的价值。信息利用的关键一步就是从海量的信息中发现药品安全信号，识别出可能影响患者和公众健康的风险。本章节结合《规范》第五章第一节的要求，介绍信号检测的概念和信息来源，常用的人工检测和计算机辅助检测方法，信号检测频率和信号评价的考虑因素，并从质量管理的角度提供可供借鉴的信号检测工作模式。

第五十五条　持有人应当对各种途径收集的疑似药品不良反应信息开展信号检测，及时发现新的药品安全风险。

第五十六条　持有人应当根据自身情况及产品特点选择适当、科学、有效的信号检测方法。信号检测方法可以是个例药品不良反应报告审阅、病例系列评价、病例报告汇总分析等人工检测方法，也可以是数据挖掘等计算机辅助检测方法。

第五十七条　信号检测频率应当根据药品上市时间、药品特点、风险特征等相关因素合理确定。对于新上市的创新药、改良型新药、省级及以上药品监督管理部门或药品不良反应监测机构要求关注的其他品种等，应当增加信号检测频率。

第五十八条　持有人在开展信号检测时，应当重点关注以下信号：

（一）药品说明书中未提及的药品不良反应，特别是严重的药品不良反应；

（二）药品说明书中已提及的药品不良反应，但发生频率、严重程度等明显增加的；

（三）疑似新的药品与药品、药品与器械、药品与食品间相互作用导致的药品不良反应；

（四）疑似新的特殊人群用药或已知特殊人群用药的变化；

（五）疑似不良反应呈现聚集性特点，不能排除与药品质量存在相关性的。

第五十九条　持有人应当对信号进行优先级判定。对于其中可能会影响产品的获益－风险平衡，或对公众健康产生影响的信号予以优先评价。信号优先级判定可考虑以下因素：

（一）药品不良反应的严重性、严重程度、转归、可逆性及可预防性；

（二）患者暴露情况及药品不良反应的预期发生频率；

（三）高风险人群及不同用药模式人群中的患者暴露情况；

（四）中断治疗对患者的影响，以及其他治疗方案的可及性；

（五）预期可能采取的风险控制措施；

（六）适用于其他同类药品的信号。

第六十条　持有人应当综合汇总相关信息，对检测出的信号开展评价，综合判断信号是否已构成新的药品安全风险。

相关信息包括：个例药品不良反应报告（包括药品不良反应监测机构反馈的报告）、临床研究数据、文献报道、有关药品不良反应或疾病的流行病学信息、非临床研究信息、医药数据库信息、药品监督管理部门或药品不良反应监测机构发布的相关信息等。必要时，持有人可通过开展药品上市后安全性研究等方式获取更多信息。

第六十一条　持有人获知或发现同一批号（或相邻批号）的同一药品在短期内集中出现多例临床表现相似的疑似不良反应，呈现聚集性特点的，应当及时开展病例分析和情况调查。

2.1 信号和信号检测

不同的国家和组织对"信号"提出了多种定义，且对这一术语的应用存在一定的差异性。世界卫生组织（World Health Organization，以下简称"WHO"）将药物警戒中的信号定义为"不良事件与药物间可能存在因果关系的信息，这种关系是以前未知的或未完全记录的。通常产生一个信号需要不止一份病例报告，这取决于事件的严重性和报告信息本身的质量"。国际医学科学组织委员会（CIOMS）第Ⅳ工作组报告中定义信号为"与治疗有未知因果关系的、值得进一步探索和继续监测的一份或多份不良事件个案报告"。

上述定义都已经很好地应用于药物警戒领域，因为用于产生信号的信息大多数来自于自发报告系统中的个例药品不良反应报告（以下简称"个例报告"）。然而近年来，药物安全信息来源和途径在不断拓展，不仅包括自发报告数据库，还包括来自于临床研究数据、文献报道、有关药品不良反应或疾病的流行病学信息、非临床研究信息、医药数据库信息、药品监管部门发布的相关信息等多种渠道。

CIOMS 第Ⅷ工作组致力于药物警戒中安全信号的检测与评价，在其工作组报告《药物警戒信号检测实践》[1]中将信号定义为"一个或多个来源（包括观察性和实验性）的信息，提示干预措施与某个或某类事件（不良的或有利的）之间存在新的潜在关联性或已知关联性的新方面，这样的信息被认为有必要进行进一步验证。"该定义作为现代药物警戒对信号的理解，被 ICH 组织及其成员国所采纳和应用。

我国药品监管部门结合国际药物警戒新趋势以及我国的实践经验，在 CIOMS Ⅷ工作组对信号理解的基础上，对我国药物警戒活动中的信号进行了定义，即"来自一个或多个来源的，提示药品与事件之间可能存在新的关联性或已知关联性出现变化，且有必要开展进一步评估的信息"（《规范》第一百三十二条）。

信号检测是指"利用任何来源的事件数据寻找和（或）识别信号的行为"[12]。《规范》第五十五条规定持有人应当对各种途径收集的疑似药品不良反应信息开展信号检测，及时发现新的药品安全风险。其中"任何来源"和"各种途径"不仅包括自发报告系统数据库，目前应用日益广泛的其他一些医疗保健数据库，如电子病历数据库、患者登记数据库等，也为信号检测提供了"土壤"。"2.2.2"提及的计算机辅助信号检测方法，仍主要以自发报告系统数据库为基础。

此外，一些途径的信息来源不适用于基于数据库的计算机辅助信号检测，例如在对个例报告进行常规评价和汇总分析中发现信号，从文献检索和对上市后研究结果的审查中发现信号，或直接从监管部门获取到信号。从广义上讲，通过这些途径发现信号也属于信号检测的范畴，利用这些途径的信息进行信号检测将在"2.2.1"人工信号检测部分进行概述。

因此，本章节中信号检测是一个宽泛的概念，不仅包括利用数据库和统计学的方法获取信号，也包括其他一切获取信号的方法和手段。

2.2 信号检测方法

对于上市的药物，有多种方式可以识别药物相关的危害。《规范》第五十六条要求持有人应当根据自身情况及产品特点选择适当、科学、有效的信号检测方法。信号检测可以基于个例报告审阅、病例系列评价、病例报告汇总分析等人工检测方法，也可以是数据挖掘等计算机辅助检测方法。

与计算机辅助信号检测相比，人工信号检测更为灵活，可获取信号的途径更加广泛，信号检测的灵敏度也相对较高；缺点是信号检测的效率较低，尤其是面对病例报告数量较大的情况，很可能漏掉信号，对检测人员的经验和能力依赖性也较大。计算机辅助信号检测的优点是效率高，可以处理海量的数据并从中检出信号；缺点是灵敏度较低，可能检测出"假"信号，对数据的质量和数量的依赖性较大，并且需要有一定的信息化专业技术力量来支持。

持有人应结合自身条件和特点选择合适的信号检测方法。例如，对于报告数量少、信息化技术力量弱的持有人，人工信号检测是最主要的方式，建议选用有经验的人员开展信号检测工作，不断培养和提高信号检测人员的能力。对于报告数量较大且信息化程度较高的持有人，可以考虑采取计算机辅助的信号检测方法。应注意的是，计算机辅助信号检测仅是一种辅助方法，不能完全替代人工信号检测，两种检测方式相结合才能更有效地发现风险。

2.2.1 人工信号检测

人工信号检测主要是依靠信号检测人员的经验和一些传统的方式发现药品安全信号。人工信号检测方法主要包括：审查药物警戒数据库或已发表医学或科学文献中的个例报告或病例系列；用绝对病例计数、简单报告率或校正的暴露报告率对病例报告进行汇总分析。人工信号检测方法在评估特定医学事件或罕见事件中尤为重要，尤其是对个例病例的临床评价。通过个例报告的评价或汇总分析发现的可疑信号，还需要通过一系列的步骤对信号进行确认与评价，以确认信号是否"真实存在"，以及信号是否构成新的安全风险。

2.2.1.1 个例报告审阅

个例报告审阅是指对单个药品不良反应病例报告进行的审阅和评价。通过个例报告审阅方式进行信号检测应当结合持有人的常规药物警戒活动开展。持有人常规药物警戒活动的重要内容之一是对从不同途径收集的疑似不良反应病例（包括来源于监管部门反馈的不良反应报告、文献报道的不良反应病例）进行审查和评价，评估不良反应的预期性、严重性和与药品的关联性，对于符合报告范围的通过国家药品不良反应监测系统提交。这个过程一般由经过专业培训的药物警戒专职人员或医学审查人员进行，信号检测应结合这个过程开展。

报告审阅人员在对最初收到个案报告做评价的时候，应当关注那些特殊的不良事件，也称为"特定医学事件"（designated medical event，DME）。这类事件可能是罕见的、严重的、在多个不同的药理 / 治疗类药物中均具有高度药源性风险的不良事件，例如再生障碍性贫血、中毒性表皮坏死松解症、史 – 约综合征、尖端扭转型室性心动过速、肝衰竭等。目前还没有一个权威的"特定医学事件"列表，可参考的信息包括：WHO 乌普萨拉监测中心（Uppsala monitoring centre，以下简称"UMC"）的药品不良反应"关键术语"列表，美国 FDA 的"应关注的首选术语"列表[6]，欧洲药品管理局的"特定医学事件"列表[7]等。

对于基于个例报告产生信号，药品 – 事件之间的关联性评价至关重要。有时，一例信息充分的个例报告即可被识别为一个潜在信号，也有人建议当这些类型的事件出现 1~3 例报告即可视为一个潜在的信号。在评价个例报告时，报告中提供的一些临床信息可为评价人员"捕捉"信号提供线索，例如：①患者使用药物后快速发生严重的不良事件；②去激发 / 再激发阳性；③有显著的剂量相关特征；④出现 3 例以上罕见不良反应，而该反应在正常人群中背景发生率很低；⑤特定医学事件；⑥其他情况[1]。

2.2.1.2 病例系列评价

病例系列评价是指在一个相对短的周期内（例如月、季度），对一组相同或类似药品不良反应 / 事件病例报告的集合（即病例系列）开展描述和分析。病例系列评价是发现潜在信号很好的基础性工作，通过患者和药品不良反应 / 事件显著特征的敏锐鉴别，可初步形成一个新的信号假设。一个单一的病例报告通常没有充分的理由形成信号假设，也不可能检验这个假设，但通过日常监测积累的病例报告系列常用来提示一个新的或严重的事件出现，为进一步探索和确认信号提供线索。

例如，某中药注射剂通过回顾 2017 年 1 季度的监测数据，20 例严重过敏反应中有 9 例患者为儿童，提示不良反应的发生有明显的人群特点，应在其他研究中进行进一步确认。病例系列评价在信号检测中有其明显的优点：不需要严格的设计；更加贴近药物警戒工作实际；能准确而透明的反映不良反应 / 事件的具体情况。病例系列评价基于个例报告审阅的基础之上，也没有病例报告汇总分析复杂全面。因此持有人应设计较为简单明确的病例系列评价方案，以便于经常性、常规化开展。

2.2.1.3 病例报告汇总分析

个例报告或病例系列的评价可能发现一些罕见的、非预期的不良反应，但对于报告量相对较大的品种，或单个病例报告信息不足以支持评价的情况，通过对病例报告的汇总分析来发现信号则更加可行。尤其一些以聚集性为特征的安全信号，不良反应的表现常可能是已知的不良反应，仅通过病例报告的审阅很容易忽略，即使凭人工浏览"感觉"到信号的存在，也需要辅以简单的统计分析才能最终确定。因此，持有人可通过定期对收到的不良反应报告进行汇总分析来进行人工信号检测。此外，监管部门可能要求持有人定期（如半年、每年）开展汇总分析，或持有人根据相关法规的要求定期撰写 PSUR/PBRER，这些对数据的汇总分析过程都可能发现信号。

需要注意的是，汇总分析的周期可以根据持有人制定的信号检测频率来确定，该周期依赖于品种的特点和风险特征（参见"2.3"），不依赖于监管部门和法规的要求。例如，虽然法规要求对刚上市的创新药和改良型新药每年提交一次 PSUR，或监管部门要求每年进行一次汇总分析，并不意味着信号检测的频率就是一年一次，对于一些可能存在严重风险或附条件批准的创新药和改良型新药，汇总分析周期可能要进一步缩短。

持有人可对如何进行病例报告汇总分析才更有利于发现信号进行研究，必要时制定相关规范或模板，提高汇总分析的效率和效能，完善持有人的信号检测策略。一些简单的统计分析方法可能有助于发现药品安全信号，例如：

- 简单汇总分析中特定不良事件的绝对数量、占总报告数量的比例高于预期值。
- 单位时间内（如一个月、一季度、一年）某不良反应报告数量占销量的比值高于预期值。
- 死亡病例报告数量呈现异常增长。
- 按照生产批号统计，某些批号的不良反应报告数量远高于其他批号。

上述"高于预期值""异常增长"等的参考依据多是既往年份或同期数据统计的结果，当无其他合理的解释（如与销量增长相适应、新的临床研究产生大量报告）时，应考虑产生信号的可能性。

2.2.1.4 从其他途径中获取信号

药品不良反应个例报告数据库是信号产生最主要的来源，除此之外，持有人还应考虑从其他信息来源或途径中发现信号。

2.2.1.4.1 药品安全性研究

药品安全性研究，无论是非临床研究、临床研究、流行病学研究，亦或是主动监测、荟萃分析等，都有可能发现安全信号。除临床研究中报告的个案病例可能提供信号外，很多安全性研究的目的就是验证所关注的安全事件（如心血管事件）与药品之间的相关性。因此，安全性研究的结果本身可能就是一个有价值的信号。

这些研究可能是持有人开展或资助开展的，也可能是持有人从科学文献、会议论文中获取的。信号检测人员可以通过各种方式来收集药品安全性研究信息，通过对研究结果和结论的审查来获取药品安全信号。研究结果中存在以下情形，应当考虑是否产生了信号。

- 在单个随机对照试验中，治疗组与对照组相比严重不良事件（不是预先设定的终点）的发生率差异有统计学意义（$P < 0.05$）。

- 在多项随机对照试验的荟萃分析中，治疗组相比对照组某一特定严重不良事件发生率呈现升高的一致性趋势，虽然对于任何单项试验的组间比较的 P 值都未达到具有统计学意义的 $P < 0.05$ 水平。

- 对于某项实验室检验指标（例如肝转氨酶）而言，与对照组相比，治疗组相对于基线的平均变化的统计学差异被认为是今后出现严重药品不良反应（例如急性肝衰竭）的生物标记物，尽管在试验中未观察到一例该严重不良反应。

- 在处方事件监测研究中，将开始治疗后的第一个月的随访与在第二至第六个月的随访相比，不良反应发生率有差异。

- 在病例对照监测研究中，将具有特定出生缺陷的儿童的母亲与健康儿童的母亲进行比较，产前使用特定药物的概率更高。

2.2.1.4.2 药品监管部门发布的药品安全性信息

国内外药品监管部门官方网站发布的药品安全性信息也是重要的信号来源。持有人应定期检索相关网站，及时获取最新药品安全性信息。持有人应关注的国内外药品监管部门的网站主要有：

- 国家药品监督管理局（nmpa.gov.cn）
- 国家药品监督管理局药品评价中心（cdr-adr.org.cn）
- 美国食品药品管理局（fda.gov）

- 欧洲药品管理局（europa.eu）
- 英国药品和健康产品管理局（mhra.gov.uk）
- 澳大利亚治疗产品管理局（tga.gov.au）
- 日本厚生劳动省（mhlw.go.jp）

2.2.1.4.3 互联网相关、媒体关注或患者投诉

互联网的普及和社交软件的便捷改变了传统的信息传播方式，越来越多的专业信息第一时间被发布在网络上，人们的交流更加频繁。许多药品安全性事件短时间内在网络发酵并扩散，媒体也会起到推波助澜的作用。患者的用药安全意识也不断增强，发生不良反应也会及时通过各类渠道进行反映和沟通。持有人应及时关注自己品种的舆情信息，发现信号后应及时处理。对于患者通过各类途径投诉的信息，其中涉及产品质量、药品不良反应或其他药品安全性的，也应当关注。

2.2.1.5 人工信号检测案例

A 胶囊组方药味为白鲜皮和苦参，用于 I、II 期内痔及混合痔所致的便血、肛门坠胀或坠痛，大便干燥或秘结等症。国家药品不良反应监测中心评价人员在评价病例报告时发现 8 例 A 胶囊引起的肝功能异常、肝炎等肝损害报告，为该药品说明书中未提及的不良反应。对个例报告进行初步分析发现，8 例病例均有明确的肝功能损害指标；4 例不良反应发生在用药期间，4 例在停药后发生；2 例有重复用药史；3 例存在既往肝损害疾病史；4 例存在合并用药情况；7 例用药时间超过 7 天，最长达 50 天；经保肝治疗后，预后均良好；病例散发、无批号无集中现象，暂不考虑与质量问题相关。考虑到肝损害为该药品新的不良反应，且存在严重肝损害病例报告，评价人员将其列为信号进行关注。

典型病例：男性患者，38 岁，口服 A 胶囊 14 天出现乏力、纳差、尿黄如浓茶色，发病过程中无发热、腹痛、腹泻、反酸、腰痛等症状。查体见双侧巩膜中度黄染。肝功能检查示谷氨酸氨基转移酶（ALT）3132U/L，门冬氨酸氨基转移酶（AST）831.1 U/L，总胆红素（TBIL）104.7μmmol/L，直接胆红素（DBIL）69.7μmmol/L；病毒学检查显示甲肝、乙肝、丙肝、戊肝抗体阴性；血常规显示嗜酸性粒细胞百分比 16.8%，计数 1.71。经停药，并给予复方甘草酸苷等药物保肝治疗 32 天后，肝功能检查正常[8]。

在对病例进行调查和分析的过程中，国家药品不良反应监测中心收到的 A 胶囊药品不良反应 / 事件报告数量迅速增加，对数据库中 35 例病例报告开展系统分析，发现其中 21 例（60%）的不良反应名称描述为肝功能异常、胆汁淤积型肝炎、药物

性肝炎。进一步对肝损害情况进行分析，发现 11 例（52.38%）用药期间就发生了肝损害，实验室检查指标异常，不良反应表现和用药时间有明显相关性，停药并对症治疗后全部治愈或者好转。该信号的证据强度进一步升高。

此后，国家药品监管部门组织对该药品进行了评价，并采取了相关控制措施。持有人最终因产品的风险大于获益，主动注销了药品的批准证明文件。

2.2.2 计算机辅助信号检测

计算机辅助信号检测，多是指在药品不良反应个例报告数据库中，通过设置一定的数据挖掘算法，由计算机自动产生信号的检测方式。统计学数据挖掘方法出现于 20 世纪 90 年代后期，是人工信号检测方法的补充。统计学方法最初是作为在大型数据库中进行系统信号检测的一种手段。大型数据库包含大量的不良事件报告，对传统药物警戒方法而言是一种挑战。当仅使用传统方法时，这些人数据库中的数据量和复杂性可能导致不能尽早发现某些药品引起的不良反应信号，从而影响公共健康。

通过适当的设置，数据挖掘可以检出一些信号进而提高药物警戒的效率，如果单独运用传统方法（尽管反之亦然），这些信号可能会漏检或检出滞后。数据挖掘方法通常是从由药品 – 事件集合构成的背景数据中识别出与抽样或全部背景数据在分布上不相称的药品 – 事件集合。将统计数据挖掘方法整合到信号检测程序，需要了解数据源和所选择的统计方法的优势和局限性，以及应用数据挖掘方法要充分了解的专业知识。

2.2.2.1 单种药品信号检测方法

单种药品信号检测方法旨在检测单种药品与不良事件的关联性。数据挖掘等计算机辅助检测方法主要有频数法和贝叶斯法，此两种方法各有特点，分别被世界上不同国家、不同机构所应用。两种方法均基于不相称测定原理，即比较观测报告数与期望报告数比值。

目前常用的生成信号的频数方法主要有报告比值比法（ROR）、比例报告比值比法（PRR）、综合标准法等，它们的计算建立在四格表基础上（表 2–1）。

表 2–1 药品 / 不良反应四格表

	目标不良反应	其他不良反应
目标药品	a	b
其他药品	c	d

表 2–1 中，a 代表目标药品的目标不良反应报告数，b 代表目标药品的其他不良

反应报告数，c 代表其他药品的目标不良反应报告数，d 代表了其他药品的其他不良反应报告数，报告总数记为 $N=a+b+c+d$。如果某种药品与不良反应之间的计算结果大于所规定的阈值，则称为失衡（disproportionality），提示生成一个信号。

2.2.2.1.1 频数法

A. 比例报告比值比法（proportional reporting ratio, PRR）：PRR 是早期对自发报告系统进行定量分析的方法之一，与流行病学中的比例死亡比（proportional mortality ratios，PMR）计算方法类似。澳大利亚巴拉瑞特大学、日本东京大学等研究机构采用 PRR 探索药品不良反应信号。该方法的计算公式为：

$$PRR = \frac{a/(a+b)}{c/(c+d)} = \frac{a(c+d)}{c(a+b)}$$

$$PRR\ 95\%\ 置信区间（CI）= e^{\ln(PRR)} \pm 1.96\sqrt{(\frac{1}{a} - \frac{1}{a+b} + \frac{1}{c} - \frac{1}{c+d})}$$

置信区间下限 $=PRR-1.96 \times CI$，置信区间上限 $=PRR+1.96 \times CI$

如果 PRR 95% 置信区间下限＞1，则提示生成一个信号。目前，PRR 通常作为信号生成的一种方法，与其他数据挖掘方法联合使用。

B. 报告比值比法（reporting odds ratio, ROR）：该方法被荷兰药物警戒中心 Lareb 实验室（Netherlands Pharmacovigilance Foundation Lareb）等所采用，其计算公式为：

$$ROR = \frac{a/c}{b/d} = \frac{ad}{bc}$$

$$ROR\ 95\%\ 置信区间（CI）= e^{\ln(ROR)} \pm 1.96\sqrt{(\frac{1}{a} + \frac{1}{b} + \frac{1}{c} + \frac{1}{d})}$$

置信区间下限 $=ROR-1.96 \times CI$，置信区间上限 $=ROR+1.96 \times CI$

如果 ROR 95% 置信区间下限＞1，则提示生成一个信号。

美国波士顿大学 Kenneth J. Rothman 等认为 ROR 比起 PRR，更加科学、更具说服力。他们将自发呈报系统中的数据当成是病例对照资料去分析，认为 PRR 不能估计相对危险度，而 ROR 可以估算相对危险度，从而减少由于对照组选择所带来的偏倚。

C. 综合标准法（MHRA）：英国药品和健康产品管理局（Medicines and Healthcare Products Regulatory Agency，MHRA）采用一种含多个指标的综合标准法，因此称为 MHRA 法（也有人称此法为 MCA 法）。这几个评判指标分别是：$a \geqslant 3$，$PRR \geqslant 2$，$\chi^2 \geqslant 4$，如果这 3 个条件能够同时满足，则提示生成一个信号。

此外，频数法还有 Yule's Q 法等。频数法具有计算简便、容易理解的优点，但极易受个别值的影响，假定 $a=1$，$b=100$，$c=5$，$d=1080$，可计算出 ROR=2.2，PRR=2.1，

如果 a 增加一条记录后变成 2，而 b、c、d 保持不变，则 ROR=4.3，PRR=4.3，这样的结果波动较大。

2.2.2.1.2 贝叶斯法

贝叶斯法是运用贝叶斯统计原理的一种信号生成方法，具有稳定、灵活的优点。贝叶斯统计是当今世界两大主要统计学派之一，是基于总体信息、样本信息、先验信息进行统计推断的方法。贝叶斯学派重视已出现的样本观察值，而对尚未发现的样本观察值不予考虑，其重视先验信息的收集、挖掘和加工，使之数量化，形成先验分布并使其参与到统计推断中来。

WHO 设在瑞典乌普萨拉的 UMC 采用的贝叶斯可信传播神经网络法（Bayesian confidence propagation neural network，BCPNN）、美国 FDA 采用的多项伽马 – 泊松压缩估计法（multi–item Gamma Poisson shrinker，MGPS）均属于贝叶斯法。

A. BCPNN：BCPNN 方法的核心是计算出 IC 值（information component）。IC 来源于互信息（mutual information），在比较两事物之间联系时，用 IC 值表示其联系强度。在药物警戒中，IC 值的大小反映了可疑药品与可疑不良反应发生之间联系的强弱，如果 IC＞0，说明可疑药品与可疑不良反应发生之间存在某种联系。目前可用 IC 方法直接替代 BCPNN 方法。UMC 每季度更新一次数据，同时计算各种组合的 IC 值，如果某 IC 值 95% 置信区间的下限＞0，则提示生成一个信号。该方法目前在文献中更多被称为 IC 法。

B. MGPS：MGPS 是在原方法 GPS（gamma poisson shrinker）上的改进。GPS 方法不仅用在美国 FDA 的药品不良反应监测中，还被美国电话电报公司（AT&T）用来分析居民的国际长途消费记录，作为收费决策。MGPS 方法的核心是计算出经验贝叶斯几何均数 EBGM（empirical bayesian geometric mean），其计算原理与 IC 值相似，最后得到 EBGM 的 95% 置信区间，其下限用 EB05（经验贝叶斯几何均数 95% 可信下限）表示，如果 EB05＞2，则提示生成一个信号。到底是使用 EBGM 还是 EB05 作为生成信号的标准，目前还存在争议。因为 EB05 较 EBGM 小，使用 EB05 则偏保守，以致不能及时发现信号。MGPS 方法的优点是可以对药物以外的变量进行分层分析，如将年龄按照大小分成不同的组别或将性别分为男女等，从而探索用药人群特征是否与不良反应之间存在关联。

2.2.2.2 药物联合作用信号检测方法

药物联合作用信号检测旨在检测两种以上药品组合与不良事件的关联性，包括卡方检测方法、Ω 收缩测量法、基线模型等。

2.2.2.2.1 卡方检验方法

该方法是一种用于对样本率间差别进行检验的成熟的统计学方法。有研究[9]曾尝试在美国 FDA 的药品不良事件报告数据库（FDA Adverse Event Reporting System，以下简称"FAERS"）中运用该方法对降胆固醇药品阿托伐他汀及辛伐他汀与治疗糖尿病药物胰岛素增敏剂之间的相互作用进行研究。他们发现，胰岛素增敏剂与阿托伐他汀联合应用导致的不良反应发生率是其与辛伐他汀同时服用导致的不良反应发生率的 4 倍，经卡方检验其 P 值小于 0.001，进而研究者认为该方法可以证明胰岛素增敏剂与阿托伐他汀同时服用会增加人群用药风险，应引起相关部门及用药人群注意。

2.2.2.2.2 Ω 收缩测量法

与高维 BCPNN 方法不同，在对药品相互作用导致的药品不良反应进行信号挖掘的过程中，Ω 收缩测量法假定由药品相互作用导致的药品不良反应发生的频数服从泊松分布，而该药品不良反应的发生率的先验及后验分布则都被假定为 Gamma 分布，然后通过对其先验与后验分布参数以及概率密度 p 等五个参数的估计，求解其积分方程上限的几何均数，进而得出衡量特定药物间是否存在相互作用的指标值的 95% 置信区间。其公式如下：

$$\int_0^{\mu_q} \frac{(E_{111}+\alpha)^{n_{111}+\alpha}}{\Gamma(n_{111}+\alpha)} u^{n_{111}+\alpha-1} e^{-(n_{111}+\alpha)u} \, \mathrm{d}u = q$$

其中，n_{111} 为数据库中同时包含并用药物与药品不良反应的记录数，E_{111} 为联合用药导致药品不良反应发生的期望频数，α 为超参数。研究者们[10]曾利用此方法对 WHO 的不良反应数据库进行了筛选，结果共发现 14927 个联合用药信号，但其同时也认为所筛选的信号还需要有临床试验作为佐证才能最终确定药品组合与不良反应之间的关联。

2.2.2.2.3 基线模型

基线模型为由研究者们[10]等人提出并被 WHO 采纳的一种用于挖掘联合用药所产生信号的新方法。它通过估计两种药品联合作用所产生的药品不良反应的期望风险，即每种药品特异危险度的累计，随后再转化为数据库的期望相对报告率：$P(A|D_1D_2) \approx \alpha_0 + \alpha_1 + \alpha_2$。

可疑的药品相互作用检测标准为：第一，对数观测 – 期望比率（Ω）；第二，方差稳定（压缩）变换。WHO 曾使用该方法检测吉非罗奇与西立伐他汀联合使用是否会增加横纹肌溶解的发生，结果显示 Ω=+1.47，95% 置信区间的下线为 +1.30，表明实际观测的报告数量是期望的将近 3 倍，提示的确存在可疑的药物相互作用。

此外，回归模型、交互信号分法等方法也可用于药品联合作用信号检测[11]。

2.2.2.3 聚集性信号检测方法

聚集性信号是指呈现药品不良反应聚集性特征的信号，主要表现为同一批号的同一药品在短期内出现多例临床表现相似的疑似不良反应。用于聚集性信号的检测方法有基于预警规则的方法、不相称测定分析、聚类分析法等[12]。

2.2.2.3.1 不相称测定分析

不相称测定分析的原理是计算监测数据库中某种药品引起某种不良反应的实际频数（observation frequency）与期望频数（expected frequency）之比。WHO 利用该原理采用信息成分法（information component，IC）检测聚集性信号。基于其全球的药品不良反应监测数据库（Vigibase）中的个例报告，在对不同的国家进行分层后利用三种模式鉴别假冒伪劣药品，即报告数量过多的国家 / 年份、报告数量过多的产品 /成分、报告内容指向假冒产品。

2.2.2.3.2 聚类分析

聚类分析是数据挖掘中常用的一种方法，其本质是通过挖掘数据内部可能存在的关系，按照距离的远近将数据分为若干个类别，使得类别内部的"差异"尽可能小，类别间的"差异"尽可能明显。有研究者利用这种思路对上市后药品不良反应监测数据进行分析，基于不同持有人生产同一品种药品，质量标准和制作工艺应该是统一规范的假设，若分析结果显示不同持有人的产品是存在差异的，即导致的不良反应类型差别显著，则提示某些持有人的生产工艺可能不符合标准或生产的药品可能存在质量问题。这为监管部门有针对性地对部分持有人进行重点监督和对特定品种的药品加强监管提供了参考和帮助。既往在不良反应监测的应用中多依据不良反应累及系统或器官对持有人进行聚类，使数据整理更清晰，便于分析。需要注意的是聚类分析只是一个探索性的分析方法，无法给出肯定的结论，还应对结果进行合理解释和进一步验证。

2.2.2.4 信号检测中注意事项

2.2.2.4.1 信号检测中药品属性的选择

对于自发报告系统数据库的报告中药品属性的定义，WHO UMC 将其分为三类：怀疑药品（Suspected，指有可能导致不良反应但不大可能会发生药品相互作用），并用药品（Concomitant，指与其他药品联合使用但不大可能引起不良反应）以及发生相互作用的药品（Interacting，指不良反应的发生可能与两种或两种以上药品间相互作用有关，即我们通常所说的联合用药导致的不良反应）；而我国自发呈报系统则定义为两类：怀疑药品和并用药品。

在进行信号挖掘时，有些国家把并用药品剔除后再进行分析，而有些则将其纳入分析。传统信号检测方法的不相称性测定均建立在经典的四格表基础之上，在实际的自发报告数据库中某一种药品在不同的报告中可能担任不同的角色，有时是怀疑药品，有时又是并用药品，所以采用不同的数据提取方式会使四格表中的数字（a，b，c，d）发生变化，从而有可能会对挖掘结果产生影响。有研究[13]采用经验贝叶斯方法对单纯纳入"怀疑药品"和同时纳入"并用药品"与"怀疑药品"两种方式所得到的结果进行比较，发现前者产生的信号数量多且强度相对较大。对于联合用药的不良反应分析，有文献[14]采用 Ω 收缩测量法对两种方法得到的数据进行信号检测，发现只选择"怀疑药品"相对于选择两种药品得到的信号数量较少，但强度相对较大。

2.2.2.4.2 信号检测中报告拆分的选择

在应用不相称测定方法进行分析时，对于四格表数据的提取方式，有的是以"报告"为单位进行计算，有的则是以"药品–不良反应组合"为单位。自发报告系统数据库中，一份报告中常常含有多个药品和多个不良反应，组合是指根据报告中的药品和药品不良反应的个数拆分后对应的单个药品–单个不良反应。例如一份 3×2 的报告（3 种药品，2 种药品不良反应），可以拆分为 6 个药品×药品不良反应组合。假设数据库中含有 1×1，2×1 和 3×2 三份报告，若按照"报告"数，则 $N=3$；按照"药品–药品不良反应组合"数计算，则 $N=9$，显而易见，提取的四格表中的数字（a，b，c，d）也会发生相应改变。有研究[15]表明，无论是采用"报告"为单位进行计算，还是以"药品–不良反应组合"为单位，两者信号检测的结果较为接近。

2.2.2.4.3 服药到不良反应发生时间（TTO）用于信号检测

有研究者提出将 TTO（time to onset）方法应用于信号检测。有文献[16]分析了 WHO 的 VigiBase 数据库，发现不同特征的药品不良反应其 TTO 方法分布存在差异。一份药品不良反应报告中包含了服药时间和药品不良反应发生时间这两个变量。在评估个案报告因果关系判断时，评判服药时间是否早于药品不良反应发生时间。TTO 方法用于信号检测时包括 3 个步骤：①确定试验组与对照组的 TTO 方法。试验组为怀疑药品与怀疑不良反应的组合。对照组为怀疑药品与其他不良反应的组合，或者其他药品与怀疑不良反应的组合。当试验组与对照组确定后，两组的 TTO 方法原始数据即确定。②试验组与对照组的 TTO 方法比较的统计推断。因自发报告系统数据为样本数据，结论推广至总体时需做统计推断。③当怀疑药品与怀疑不良反应 TTO

方法在设定时间窗之内，与对照组 TTO 方法经过统计学检验，得到的 P 值均小于检验水准，则提示一个信号。

如将 TTO 方法应用于实际信号检测工作中，需考虑以下问题：①相关参数设置，包括检验水准、时间窗等。因为不同数据库其特征不同，因此难以界定一个统一的参数标准用于所有数据库的分析。②TTO 方法信号检测时可能存在的偏倚，如服药（或接种疫苗）时间、药品不良反应发生时间的真实性及准确性，聚集性药品不良反应对信号检测的影响等。

2.2.2.5　信号检测中偏倚控制

当应用不相称测定方法时，应认识到自发报告系统已知的局限性。信号检测的定量方法不能消除以下情况带来的混杂：自发不良反应报告数据的内在缺陷和固有偏差、个例报告数据中的重人的信息缺陷和失真、数据采集的整体机制问题。统计数据挖掘方法与传统的药物警戒信号检测方法整合的关键点是科学的评价不相称测定分析结果。数据挖掘结果的解释应结合相关来源的其他安全特性背景进行；应考虑已知的安全性特性和药品的药理学，了解所治疗的患者群体，生物学合理性以及疑似药品不良反应的其他病因。

2.2.2.5.1　混杂因素的控制

在研究暴露因素和结局事件间的联系时，通常由于一个或多个外界因素的存在，掩盖或夸大了这种联系，从而部分或全部地歪曲了两者间的真实联系。其中的外界因素被称为混杂因素，所导致的偏倚则称为混杂偏倚。当混杂因素在所比较的各组间分布不均匀时，就可能导致混杂偏倚。在药品不良反应信号检测过程中，暴露因素特指所研究药品的使用，而结局事件则为不良反应的发生。其中，混杂因素必须与该不良反应的发生有关，是其危险因子或保护因子；还必须与所研究的药品相关，但不能是药品导致不良反应发生这个过程的中间环节。信号检测中混杂因素的控制方法包括：

A. 分层分析方法：分层分析是指将数据按可能的混杂因素分成几层，使每层的数据之间有较好的同质性，是最常用的检出和控制混杂偏倚的方法之一。首先将数据按可疑混杂因素的特征分成若干层，在每一层内分别分析药品与相应不良反应的联系，比较分层前后效应值的差异，判断是否存在混杂，若存在混杂则进行相应的调整。常用分层的 Mantel–Haenszel 法来平衡混杂因素的作用。但分层只能控制少数混杂因素，若增加分层数又可能导致过度分层，使层内样本量减少，灵敏度降低。将较小的层合并起来或对其赋予较小的权重，可能会获得更好的效果。因此，在药品不良反应信号检测方法中运用分层时，合适的分层数是关键，使在控制混杂的同时不至于降低灵敏度。

B. Logistic 回归法：运用 Logistic 回归分析需要在分析之前就确定可能的混杂因素，以便选入模型进行运算，因此分析人员必须具备一定的专业知识。另外，Logistic 回归方法只是对每个药品不良反应进行定量描述并建立了相应的回归模型，不能分析各个药品不良反应之间的相互联系，如果存在可能的并发症，则需采用其他方法作进一步分析。Logistic 回归模型也只能调整可测的变量，如年龄、性别等人口统计学资料，无法分析健康状况等主观描述的、难以计量的信息。

C. 倾向性评分法：倾向性评分法（propensity score, PS）由 Rosenbaum 和 Rubin 首次提出[17]，其主要作用是能够用具体的公式来阐述暴露因素与结局事件间假设的因果关系，进一步估计混杂因素与暴露因素之间的联系程度，从而有效控制了混杂偏倚。近几年来 PS 法在药物流行病学中的应用越来越广泛，是均衡混杂因素的有效方法。PS 法可通过判别分析或 Logistic 回归的方法来估计每个特征变量的倾向性评分值（即 PS 值），高度概括了每个特征变量的作用，将多个变量的作用综合为 PS 值这一个变量；在计算出 PS 值后，可采用变量调整、分层、配比等方法来平衡各组间特征变量的差异，使各组达到均衡可比，从而消除了混杂。

2.2.2.5.2 遮蔽效应的控制

遮蔽（masking）效应是指某一特定药品 X 与某一特定不良反应 Y 过多报告时，会影响药品 X 与其他不良反应间的关联，以及其他药品与不良反应 Y 间的关联。尽管 X 与 Y 间的关联可能是真实存在的，但其过多的报告势必会减少其他组合间的不相称测定指标。因为过多报告会影响数据库中 X 与 Y 的报告总数，从而提高了其他组合的预期期望值。不相称测定理论主要是比较观测值与期望值之间的关系，期望值提高，不相称测定指标必然会降低。

A. 统计学检验发现遮蔽效应组合：有文献[18]研究了美国 FAERS 数据库中 2001~2005 年数据库中的遮蔽效应。他们选取 MedDRA 中的 63 个首选语，基于统计学检验鉴别遮蔽效应组合。他们提出了 4 个方案：①首先找出与某不良反应联系强度最大的药品。基于药理学上的相似性，认为该药品所在 ATC（anatomical-therapeutic-chemical，解剖治疗化学分类）第 4 层级均可能产生遮蔽效应。ATC 是对药物进行分类的系统，共分为 5 级，第 4 级根据化学 / 药理学 / 治疗学将药物分为不同的亚类；②与某不良反应联系强度最大的 ATC4 分类；③预先指定每个药品被其他 10 个药品所遮蔽，循环 10 次，每次计算出与不良反应关联强度最大的药品，找出之后剔除；④预先指定每个药品被其他 10 个药品所遮蔽，计算 1 次，找出排在前 10 位的药品后将之剔除。该研究一个优点在于抽取 29 个药品作为参考去评判信号真实性。

B. 已知的药品不良反应作为遮蔽效应组合：有研究[19]将已知的药品不良反应作为潜在的遮蔽因素。他们对法国 2005~2006 年自发报告系统数据库进行分析，运用 PRR 与 ROR 方法，分析出血、心肌梗死等 6 类不良反应，研究考察指标为发现某种药品不良反应信号时所需报告数。将已知药品不良反应从整个数据库中剔除后，以便及时地发现潜在信号。该研究证实剔除已知不良反应能有效提高信号检测的灵敏度，但是工作量较大，不适合在日常工作中推广。

C. 主观判断遮蔽效应组合：某制药公司[20]采用 MGPS 方法（multi-item Gamma Poisson shrinkage）对该公司疫苗的不良反应数据库进行分析。该数据库规模较小，通过观察发现有关疫苗的报告数较多，剔除有关疫苗的报告之后，其他组合的不相称测定指标变化不大。研究者认为遮蔽效应在该公司疫苗不良反应报告数据库中影响不大。

D. 统计学模型消除遮蔽效应影响：遮蔽效应消除的另一种方法是将数据库中每一例报告当成观测，使用回归模型进行拟合。Lasso Logistic 回归法可以很好消除遮蔽效应影响，该方法参数估计受观测绝对数的限制。

$$\log \frac{p(y/x)}{1-p(y/x)} = \beta_0 + \beta_1 x_1 + \cdots + \beta_{|D|} x_{|D|}$$

公式中 $|D|$ 代表数据库中的药品种数，$\beta_{|D|}$ 代表各药品对不良反应发生的影响。在计算 $\beta_{|D|}$ 时，根据压缩估计，要求 $\sum_{j=1}^{|D|} |\beta_j| \leq t$，通常 t 取值为 0。Ola[21]等人利用 WHO 数据库发现 Lasso Logistic 回归法能够有效地消除他汀类药品与横纹肌溶解带来的遮蔽效应。在 15 种抗抑郁药引起的横纹肌溶解中，6 种药品根据 Lasso Logistic 回归法计算 β 值为正，而 IC 方法为负，提示 Lasso Logistic 回归法可以很好消除遮蔽效应影响。

2.2.2.6 计算机辅助信号检测案例

A 药用于治疗既往至少接受过一次全身化疗的复发或难治的外周 T 细胞淋巴瘤患者。该品种上市后国家药品不良反应监测中心（以下简称"国家中心"）收到的 A 药品不良反应 / 不良事件报告数量逐渐增多。国家中心信号检测系统采用比例报告比法（PRR）和贝叶斯判别可信区间递进神经网络模型（BCPNN）两种信号检测方法。研究者[22]利用该系统对 2014~2018 年 A 药品不良反应 / 不良事件报告进行数据挖掘，经人工判定及筛选，共得到 A 药有价值信号 2 个，分别为心力衰竭和间质性肺炎。以心力衰竭信号为例，其 PRR 值为 11.54，95%CI（6.2~21.5），BCPNN 的 IC 值为 3.52，

95%CI（2.45~4.25）。进一步检索国家药品不良反应监测数据库，2014 年 1 月至 2018 年 9 月共收到心力衰竭个例报告 15 例和间质性肺炎个例报告 8 例。15 例心力衰竭个例报告中，男性患者 8 例，女性患者 5 例，不详 2 例；患者最小年龄为 51 岁，最大年龄为 77 岁；不良反应过程以心力衰竭症状描述为主，多数报告缺乏心力衰竭相关实验室检查结果（例如心电图和心脏超声检查等）；报告者关联性评价中，肯定 1 例，很可能 1 例，可能 6 例，无法评价 7 例。8 例间质性肺炎个例报告中，男性患者 2 例，女性患者 6 例；患者最小年龄为 32 岁，最大年龄为 76 岁；不良反应过程以间质性肺炎症状描述为主，部分报告缺乏间质性肺炎相关检查结果（例如 X 线片或 CT 等）；报告者关联性评价中，很可能 2 例，可能 6 例。经评价人员判断，心力衰竭和间质性肺炎列为关注的风险信号。

此后，国家药品监管部门组织对 A 药进行了安全性评价，根据评价结果随即发布了药品说明书修订公告，对 A 药说明书【不良反应】【注意事项】等项进行修订。其中，【不良反应】项增加"上市后监测到心力衰竭和间质性肺炎的不良事件报告，发生率不明，相关性尚无法排除"等内容。【注意事项】的"特别注意事项"下增加"上市后监测到心力衰竭和间质性肺炎的不良事件报告，发生率不明，相关性尚无法排除"等内容。

2.3 信号检测频率

信号检测是药品风险管理的重要步骤，具有周期性特征，是一个不间断的系统过程。一般信号检测工作常用周期有周、月、季度、半年度、年度等。为便于常规开展工作，应当根据不同的品种和工作内容设定固定周期的信号检测频率。持有人日常开展的工作包括安全信息的收集、个例报告评价和提交、定期安全性更新报告撰写等，上述工作的周期可作为信号检测频率的重要参考。此外，信号检测频率还应当根据药品上市时间、药品特点和风险特征等相关因素合理确定。随着产品上市时间延长和对产品安全性认知的深入，信号检测的频率可以适当进行调整。

持有人应制定合理的信号检测规程，一个良好的信号检测规程应包含具有不同执行周期的模块，其中信号检测频率的制定应考虑以下因素。

2.3.1 上市时间

随着药品上市时间的变化，其安全性信息的来源以及信号检测的方法的侧重也发生变化，而信号检测的频率也应随之动态变化。

2.3.1.1 在产品上市后的早期阶段

药品批准上市后得到广泛应用，临床试验中未观察到的不良反应 / 事件也随之在上市后监测中开始出现。在药品上市后的早期阶段（如 1~2 年内），相较于临床研发阶段，产品使用人群扩大，用药条件更加宽松，源于临床使用过程中自发个例报告或系列病例报告的信号陆续出现。为及时观察到新上市药品的安全风险，此时的信号检测工作频率的设计偏于短周期，例如 2 周至 1 个季度。

2.3.1.2 产品首次上市之后的几年

药品在上市后广泛使用的过程中，临床试验阶段未发现的安全性信号不断被识别、确认和评估，并被补充更新到产品说明书中。而一些罕见的不良反应或潜伏期较长事件的信号需要更长时间和更大范围的应用才会逐渐暴露。因此在产品首次上市之后的几年（如 3~5 年内），可以适当地将最初设定的信号检测频率延长至半年或一年。但是如果扩大新的适应证或者增加使用人群，新的安全性特征可能出现，或开展主动监测等研究工作，报告数量会快速增加，此时还应将信号检测维持相对较高的频率。

2.3.1.3 产品上市多年后

产品上市多年后（如 5~10 年后），由于产品的成熟以及安全性概况的确定，检测出新安全信号的概率将逐步降低。然而随着累积报告数量的增加，上市很多年后仍然可能检测出安全信号。这个阶段的信号检测工作频率将显著拉长。

2.3.2 药品特点

药品的上市前的研究过程、审批程序、上市后的使用情况以及人们对新药的认知程度都会影响药品的安全性。对不同特点的药品加以分析，有助于帮助持有人合理确定信号的检测频率。

2.3.2.1 创新药、改良型新药

药品上市前临床试验病例少，试验过程短，对试验对象的要求和用药条件控制严格，以及试验目的单纯等因素，那些发生率低及在特殊人群中才能发生的不良反应不易被发现。尤其是创新药和改良型新药，由于缺少上市后用药经验，人们对药品安全性的认知更加缺乏。因此。需要加强创新药和改良型新药上市后的监测，提

高信号检测的频率，从而及时发现各种类型的不良反应，特别是严重的和罕见的不良反应，及时采取风险控制措施。

2.3.2.2 特殊程序批准的药品

某些通过特殊审批程序批准的药品，如突破性治疗、附条件批准、优先审评审批、特别审批的药品，此类药品现有临床研究资料尚未满足常规上市注册的全部要求，但药物临床试验已有数据显示疗效并能预测其临床价值，因临床急需等原因，在规定申请人必须履行特定条件的情况下，基于替代终点、中间临床终点或早期临床数据而批准上市。此时，药品在临床研发阶段的总暴露量相对较少，对于产品的安全性认知不足，就需要通过上市后继续开展相应的安全性研究，同时持有人需要缩短信号检测的周期，为患者提供安全保障。

2.3.2.3 临床试验缺失人群的药品

特殊人群（妊娠期、哺乳期、婴幼儿和儿童、老年人、肝肾疾病患者等）通常是药物临床安全性研究的排除病例或有限样本，上市前的不良反应监测信息基本缺失。特殊人群中的老年人、儿童、肝肾功能不全等患者，因生理条件、基础疾病等复杂原因更易发生不良反应。例如，《国家药品不良反应监测年度报告（2020 年）》显示，老年患者不良反应报告占报告总数的 30.3%，且近年来占比一直呈现上升趋势。如果药品上市后在特殊人群中广泛使用，应加大信号检测的频率，并且重点关注此类人群用药安全情况。

2.3.2.4 销量大、用量广的药品

此类药品使用人群基数大，不良反应报告数量高，一些严重甚至罕见的风险很容易暴露出来。对于销量大、用量广的药品，应结合上市时间和安全性特征来确定信号检测频率。例如注射剂型的抗感染药，此类药品多易出现严重过敏等不良反应，若上市后销量迅速增长，应考虑增加信号检测频率。又如，临床大规模紧急使用的疫苗，覆盖范围广泛，人群个体因素差异大，有效性和安全性考察难度大，应加强信号检测的力度。

2.3.3 风险特征

药品风险的发生频率、严重程度、可预防性等构成了产品的风险特征。持有人在确定信号检测频率时，应考虑这些风险特征。对于单位时间内不良反应报告数量

快速增长、具有潜在严重不良反应/事件等风险特征的品种，可能需要提高信号检测频率；对于安全性特征已经较为明确且报告数量稳定的品种，可以适当降低信号检测频率。

2.3.3.1 单位时间内个例报告数量快速增长的品种

一个不良反应报告数据快速增长的数据库一般需要更加频繁地分析。例如在生产销量没有增加、未开展上市后安全性研究等情况下，国家药品不良反应监测系统反馈或者持有人自主收集的报告在单位时间内增长趋势较大，应考虑增加信号检测的频率。

2.3.3.2 具有潜在严重风险或发现安全性信号的品种

一些具有潜在严重风险的品种应加大信号检测频率。例如药品上市前动物实验或临床研究中发现潜在安全性信号，并可能构成严重风险的品种；临床试验或上市后监测中发现严重不良反应/事件，其风险特征尚不明确的品种；或同类药物存在明确的类反应，需要进一步关注的品种等。

2.3.3.3 可能引起监管部门或社会关注的品种

各种原因引起监管部门、监测机构、使用单位及公众关注的药品，应当加大信号检测的力度，及时处置发现的风险。如监管部门提出安全性质疑的品种、集中采购的中选品种、舆论关注的品种、儿童广泛使用的品种等。

2.3.3.4 容易出现质量问题的品种

一些药品容易出现以聚集性为特征的风险信号，往往提示产品可能出现的质量问题，一旦发生药品不良反应聚集性事件，对患者或公众健康可能带来较大的影响。此类品种即使在上市很多年后，信号检测的频率也不应轻易缩短。如多组分生化药、中药注射剂、灭菌参数（F_0）小于 8 的注射剂等。

2.3.3.5 其他情况

除了上述风险特征，其他一些情况也需要持有人关注，并考虑增加信号检测的频率。包括可能出现使用问题的品种，例如在以往的监测数据中发现存在滥用、误用、用药错误或不合理用药现象比较突出的药品；容易发生理化性质改变的品种，例如吸湿性强、易风化、易挥发、有吸附性的药品，易水解、氧化、异构化的药品；

容易出现毒性反应的药品，如治疗窗窄、需要监测血药浓度的药物；酶诱导剂和酶抑制剂类都容易发生药物相互作用的药品等。此外，一些药品如果使用不当、出现严重不良反应或治疗无效，可能危及患者生命，如口服抗凝药、口服降糖药、抗生素类、抗癫痫药、抗心律失常药、强心苷和抗过敏药等。

2.3.4 其他因素

信号检测的频率受多种因素影响，除了上市时间、药品特点、风险特征外，还与工作模式、检测方法等密切相关。例如通过个例报告审阅的方式检测信号，检测频率与日常工作程序相关；通过计算机辅助的方式进行信号检测，检测频率与数据特征和规则的设置相关。

对于罕见事件的报告，特别是那些严重和以前未观察到的事件，可能需要药物警戒工作人员在收到报告后立即确认。相反，较为普遍事件和已知不良反应按照预先设定的频率在总体水平上进行分析会更好。

信号检测的频率并非越高越好，要兼顾到信号检测的效能和效率。一个好的信号检测策略对于快速检测出高质量的信号有很大的帮助。持有人可以鼓励自己的安全团队开展相关方面的研究，不断摸索和调整信号检测的频率，开展相关学术交流，积累经验并用于持有人的药物警戒实践。

2.4 信号确认及优先级排序

2.4.1 信号确认

通过信号检测过程 / 程序产生的安全信号，还需要经过初步的验证才能确认是否要开展进一步的评价。欧盟 GVP 对信号确认步骤的定义是："信号确认是评估支持检测到信号的数据 / 信息的过程，以验证已有的数据 / 信息是否包含足够的证据，证明存在新的潜在因果关联或已知关联的新方面，从而证明对信号进行进一步分析是合理的"。中国 GVP 未给出信号确认的概念，持有人可以将信号确认理解为信号评价的初始步骤。

信号确认过程实际上是一个"去伪存真"过程。信号检测过程中可能出现假的或无价值的信号，尤其是通过计算机挖掘方法开展信号检测，可能产生一些假阳性信号。产生假信号的原因，可能是计算机挖掘方法本身的问题（即在计算机数据挖掘时基于统计学方法而不进行医学判断），也可能是用于信号挖掘的原始数据的问题（例如不良反应术语报告不准确或者产生信号的研究设计有较明显的缺陷）。因此，在对信号开展深入评价前，还需要进行一些简单排除工作，剔除大部分假信号，减少信号评价的工作量。

比较有效的信号确认方法是对检测到的信号以及支持信号产生的原始数据进行人工审阅，依靠经验或辅以简单的信息查询来排除那些明确的假信号。例如，通过计算机挖掘方法产生过敏性休克信号后，可将产生该信号的原始个例报告调阅出来进行审阅和评价。如果原始报告的不良反应报告有误，例如将低血压性休克误报为过敏性休克，或信息缺失过多不足支撑评价，则可以考虑将此信号剔除。信号评价人员应当简单记录信号剔除的原因。需要注意的是，尽管从单个病例的关联性评价看，可能因缺失信息导致药品和事件的相关性"无法评价"，但如果报告数量累积较多，也应考虑作为信号进行关注。此外，应了解既往对该信号的认知情况，通过相关信息的查询帮助对信号进行确认。例如查阅同品种或同类产品（考虑是类反应）其他持有人的药品说明书，以确认该信息是否已经在其说明书提示；检索持有人既往的信号检测和评价记录、定期安全性更新报告（PSUR/PBRER）、风险管理计划/药物警戒计划等文件，以确认是否处理过相同或类似的信号。

与剔除假信号相反，一些信号反而是应当被关注的。《规范》第五十八条列举了持有人在开展信号检测时，应当重点关注的信号，包括以下内容。

- 药品说明书中未提及的药品不良反应，特别是严重的药品不良反应；药品说明书中已提及的药品不良反应，但发生频率、严重程度等明显增加的。

- 疑似新的药品与药品、药品与器械、药品与食品间相互作用导致的药品不良反应。例如药品上市后，在临床治疗中有临床研发阶段未纳入临床试验的合并用药；又如某产品上市数年后，有新品种药物或器械上市，出现新的合并使用的情况；这些情况都可能会出现新的相互作用从而导致药品的不良反应。

- 疑似新的特殊人群用药或已知特殊人群用药的变化。例如药品上市后，在临床研发阶段未纳入临床试验的肝肾功能不全的患者；又如上市后超适应证范围在儿童患者中低剂量使用等，这些特殊人群的用药经验属于重要的缺失信息，在信号检测过程中需要关注。

- 疑似不良反应呈现聚集性特点，不能排除与药品质量存在相关性的。出现此类信号持有人应高度关注，及时分析调查。当高度怀疑与药品质量相关时，应立即启动相关应急工作程序。

2.4.2 信号优先级排序

通过信号检测和验证，如果同一个产品同时发现了多个信号，或者持有人的多个产品在同一时间段先后发现了信号，考虑到评价资源的限制，就需要对信号的优先级进行排序。信号优先排序的基本原则是：对于可能会影响产品的获益－风险平衡，或对公众健康产生重大影响的信号予以优先评价。参考《规范》第五十九条，信号优先级判定可以结合考虑以下的方面。

• 药品不良反应的严重性、严重程度、转归、可逆性及可预防性。当信号涉及的不良事件如果属于严重不良事件，或事件的严重程度较高，转归差（如出现后遗症或死亡），或可能造成不可逆的损害，无有效预防手段，此类信号应当优先予以评估。

• 患者暴露情况及药品不良反应的预期发生频率。患者暴露量大，如产品销量大或为非处方药，或收集到的某个药品不良反应报告例数远高于该适应证人群中的基础发生率，此类情况下的信号应当优先予以评估。

• 高风险人群及不同用药模式人群的患者暴露情况。信号来自于药品说明书提示的高风险人群，如禁用、慎用、不宜使用人群，来自缺乏安全性数据的人群，如无临床研究数据的妊娠期妇女、哺乳期妇女、儿童、老年人等，或者信号来自于药物滥用、患者不按医生的处方使用药物，此类信号应当优先予以评估。

• 中断治疗对患者的影响，以及其他治疗方案的可及性。药品用于治疗一些可能影响患者生命安全的疾病，如高血压、糖尿病、严重感染等，中断治疗可能对患者健康带来严重后果，或药品治疗领域没有其他可替代的药物或治疗手段，此类药品对于患者的健康非常重要，其风险信号都应当优先予以评估。

• 预期可能采取的风险控制措施。初步的信号确认过程认为该信号很可能是一个重要风险，有可能需要进一步采取暂停销售，市场召回等措施，此类信号应当优先予以评估。

• 适用于其他同类药品的信号。信号涉及不止一个产品，而是一类产品，这种情况下，信号也考虑优先予以评估。另外，对于持有人来说，来源于监管部门有回复时限要求的信号，公众关注度较高的信号，新上市产品尤其是创新药和改良型新药的信号，在工作中也需要考虑优先进行评估。

2.5 信号评价

通过初步确认的信号仍需要进一步分析评价。信号确认的目的是筛选出需要进一步评价的信号，信号评价的目的则是判断信号是否已构成新的药品安全风险。要将信号升级成为风险，需要一些关于其发生可能性的合理认知，即需要找到证据来证明药品与事件（通常是不良的后果或负面的影响）之间的相关性或可能的相关性。本书"2.5.1"列举了可用于信号评价的信息，即那些可能产生证据的信息来源；"2.5.2"阐述了信号评价要考虑的因素；"2.5.3"分析了信号评价的结果。

2.5.1 用于信号评价的信息

《规范》第六十条要求，持有人应当综合汇总相关信息，对检测出的信号开展评价，综合判断信号是否已构成新的药品安全风险。信号评价是基于对现有的相关信息的综合汇总分析，而不仅仅是信号来源的数据，因此数据/信息的全面、完整性对于信号评价至关重要。以下列举了一些信号评价常用的信息来源，这些来源的信息不仅可以用于信号评价，同样也可用于信号检测和风险评估工作。

2.5.1.1 个例药品不良反应报告

个例报告是药品常见的信号来源，也是信号评价中需要考虑的重要信息。《规范》的第四章第一节中提到，持有人应该主动全面有效地收集疑似药品不良反应信息。这些信息可以来自于医疗机构、药品生产经营机构以及患者，也可以来自于学术文献、上市后研究等多种途径。持有人还可以从药品不良反应监测机构收到反馈报告。这些报告都收录入持有人或者其外包服务商的安全数据库内。

个例报告录入安全数据库的数据质量对于后续的信号评价会有影响。个例报告四要素的报告者、患者、药品以及不良事件相关的信息收集要尽可能完整。报告者是否是医药保健专业人员，患者的病史、用药史，使用药物的剂型、剂量、用药时长，合并用药，不良事件的临床发展和治疗过程，相关的实验室检查、影像学检查的报告等，这些信息都会有助于信号评价。除了信息收集的全面性和完整性，在个例报告处理过程中对于药品和不良事件的编码，尤其是疑似不良反应的编码要尽可能准确和统一。例如，《上市许可持有人药品不良反应报告表（试行）填表说明》和MedDRA对于"滥用""误用"等专业术语都有明确的定义（参见本书"3.2.7"），理解这些定义，准确地编码录入到安全数据库，可以为信号评价打下一个很好的基础。而在做信号评价时，需要选择合适的MedDRA术语（注明所使用的MedDRA版本），从安全数据库里找出所有相关不良事件的个例报告进行汇总分析。因此，了解MedDRA的结构和特点（如层级结构、多轴性），熟练运用MedDRA术语可以起到事半功倍的效果。

2.5.1.2 临床和非临床研究

持有人发起或资助的与药品安全性相关的各类临床和非临床研究是信号评价的重要参考信息。临床研究是以人体为对象开展的研究，包括干预性研究和非干预性研究。按照方法学设计又可分为主动监测、观察性研究、临床试验、药品利用研究等（参见本书"4 药品上市后安全性研究"）。如前所述，来自临床研究的个例报告可以为信号检测与评价提供参考，然而药品安全性研究结果本身更是需要重点参考的，因为很多安全性研究的目的就是验证所关注的安全事件（如心血管事件）与药品之间的关联性。对于多项临床研究（尤其是随机对照临床研究）的汇总分析是高质量的研究证据，可以为信号评价提供非常有价值的信息。

非临床研究是指不在人体上进行的生物医学研究，包括动物实验、体外研究、毒性研究等。来源于非临床研究的数据虽然相较于临床数据证据等级低，但有助于解释事件发生的生物学的合理性，以及提示证据的一致性。此外，在创新药的临床研发早期阶段，来源于非临床研究的信息也可以提示需要重点关注的信号。

2.5.1.3 文献报道

公开发表的医学/科学文献、会议摘要、学术论文集以及其他未公开发表的文献中有关药品安全性的报道是信号评价中必不可少的参考信息。文献中除了有药品不良反应的个例报道外，通过文献检索，还可以获得的信息包括：相关同类产品的个例不良反应报道；非持有人发起的临床研究以及非临床研究；信号涉及的不良事件在人群中的流行病学数据，例如基础发病率；可能的不良反应的产生机制；国内外疾病治疗指南对于不同人群不同治疗选择的获益风险的分析等各种信息。

除了常规药物警戒工作中用到的文献检索资源外（如国内的中国期刊全文数据库、万方数据库、维普数据库，国外的 Pubmed、Embase 数据库），持有人还可以关注一些综合性的循证医学网站，例如 Cochrane 数据库，UpToDate 临床顾问；也可以按需关注某一专题的资源，例如关于药物性肝损伤（DILI）的 LiverTox，严重皮肤不良反应的 RegiSCAR 等。

2.5.1.4 国内外药品监管部门发布的信息

国内外药品监管部门发布的安全性警示信息是非常重要的信息，一些国家有专门网页用于发布安全性信息。这些官网不但可以提示重要的药品安全性问题，还可能公布完整的安全性评估报告和其他评估资料，例如美国 FDA 不定期发布的药物安全沟通信息（drug safety communications）、欧洲药品管理局药物警戒和风险评估委员会（PRAC）的会议信息（包括评估报告、会议资料、会议纪要等）等。一些监管部门网站会定期刊发药品安全性信息快讯，例如我国国家药品监督管理局网站发布的《药物警戒快讯》，WHO 网站的《WHO Pharmaceuticals Newsletter》、加拿大卫生部网站的《Health Product InfoWatch》，英国药品和健康产品管理局（MHRA）的《Drug Safety Update》等。

此外，官方网站上的其他安全性相关信息也可以为信号评价提供有价值的证据，例如其他持有人产品的说明书，可以检索同类产品的可疑不良反应、注意事项以及药物相互作用等安全性信息，又如查询原研药物或者同类产品公开的风险管理计划的文档等。

2.5.1.5 其他信息

当综合现有的信息仍不足以对信号做出有意义的判断，可以听取与药品适应证或风险相关领域专家的意见（如临床专家、流行病学专家、药理毒理学专家等），并考虑通过开展主动监测或者其他药品上市后研究等方式获取更多信息。

2.5.2 信号评价考虑因素

信号评价没有统一的标准，不同来源的信号评价的方法和内容也不尽相同。信号评价的过程中，基于药品已知的信息以及评价人员的专业知识，尤其是医学、药学知识进行分析评估是至关重要的。以下主要以基于自发病例报告数据库产生的信号为例，谈谈信号评价要考虑的一些因素。

2.5.2.1 个例报告的关联性评价

在个例报告关联性评价过程中，需要考虑到的因素包括：用药到不良事件发生的时间相关性，有无阳性的去激发和（或）再激发；有无报告明确的量效关系；信号所涉及的特定医学事件，也就是那些严重的、比较少见的、药物归因风险较高的不良事件；有无报告混杂因素或是否有其他的合理解释，例如基础疾病，同类药品用药史或合并用药。也可以利用一些国际上较为认可的方法来评价关联性，例如布莱顿（Brighton）协作组评价疫苗病例，用于评价药物性肝损伤的 RUCAM。

除了对个例报告逐一进行关联性评价，还要利用 MedDRA 术语找出安全数据库中报告了信号涉及的相关不良事件的个例报告，对这些个例报告进行病例系列评价。MedDRA 检索可以选择较为宽泛的范围，例如运用器官系统分类（SOC）、高组位术语（HLGT）、高位术语（HLT）等组术语以及相关术语（即提示临床并发症或相同反应的不同阶段的其他 MedDRA 术语）来检索。对于病例系列的评价，要考虑个例报告的数量多少（排除重复病例），尤其是相对于药品的暴露量的个例报告的数量多少，该系列的个例报告中有无呈现出一定的趋势，例如较为相近的服药到不良事件发生时间、相似的临床表现、病例有无相似的年龄/性别特征等。

2.5.2.2 合理的作用机制

如果存在基于生物学、药理学、药代动力学、毒理学等方面合理的作用机制或解释来阐述不良事件的发生原因，则更能有力地佐证药品与事件之间的关联性，提高对风险的认知度。

例如，非甾体抗炎药的主要作用机制源于其抑制前列腺素产生的能力，而前列腺素能起到保护胃黏膜的作用，非甾体抗炎药在发挥药理作用的同时，就有可能损伤胃黏膜。因此，非甾体抗炎药引起胃肠道不适及出血就有了合理的解释。

2.5.2.3 流行病学相关信息

流行病学的信息对于确定信号所涉及的不良事件的背景发生率很有参考意义。例如，在孕妇中的安全性是很多药物的重要的缺失信息，因此在上市后，会进行在这个人群中的登记研究。要判断孕期使用药物是否会增加孕妇的流产风险，就可以通过流行病学数据了解普通人群以及适应证人群中孕妇的流产发生率，进而对比在登记研究中观察到的数据，来判断风险是否有所增加。

2.5.2.4 证据的强度

用于评价信号的所有信息（证据）的数量、质量和一致性构成了用以证明信号是/不是风险的证据强度。

病例系列中如报告者多为医务人员，某时间段内相对于暴露量，个例报告数量突然增多，多个病例报告了阳性的去激发或再激发等，说明证据强度高。在信息来源上，除了个例报告外，如果信息还来自于学术文献，非临床研究等数据的支持，也说明证据强度高。

数据及文档记录的质量，例如个例报告的数据完整性、编码的准确性临床研究和观察性研究的设计合理性等都是影响信号评价的证据强度的因素。

综合各种来源的信息，评估各种证据之间是否具有一致性。例如动物实验中是否存在相似发现、药物相互作用是否有药代动力学数据支持；是否符合药物的作用机制或具有生物学合理性；同类产品是否已经有已知的相关风险；信号的发生率是否高于普通人群 / 适应证人群的背景发生率等。

用于信号评价的各种来源的信息都有其优势和局限性。熟悉这些信息的特性，综合考虑他们在信息评价中的权重，也有助于判断证据的强度。

2.5.2.5 参与信号评价的人员

从事信号评价的人员的专业知识运用对于信号评价更是不可或缺。高质量的信号评价依赖持有人安全管理团队中来自药物安全部门、临床研发、医学部门等多个相关专业领域人员的团队合作，对各种来源的数据提供全面的专业意见。必要时，需要请教咨询临床前专业人员，统计学家，甚至是外部的专家学者的专业意见。

2.5.3 信号评价的结果

综合汇总所有的已知的信息，对信号进行分析评价后，就可以得到信号评价的三种结果。

- 否认的信号。认为该信号不是所关注药物的风险，无需采取进一步行动。日常药物警戒工作中继续进行相关信息收集、信号识别与评估等常规的药物警戒活动。
- 确认的信号。有充分的证据表明信号与所关注药物之间具有相关性，是药物的已识别风险，需要采取进一步行动，如开展深入的风险评估以全面了解风险的发生特征、影响因素等，从而采取有效的风险控制措施。
- 不确定的信号。认为有依据怀疑信号与所关注药物之间可能具有相关性，但证据不足，尚不能证实，是药物的潜在风险。对于潜在风险，同样需要采取进一步的行动，适当的措施加强不良反应信息收集、开展上市后研究等。

信号评价结果的决策由该产品各相关部门的员工，包括药物警戒部门、临床研发、医学部门、注册部门等来共同讨论决定。信号评价过程中用到的信息和数据、信号结果决策的思考讨论以及对于该信号所采取的行动，可以通过会议纪要的形式记录存档，方便日后的查询。

信号的评价及结果可以通过定期安全性更新报告向监管部门进行报告。对于可能显著影响产品获益 – 风险平衡或公众健康的风险，需要按要求及时向监管部门报告。

2.5.4 信号评价案例

甲持有人收到了某国家监管部门的质询，在半年的时间段里，该国的国家安全数据库里收到了 3 例死亡病例报告。这 3 例死亡病例都是使用了某肿瘤化疗药物 A 药后发生了中性粒细胞减少症，继而发生了小肠结肠炎最终导致死亡。另外还有 2 例严重的小肠结肠炎导致住院的个例报告。该监管部门要求所有 A 药的持有人（包括原研药和仿制药）提供有关 A 药和中性粒细胞减少性小肠结肠炎的信息。此外，考虑到有其他化疗药物可供选择用以治疗，该监管部门要求暂停 A 药在当地的使用。

A 药已经有 20 多年的上市后用药经验。中性粒细胞减少症是 A 药已知的最常见的不良反应之一，在 A 药的说明书里已经提及。中性粒细胞减少性小肠结肠炎是一种较为罕见的急性的危及生命的病症，较多见于严重骨髓抑制的患者，但其发病率没有确切的报道。中性粒细胞减少小肠结肠炎在 A 药的说明书里也有提及。

尽管中性粒细胞减少症和中性粒细胞减少性小肠结肠炎都是已知的药品不良反应，由于严重程度（死亡）有"新"的信息，所以这是一个安全信号。A 药在肿瘤治疗中的应用较为广泛，该安全信号提出药品可能导致严重的后果——死亡。监管机构的重视程度高，暂停使用也引发了公众的关注，因此这个信号的需要优先进行评估。

持有人检索了公司安全性数据库中的相关病例，组织医学专业人员对死亡病例进行了逐一分析，确认了药品与事件和死亡结果之间可能的相关性。通过对于安全数据库的个例报告的汇总分析，发现每年该不良事件的个例报告数量自药品上市后保持稳定，近期内没有明显增加，所有相关的个例报告中，约 25% 报告的结局是死亡，近 50% 报告了患者在用药后 10 天之内发生了不良事件，尤其是化疗的第一周期。随后，监管部门也公布了所有持有人所生产的 A 药的质量符合标准。结合 A 药的患者暴露量分析，中性粒细胞减少性小肠结肠炎的个例报告数量以及死亡率都没有明显的增加。中性粒细胞减少性小肠结肠炎多发生在使用 A 药后的第 4~10 天，尤其多见于化疗的第一周期。持有人评价结果认为这是一个真的信号，并作为药品风险进行管理。

中性粒细胞减少性小肠结肠炎在说明书里已经有提及，但是对于严重程度没有描述。对于这个已识别的风险，持有人修改了说明书，根据信号评价的结果又增加了相关的信息："有死亡病例报道；可能发生在治疗的早期，需要密切观察。"此外，监管部门恢复了该药的临床使用。

2.6 信号检测评价的质量管理

风险信号识别和评价是药物警戒的关键活动，是药物警戒质量保证系统中重要的一环。与其他活动的质量管理要求一样，需要配备合格的人员，制定合理、清晰的操作规程，还要确保整个信号检测评价活动中的相关文件可查阅、可追溯。

2.6.1 参与人员

持有人的所有员工以及合同外包的员工，都承担有报告不良反应的责任。而信号检测与评价的主要职责可以由多个部门的成员来共同承担。这些成员都需要具备相应的专业知识，他们来自：

● 药物警戒部门。在信号检测和信号评价工作中起主要作用。在信号检测中，主要负责检测来自药物安全数据库、主动监测系统的信号；与研发部门、医学部门的同事合作来负责来自临床数据库、文献报道的信号检测。在信号评估中，负责对各种来源的信息进行分析。

● 临床研发/医学部门。在信号检测中主要负责检测来自药理学研究、临床研究、文献/媒体报道、医患咨询等渠道的信号。在信号评估中，与药物安全部门一起对于各种来源的信息进行医学药学的专业分析。

● 注册部门。在信号检测中主要负责来自监管部门的质询的信号，监测监管部门的官网安全性警示信息，以及同类产品/原研产品说明书的修订信息。

● 生产质量部门。在信号检测中主要负责来自医患投诉，生产质量控制过程中发现的与产品质量相关的信号。

● 其他部门。例如统计学部门，可以参与信号检测的统计学方法/阈值设定；法律部门，可以提供信号管理过程中合规的建议等。

参与信号检测和评价的各个部门的成员，根据自己的日常工作范围和专业技能知识，发挥所长、各司其职、互相协作，一起做好药物警戒工作。

2.6.2 操作规程

合理、清晰的操作规程是保障信号检测和评价活动质量的关键之处。对于持有人信号检测和评价工作的要求在《规范》中有专门的条款描述，持有人的规程必须满足这些要求。如果持有人有产品在境外上市，制度和规程要同时符合当地的法规。参与信号检测和评价各步骤中的各部门各级员工的资质要求，培训要求以及分工合作应该在操作规程中明确。根据持有人自身的情况以及产品和风险信号的特点，制订具有可行性的操作流程（例如人工信号检测和计算机辅助信号检测如何结合）和时限（例如优先级信号如何加急评估）。整个流程中系统的维护更新，相关文档的保存也需要在制度规程中明确。

2.6.3 信号跟踪系统

在信号检测和信号评价的过程中，如前文所述，参与的员工多，而且可能来自不同的部门，需要评估的资料品种多、数据多，周期可能也会比较长，因此建议持有人建立信号跟踪系统，即时追踪记录信号管理的整个规程。自检测到信号（即信号发现）之日起到信号决策后关停的相关时间节点，负责人员，各个步骤所涉及的数据信息、分析决策，都及时准确的记录在该系统中，一方面可以追踪进度，另一方面也方便日后查阅追溯，了解当时的评估和分析依据。

2.7 可用于上市后信号检测的数据库

计算机辅助的信号检测方法需以上市后安全性数据库为基础发挥其作用。目前国内外较为常用的数据库包括国家药品不良反应监测系统数据库、世界卫生组织药品不良反应报告数据库（Vigibase）、美国食品药品管理局不良事件报告系统（FAERS）等。此外，一些药物警戒服务公司在相关数据库基础上开发了商业信号检测系统。

2.7.1 国家药品不良反应监测系统数据库

我国"国家药品不良反应监测系统"收集来自持有人、医疗机构和经营企业的报告。该监测系统由国家药品不良反应监测中心进行维护和管理，并及时将系统收到的医疗机构、药品经营企业的报告反馈给相应的持有人。根据国家药品不良反应监测年度报告，2020 年该系统共收到药品不良反应 / 事件报告表 167.6 万份，其中新的和严重药品不良反应 / 事件报告 50.6 万份。1999~2020 年累计收到药品不良反应 / 事件报告表 1687 万份。

由于全国药品不良反应报告信息量巨大，为弥补人工发现信号方式的不足，国家药品不良反应监测中心在"国家药品不良反应监测系统"数据库基础上建立了信号检测模型，以辅助发现药品安全信号。初步运行实践发现，该模型存在自动生成信号（原始信号）过多的问题，包括假阳性信号和一些已知的非严重的不良反应。为此，针对信号检测模型，从模型输入数据源、模型方法和模型输出结果三个环节进行了优化，具体包括数据源中引入重复病例鉴别方法，对信号检测方法进行压缩估计优化，建立筛选策略对信号结果进行分类过滤。

重复病例的产生多与药品不良反应病例跟踪报告、多来源报告、重复提交等因素有关，而且这些现象并不能在报告过程中避免，重复病例的存在会放大信号检测值甚至生成假阳性信号。因此，有必要从源头上控制数据质量，通过建立重复病例鉴别模型，对信号检测数据源进行优化。重复病例鉴别模型采用变量匹配法判断重复病例，该方法从姓名、性别、第一怀疑药品、不良反应名称、不良反应发生日期5个因素进行判断，上述因素均相同即判断为重复病例。重复病例组合发现后，需要对病例进行删除，每组病例保留1例，删除策略考虑报告单位、接收时间、报告类型和不良反应发生时间4个因素，综合4个因素对重复病例组合中的每个病例进行权赋值，权重最高的病例保留，其余病例删除。

国外有文献显示，MHRA法与BCPNN法具有极好一致性，PRR法与ROR法具有极好一致性（kappa值均大于0.9）。我国针对各种信号检测方法，基于药品不良反应病例报告数据库真实数据，也做过一致性研究，研究结论与上述国外文献相同。结合国内外研究结论，信号检测模型采用了PRR和BCPNN法。

信号检测原理基于不相称性测定，即比值失衡测量法，当观察值与预期值的比值大到一定程度（失衡时）则可能是一个信号，但此种方式存在预期值较小时信号结果不够稳定甚至产生假阳性信号的问题，而压缩估计是在数据量不够充分（预期值不够大，易产生假阳性结果偏差），通过某种调整使得结果趋向于阴性的一种统计学方法。信号检测模型压缩估计优化在信号检测计算公式中的分子分母中增加了调整系数0.5，压缩估计后信号检测生成的阳性结果能够大幅减少，主要是预期值较小的药品不良反应组合。

信号检测模型经过数据源质量控制、检测方法精简优化后，生成的信号结果仍以万计，结合我国评价资源现状，需要对生成的信号进行进一步筛选和分类，以期将更有价值的信号提取出来。通过信号筛选分类解决，其筛选策略关注新的、严重的信号或者检测值快速增长的信号。借鉴UMC筛选原则，在信号检测模型优化过程中，我国信号筛选策略目标定位于关注新的严重的不良反应和不对称比值快速增长的严重的不良反应。具体筛选因素包括不良反应术语为关键术语、严重病例数大于α、药品不良反应未知（以说明书为标准）、病例数增长数大于β和不对称比值增长情况（相邻两期IC值增长大于γ），α、β、γ值可根据筛选、评价实践过程中调整、优化。

2.7.2 世界卫生组织药品不良反应报告数据库

目前已有130多个国家加入了世界卫生组织药物监测计划。世界卫生组织药品不良反应报告数据库（Vigibase）数据库中各个国家的不良反应报告至少每季度提交一次，在提交时注明不良反应发生日期和该药品不良反应记录进入 VigiBase 的日期。

Vigibase 数据库没有直接给出数据下载的链接，但是申请者可以通过一定的途径获取数据。申请者可与 UMC 联系订购数据，订购一般有两种方式：自定义检索（VigiBase custom searches）和个例报告提取（VigiBase extract case level license）。自定义检索中，申请者不能获取 VigiBase 的原始数据，可通过发送申请的形式，给出相应的药品名称、不良反应名称等，由 UMC 工作人员对数据进行分析并提供给申请者相关数据的分析结果。个例报告提取是指申请者可获得 VigiBase 的原始数据，申请者通过提交申请的形式，由 UMC 每年发送给其 VigiBase 的完整数据。申请者获取原始数据之后，并不直接拥有数据的分析权限，申请者利用 VigiBase 每开始一项研究之前，必须通过 UMC 的伦理委员会批准后方可实施。

2.7.3 美国食品药品管理局不良事件报告系统

美国食品药品管理局不良事件报告系统（FDA Adverse Event Reporting System，FAERS）按照季度更新数据库，数据文件分为 ASCII 或 SGML 格式，数据文件包括以下几个要素：①人口统计和行政信息以及初始报告图像 ID 号（如果可提供）；②来自病例报告的药品信息；③来自报告的不良反应信息；④报告中的患者结局信息；⑤有关报告来源的资料；⑥对文件资料的描述。

可以从 FAERS 数据库中提取指定时间范围的原始数据，这些数据不是横向累积的，而是按照季度进行时间上纵向排列。对于能够熟悉使用 ORACLE、Microsoft Office Access、MySQL 和 IBM DB2 等应用程序创建关系数据库，或者使用 ASCII 文件和 SAS 分析工具的人群，可以在数据库官网直接进行搜索下载（https://fis.fda.gov/extensions/ FPD-QDE-FAERS/FPD-QDE-FAERS.html）并进行数据分析。其他没有相应数据库创建知识的人员则可以通过向美国 FDA 发送请求（参考《信息自由法》FOIA）来获得产品的 FAERS 摘要报告，或是通过提交一份列出案件报告编号的请求来申请个案报告。

2.7.4 欧洲药品管理局不良反应数据库

欧洲药品管理局不良反应数据库（EudraVigilance）是欧洲药品管理局的安全性监测数据库，原则上只对欧洲经济区（EEA）批准上市的药品相关药品不良反应报告进行电子转换和处理。持有人、监管机构、学术界、医疗专业人员和患者等数据相关人员可以访问 EudraVigilance 数据库中的数据，若有其他人员需要访问相应数据，首先应通过 EudraVigilance 注册程序提名授权，同时，为获得信号确认所需的案例说明，在其他药物警戒性评估程序的背景下，需要提交一份保密性承诺。

不同级别的人员有不同的访问权限。根据《（欧盟）规例》（EU）2016/679、《一般数据保护规例》（GDPR）和《（欧盟）规例》（EU）2018/1725《欧盟数据保护法例》（EUDPR），欧洲药品管理局于2019年修订了第4版数据库访问政策。其中，各个国家药品监管部门可以获得所有的不良反应详尽数据，相比之下，医疗专业人员、患者和公众只有受限制的数据访问权限。

2.7.5　商业信号检测系统

目前，国内外药物警戒服务公司先后开发了商业信号检测系统，这些信号检测系统基于公开自发报告数据库或持有人自有数据库进行信号检测。譬如，LifeSphere信号与风险管理系统、Oracle Empirica系统、eSafety-Signal信号检测与管理平台、PVWatch等其他相似软件系统，也有持有人按照ICH指导原则要求自建信号检测软件，此处不再具体介绍。

（李　明　叶小飞　裘行敏）

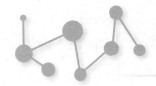

3 药品风险评估

当信号被识别为药品安全风险时，持有人应及时启动风险评估工作。本章节将结合《规范》"5.2"的要求，从风险评估的概念和对象入手，讨论风险评估中风险因素分析、风险特征描述、风险评估报告撰等相关技术要求，为持有人风险评估实践提供参考。

第六十二条 持有人应当及时对新的药品安全性风险开展评估，分析影响因素，描述风险特征，判定风险类型，评估是否需要采取风险控制措施等。评估应当综合考虑药品的获益－风险平衡。

第六十三条 持有人应当分析可能引起药品安全性风险、增加风险发生频率或严重程度的原因或影响因素，如患者的生理特征、基础疾病、并用药品，或药物的溶媒、储存条件、使用方式等，为药物警戒计划的制定和更新提供科学依据。

中药、民族药持有人应当根据中医药、民族医药相关理论，分析处方特点（如炮制方式、配伍等）、临床使用（如功能主治、剂量、疗程、禁忌等）、患者机体等影响因素。

第六十四条 对药品风险特征的描述可包括风险发生机制、频率、严重程度、可预防性、可控性、对患者或公众健康的影响范围，以及风险证据的强度和局限性等。

第六十五条 风险类型分为已识别风险和潜在风险。对于可能会影响产品的获益－风险平衡，或对公众健康产生不利影响的风险，应当作为重要风险予以优先评估。

持有人还应当对可能构成风险的重要缺失信息进行评估。

第六十六条 持有人应当根据风险评估结果，对已识别风险、潜在风险等采取适当的风险管理措施。

第六十七条　风险评估应当有记录或报告，其内容一般包括风险概述、原因、过程、结果、风险管理建议等。

第六十八条　在药品风险识别和评估的任何阶段，持有人认为风险可能严重危害患者生命安全或公众健康的，应当立即采取暂停生产、销售及召回产品等风险控制措施，并向所在地省级药品监督管理部门报告。

3.1 风险评估概述

国内外对风险评估概念的描述不同，但理解大体相近。有报道[23]将风险评估定义为"在风险识别的基础上，采用定性分析或定量分析方法，判断风险的重要程度和缓急程度，估算风险对目标的影响，并以某种方式对风险进行分级"。国际医学科学组织委员会（CIOMS）将风险评估概括为"风险评估包括识别和描述与产品使用相关风险的性质、频率和严重程度。风险评估贯穿于产品的整个生命周期，从产品的早期识别，到上市前的研发过程，再到批准后的上市阶段"。

风险评估的主要对象是新的药品安全风险。所谓"新的药品安全性风险"，是指发现药品与安全事件之间新的关联性或已知关联性的新变化（即信号），当有充分证据表明事件与关注的药品有关，或有证据怀疑事件与药品有关时，即可认为是该药品新的安全风险。

风险评估的内容包括：风险影响因素分析、风险特征描述、风险类型判定以及评估是否需要采取风险控制措施等，相关技术要求将在本章节详细讨论。持有人在开展风险评估时可以从以上几个方面描述已获取信息，尚未确定信息留待评估讨论环节进行讨论。风险评估的全过程是对风险的客观描述，以事实为基础，务求客观公正。

风险评估是风险管理的重要环节之一，其目的在于全面了解风险的特征和影响因素，为后续风险管理决策提供科学依据。信号检测（目的是发现风险）、风险评估与风险控制（目的是使风险最小化）三者一脉相承，既保证药品全生命周期的安全，又保障患者的用药安全。尤其是对于新上市的药品，随着药物暴露的增加和暴露时间的延长，产品安全性特征可能会发生改变，一些新的药品安全性风险可能会被监测到。所以持有人需要持续对产品安全性风险进行监测和评估，建立和维护产品安全性特征，制定必要的风险管控措施。

需要说明的是，在欧盟 GVP 中没有专门的风险评估章节，风险评估被纳入至信号评价 / 信号管理的范畴。中国 GVP 中既有信号评价又有风险评估的概念，信号评价主要评价药品与事件的相关性，风险评估主要评估事件的发生特征和影响因素等，它们是一个过程的两个阶段。在实际工作中信号评价与风险评估很难截然分开，持有人可以将两者结合起来，统筹考虑，制定出更加顺畅、合理、具有可操作性的药品风险识别与评估工作规程。

3.2 风险因素分析

风险影响因素是指可能引起药品安全风险、增加风险发生频率或严重程度的原因或条件，如患者的生理特征、基础疾病，并用药品或药物溶媒，药品的储存条件、使用方式等。对于中药和民族药，风险影响因素还应当结合中医药、民族医药相关理论来考虑。

本节将从患者、药品、储运和使用等不同角度系统阐述可能影响风险的各类因素。值得注意的是，以下各影响因素在分析时均建议考虑，但并不需要面面俱到地列举在风险评估报告中。持有人可以选择对所评估风险影响最大或可能为后期风险管理措施提供有力证据的因素重点分析评估。

3.2.1 患者因素

患者因素主要与人体的生理特征或患者的特异体质有关。通过患者因素的分析，有可能发现具有某种特征的患者使用药品会出现更高的风险，并可通过限制或规范此类人群用药来降低风险的发生频率和严重程度。患者因素包括患者的性别、年龄、遗传特征、代谢特征、过敏体质、疾病因素等。

3.2.1.1 性别

男性和女性在激素水平、基础代谢等生理方面的差异，可能导致对风险的敏感程度不同。例如通常情况下，女性对地高辛和肝素的毒性作用更敏感。

对病例报告中患者的性别构成比进行分析，如果男性和女性构成比差异较大，或差异具有统计学显著性，可能提示某类性别的患者发生该风险的可能性越高。例如，2013 年美国 FDA 发现镇静催眠药唑吡坦可导致次日早晨患者警敏度降低，并对该风险进行了评估。从企业递交的药代动力学试验结果看，不同规格制剂的唑吡坦给药后 8 小时患者体内血药浓度超出 50ng/ml 的女性比例远高于男性。在发现女性警敏度受损害的程度明显高于男性后，FDA 将女性患者的唑吡坦首次推荐剂量降低了一半[24]。

应注意的是，对于呈现性别差异的风险，还应考虑产品的适应证和使用方面的因素。例如，米诺地尔适应证为男性脱发和斑秃的治疗，因此发生不良反应的患者性别比例男性可能远大于女性。

3.2.1.2 年龄

不同年龄患者的机体生理结构及功能不同，导致药物在体内的吸收、分布、代谢、排泄存在差异。尤其是 14 岁以下儿童和 65 岁以上老年人，相比中青年人群更易发生一些安全性风险。例如，14 岁以下儿童和 65 岁以上老年人使用氨基糖苷类抗生素，可能产生或加重对肾功能的损害。此外，通常情况下，老年人由于基础疾病较多，多同时使用数种药物，可能产生药物相互作用，从而增加药品安全性风险的发生概率。

对患者的年龄构成进行分析，如果某个年龄段的患者不良反应的发生率或相对数值远高于其他年龄段，应考虑此类年龄段患者是否属于高风险人群。例如，2004 年 1 月 1 日至 2011 年 2 月 28 日期间，国家药品不良反应监测中心病例报告数据库中有关 A 注射剂的严重不良反应 / 事件病例报告中，14 岁以下的儿童患者达 466 例，占严重病例的 65.64%，尤其是 6 岁以下儿童严重病例较多，共 387 例，占全部儿童严重病例的 83.05%。主要不良反应表现为过敏性休克、过敏样反应、呼吸困难等；其中过敏性休克 107 例，占 A 注射剂过敏性休克报告总数的 63.69%。鉴于 A 注射剂严重病例报告中儿童患者较多，尤其是 6 岁以下儿童，2014 年原国家食品药品监督管理总局发布《关于修订 A 注射剂说明书的通知》，对 A 注射液增加黑框警告，并禁用于 6 岁以下儿童。

与分析性别因素一样，对年龄因素的考量也建议结合药品的适应证和使用等情况进行，排除其他因素的干扰和影响。

3.2.1.3 遗传特征

患者的种族、遗传因素也会影响药品安全性风险。例如，葡萄糖 -6- 磷酸脱氢酶缺乏症患者服用磺胺、对氨基水杨酸、大剂量维生素 K 可引起高铁血红蛋白增多，产生急性溶血并形成黄疸。目前有许多针对基因与药物作用的相关性的研究，美国 FDA 已发布了一系列有关药物基因组学的指南[25]。持有人应当关注此类研究的进展，对于明确遗传特征因素的风险，应当在说明书中给予警示或采取适当的限制性使用措施。

2008 年美国和加拿大药品监管部门通告卡马西平的安全信息，称亚裔患者服用卡马西平有导致严重皮肤反应的风险，包括史 - 约综合征（SJS）和中毒性表皮坏死松解症（TEN）。研究显示，人白细胞抗原等位基因 HLA–B*1502 的患者中更容易发生此类反应；在中国大陆、泰国、马来西亚、印度尼西亚、菲律宾和中国台湾部分地区，10%~15% 或更多的患者可能携带 HLA–B*1502。在所有出现这些副作用的患者中，亚洲国家的概率大约比西方国家高出 10 倍。基因检测有利于辨识亚裔患者的特殊基因标记，该标记与卡马西平导致严重的皮肤反应相关[26–27]。

3.2.1.4 代谢特征

药物代谢是指药物在体内多种药物代谢酶（尤其肝药酶）的作用下化学结构发生改变的过程，又称药物的生物转化。药物在体内生物转化后的结果有两种：一是失活，转化成为无药理活性药物；二是活化，由无药理活性转化成为有药理活性的代谢物或产生有毒的代谢物，或代谢后仍保持原有药理作用。正常代谢者酶活性正常，常规剂量药物在人体内基本能够正常的分解和得到及时的清除；快代谢或慢代谢者酶活性升高或降低，药物在人体内代谢加快或减慢，可能导致药物或代谢药物在体内的蓄积，出现明显的毒副作用。

加拿大卫生部 2017 年对超快代谢者使用曲马多的风险进行了评估，并将超快速代谢者的呼吸抑制风险信息添加到产品说明书中。曲马多经细胞色素 P450 酶 CYP2D6 代谢，该酶高活性的超快速代谢者能更迅速地将曲马多转化为更强效的阿片代谢物氧去甲基曲马多，这种快速转化可导致超出预期的阿片样副作用，包括危及生命的呼吸抑制[28]。

3.2.1.5 过敏体质

变态反应又称过敏反应，是机体与抗原性物质在一定条件下相互作用，产生致敏淋巴细胞或特异性抗体，如与再次进入的抗原结合，可导致机体生理功能紊乱和组织损害的免疫病理反应。特点是与药物剂量无关，难以预测，且可能导致死亡等严重后果。

大多数药品都存在过敏反应，过敏性体质患者发生过敏反应的倾向性较大，有过敏史的患者发生过敏反应的危险性增加。药物的过敏反应多为速发型，与用药的时间相关性密切，症状明确，易被发现。新药持有人应密切监测此类反应的发生频率和严重程度，如有必要建议及时采取相关风险控制措施。

3.2.1.6 疾病因素

有肝肾功能疾病（包括既往病史）的患者容易发生不良反应。肝脏是机体代谢药物最重要的器官，肝脏疾病对药物代谢及药物作用时间有重要影响；肾脏是排泄水溶性药物的主要器官，肾功能不全患者对水溶性药物的排泄显著减慢，可导致药物蓄积毒性。肝肾功能受损时，对依赖肝脏代谢或由肾脏排泄的药物，其不良反应的发生率升高。

患者的其他疾病也可能增加药品安全性风险发生概率，其机制可能与疾病改变机体的代谢途径以及诱导机体对药物的反应发生改变有关。例如，艾滋病病毒感染者极易因使用某些药物（复方新诺明、阿巴卡韦和奈韦拉平等）诱发过敏反应。药品存在恶心、呕吐的不良反应，合并肝功能疾病可加重该风险。这种情况就需要收集更多的资料来做进一步分析评价。

3.2.1.7 其他

其他一些患者因素也能导致药品的风险升高。患者吸烟、喝酒等生活习惯可以增加药品对呼吸系统和神经系统的安全性风险。患者体重过低或过高，会影响药物在体内的分布，很多药品在说明书中都有针对不同体重所建议的用药剂量，尤其是副作用比较大的抗肿瘤药物，临床上一般都是按照体重或体表面积精确计算给药量，给药过多易引发不良反应。

3.2.2 药品因素

药品活性物质本身的药理学作用是引发药品安全性风险的重要原因。此外，药品制剂中的辅料，药物的剂型、规格、效期等也可能导致或升高药品风险。

3.2.2.1 活性成分

药品绝大多数安全风险是由药物固有作用增强或持续发展的结果，是由药物活性成分本身或其代谢物引起，是药理作用的一种表现。其特点是呈剂量依赖性，能够预测。不良反应、毒性反应、后遗效应等都属于此原因。例如，美托洛尔、普萘洛尔均为 β_1 受体阻断药，可作用于心脏和血管的 β_1 受体，用于治疗高血压、心律失常等疾病；但该药同样可作用于支气管的 β 受体，增加呼吸道阻力，引起哮喘患者支气管痉挛。又如，巴比妥类镇静催眠药使用后，由于其药理作用在很长一段时间内仍未消失，次日早晨出现"宿醉"现象，影响患者的警醒度和灵敏度，这是该药的后遗效应表现。

3.2.2.2 药用辅料

辅料是指生产药品和调配处方时所用的赋形剂和附加剂（《药品管理法》）。药品中辅料也可能引起安全性风险，有时需对辅料逐个进行分析。例如，甜度高、热量少的"阿斯巴甜"经常被作为蔗糖的替代品，用于含片、咀嚼片及其他不含糖的制剂，由于阿斯巴甜在肌体内代谢成苯丙氨酸，所以含有这种甜味剂的药品皆不适宜苯丙酮尿症患者使用[29]。又如，静脉注射类药品使用右旋糖酐作辅料时，可引起严重的过敏反应，因此欧洲药品管理局建议对含有右旋糖酐辅料的肠外给药制剂和吸入制剂，在说明书中增加"右旋糖酐可引起严重的过敏反应，如果你有呼吸困难或肿胀或感到头晕，应立即就医"的警示信息[30]。

3.2.2.3 剂型规格

药品的剂型直接关系到药物在体内的吸收、分布、代谢和消除，不同剂型可能引起不同的药物安全性风险。注射剂与口服制剂比较，更易发生全身性过敏反应，甚至引起过敏性休克和死亡。缓释类药品制剂如果被掰开或碾碎，可能破坏其缓释结构，引起药物大量释放而致药物过量，进而引起毒性反应。

药品的规格不同也会有不同的安全性风险，常见一种药品存在多种规格的情况，使用过程中需要仔细核对，若错误使用大剂量规格或小剂量规格都有可能导致安全风险。

3.2.2.4 质量和质量标准

药品质量问题是引发药品风险的重要因素之一，尤其在出现以输液反应、过敏样反应为病例不良反应特征的聚集性事件时，可以首先考虑药品的质量问题，调查投料、生产、检验等环节是否出现问题，或药品在储存、运输、使用过程中是否发生了质量变化，是否使用了过期药品等。此外，合格药品的质量会因产地、生产厂家、剂型、批号的不同而有差异。例如，阿司匹林由于生产厂家的不同，杂质限量也不同，过敏反应发生率也有很大不同[31]。由此可见，药品是否符合质量标准以及质量标准的差异都会影响药品使用的安全性。

药品质量标准是在对药品进行检验和评价的过程中判断药品合格与否的重要参考依据，是在对药品的化学性质、物理性质、药物来源以及制药工艺等多重影响因素进行分析的基础上制定的合理标准。一般来说，对药品质量可靠性的判断需要参照质量标准进行[32]，然而按照药品标准检验为合格的产品，在极少数情况下，通过质量标准以外的方法检测仍可能查出问题。2018 年国家药品不良反应监测中心发现甲公司多个批次的 A 药品出现 30 余例寒战、发热病例，涉事批次药品按照法定标准检验（热源检验为家兔法）是合格的，但按照非法定标准检验细菌内毒素均不合格。经对生产线的排查，发现冷却注射用水板式换热器穿孔泄露，导致注射用水污染，该企业在全国范围内主动召回了产品。

3.2.3 溶媒因素

药物选择何种溶媒一般由药物的理化性质所决定，溶媒选择不当，可能导致药物不易溶解或发生沉淀，从而引起不良反应或其他安全性问题。例如，硝普钠对光敏感，溶液稳定性较差，滴注溶液应该现配现用并做避光处理。奥美拉唑具有业磺酰基苯丙咪唑的化学结构，其稳定性易受 pH 值的影响，在酸性条件时，奥美拉唑的化学结构可发生破坏性变化，因此，注射用奥美拉唑钠如果使用偏酸性的葡萄糖溶液作溶媒，在滴注过程中液体可发生变色、沉淀。

溶媒本身的性质也可能导致部分患者发生不良反应。例如，氯化钠注射液可引起水钠潴留、加重心脏负荷，在充血性心力衰竭、急性左心衰竭等疾病中需慎用。

此外，溶媒量过多或过少，也可能导致患者出现毒副反应。大量输注生理盐水，在肾功能不全的患者，可引起高氯性代谢性酸中毒，而在休克状态下使用，可加重代谢性酸中毒，加重肾的负担，甚至有肺水肿的可能；在使用硫酸阿米卡星加氯化钠溶液滴注时，如果阿米卡星浓度过高、滴注速度过快，会发生对神经 – 肌肉接头的毒性而致患者出现呼吸抑制。

3.2.4 器械因素

某些药品在获得批准上市时，同时也批准了随药品使用的相关器械。有些安全性原因可能并不是药品引起的，而是随附的使用装置导致的。糖尿病患者在注射胰岛素时尽量选择 4mm 针头，如选用 6mm 或更长针头在上臂注射，存在注射到肌肉的风险从而导致吸收过快，使胰岛素降糖作用的发挥不能与进食后血糖波动相匹配。同时胰岛素注射用笔的针头不可重复使用，否则，易引起患者局部感染且会导致注射部位脂肪增生。

3.2.5 相互作用

两种以上药物合并 / 联合使用，可能导致药物的物理性质、化学性质或药理作用的改变，从而引发风险或增加风险的发生概率。药物之间的相互作用可能与受体、代谢酶、转运蛋白等机体因素的参与有关，也包括不需要机体因素参与的理化性质的改变。持有人在分析某药品风险时，常需要对患者的合并用药进行分析，一是看风险有无可能是合并用药所引起，二是要看此安全性风险是否跟怀疑药品与合并用药间的相互作用有关。

3.2.5.1 药物相互作用

药物相互作用是指两种或两种以上药物同时或先后序贯应用时，药物之间的相互影响和干扰可改变药物的体内过程及机体对药物的反应性，从而使药物的药理效应或毒性发生变化[33]。例如，氯丙嗪与普萘洛尔合用时，氯丙嗪可抑制普萘洛尔的代谢，提高其血药浓度与效力，两者并用时，心血管的抑制作用增加，可引起血压下降及晕厥。

3.2.5.2 药物 – 食物相互作用

药物与某些食物也可能发生相互作用，导致药理效应或毒性的变化。奶类食品可明显减少四环素的抗菌作用；服用抑制单胺氧化酶的抗抑郁药，再吃富含酪胺的食物，可能会发生急剧的，甚至是致命的高血压危象；葡萄柚与某些降压药同服易导致低血压，与他汀类降脂药同服会增加对肝脏和肌肉的损害。

3.2.5.3 体外配伍禁忌

体外配伍禁忌是指两种或多种药物在体外同一容器中配伍时发生可见或不可见的物理或化学方面的变化，如出现沉淀或变色，或产生新的成分，导致药物疗效降低、消失或产生新的毒性[34]。例如，部分中药注射剂与一些西药注射剂（喹诺酮类、氨基糖苷类和维生素类）直接或在输液中配伍会引起明显变化，常见的是发生沉淀、pH 改变等。

3.2.6 储运因素

药品在运输和储存过程中，受天气、温度、运输储存条件等影响，可能发生理化性质的改变，从而影响药品的质量和安全性。人表皮生长因子制剂需要低温保存，不符合要求的储存条件可能会引起药物"变质"，出现悬浮物、酶失活等；胰岛素的贮存温度宜控制在 2~8℃范围内，储存不当容易影响胰岛素的药效，不能有效控制血糖。2008 年发生的刺五加注射液严重不良事件[35]，其直接原因就是药品在运输过程中储存不当而受细菌污染所致。

当发生药品不良反应聚集性事件或其他与质量相关的安全性事件时，持有人可能需要考虑储存和运输过程不合规或其他意外原因带来的影响。在调查药品安全性事件过程中，应调查运输过程，对于需要冷链运输的药品，需要核查运输记录，查看药品在出厂、转运、交接期间的物流过程是否符合规定的冷藏要求，并详细了解药品在使用单位的储存情况，是否按照说明书要求的储存温度、是否避光等条件进行储存。注射剂需要了解配液以后储存情况，多长时间内使用等问题。许多药品使用都要求现配现用，如果配液后放置时间过长易产生不溶性微粒，增加用药风险。

3.2.7 使用因素

药品使用环节对风险的影响涉及多方面。药品非医疗目的的滥用、有意或无意的误用 / 错用、超说明书使用均可能给患者带来用药风险。分析使用环节的风险因素，旨在提醒医务人员和患者用药的注意事项，纠正不正确的处方、发药、给药、购药、用药等行为，促进药品的安全合理使用。

在开展评估时，持有人可详细了解涉及病例的给药和用药等情况，排查可能由使用环节带来的风险。对于患者自行使用的药品，需要了解是否遵医嘱或说明书用药，了解用药时间是否正确、服药剂量及频次是否准确、服用方法是否正确、疗程是否合理、是否有不合理联用等情况。对于注射剂需要了解使用过程是否有特殊要求（如使用避光输液器输注），滴速是否符合要求，是否有不合理配伍等。此外，在分析使用风险因素时，建议持有人详细了解滥用、误用、用药错误等相关概念，准确描述、避免混淆。

3.2.7.1 滥用

滥用（abuse）是指出于非医疗目的反复、大量的使用具有依赖性的药品。除纳入国家麻醉药品和精神药品目录的品种外，一些作用于神经系统的药物虽然不属于管控类物质，但长期或大剂量使用也可能引起药物依赖性，导致非医疗目的的滥用。文献报道，长期使用去痛片或复方阿司匹林片（APC）的患者可能对药物成瘾，一旦停药出现浑身疼痛、四肢无力等症状[36]。氢溴酸右美沙芬大剂量使用可以产生神经兴奋等症状，并有在青少年等人群中滥用的风险，2021 年国家药品监督管理局发布公告，统一将右美沙芬的口服单方制剂由非处方药转为处方药。

3.2.7.2 误用

误用（misuse）是指患者或消费者出于治疗目的故意不遵医嘱或不按药品说明书使用药品。误用强调故意的使用，而非无意间的使用。患者为提升治疗效果而故意增加治疗剂量或延长治疗时间，为使用便利将胶囊拆开服用或将静脉注射用安瓿掰开后服用，为尽快完成治疗未经医护人员允许故意将静脉滴注的速度调高等，这些都属于误用的范围。

3.2.7.3 超说明书使用

超说明书使用（off label use）是指医务人员出于治疗目的未按照药品说明书使用药品，主要包括超适应证、超用法用量、超用药人群等。该定义强调超说明书使用主要是医务人员的行为，例如医生将替加环素超说明书推荐剂量用于医院获得性肺炎治疗[37]。

3.2.7.4 用药错误

用药错误（medication error）是指临床使用中可以防范的导致患者发生潜在或直接损害的用药疏失，不包括滥用、超说明书使用、误用。例如，药师在发药时错把阿糖胞苷当阿糖腺苷发给患者；儿童误食药品或将草莓味道的药品当作饮料服用。2019 年欧洲药品管理局建议对甲氨蝶呤采取风险管理措施，原因是甲氨蝶呤处方或分发错误，以及对给药方案的理解错误，使得患者在治疗炎性疾病时，将每周使用一次变为每天使用，造成了包括死亡在内的严重后果[38]。

《MedDRA 术语选择：考虑要点》（英文版）[39]中对上述概念进行了解释和比较（表 3-1）。

表 3-1　滥用、误用、用药错误、超说明书使用概念的区别

概念	是否故意	由谁	是否使用治疗
误用	是	患者 / 消费者	是
滥用	是	患者 / 消费者	否
用药错误	否	患者 / 消费者 医务人员	是
超说明书使用	是	医务人员	是

3.2.8 中药、民族药风险因素分析

中药和民族药多是以中医药理论/民族传统医药理论为基础制备的药剂，风险影响因素还应当结合中药、民族药的特点来考虑。有时可能需要根据中医药理论分析各成分配伍后可能产生的风险，根据炮制方式分析其中各成分可能引起的药品风险。由于中药、民族药成分复杂、部分品种作用机制不够清晰等原因，药品风险评估相对复杂，评估人员需要具备一定的相关专业背景或知识。对某些高风险的中药注射剂、含毒性药材的中成药还应持续关注，发现风险及时分析评估。

3.2.8.1 品种混淆

因历史传承、地域等原因，中药存在很多同物异名或同名异物的情况，需特别注意。例如，木通、川木通、关木通分别属于三类不同的药材，木通为木通科植物木通、三叶木通或白木通的干燥藤茎，川木通为毛茛科植物小木通或绣球藤的干燥藤茎，关木通为马兜铃科植物东北马兜铃的干燥藤茎。三者分属不同科，从名字来看容易混淆。又如大戟，常见的有京大戟和红大戟，京大戟属于大戟科，含大戟苷等，毒性大；红大戟属于茜草科，含蒽醌类化合物，毒性小。

3.2.8.2 成分复杂

每味中药都含有多种化学成分，其中的某些成分可能会引起安全性风险。例如，存在于川乌、草乌、附子等植物中的乌头碱，有兴奋迷走神经作用，可造成周围神经损害，中毒症状以神经系统和循环系统的损害为主，其次是消化系统症状。临床主要表现为口舌及四肢麻木、全身紧束感、腹痛、恶心、呕吐表现等，乌头碱还可通过兴奋迷走神经而降低窦房结的自律性，引起异位起搏点自律性增高，从而引起各种心律失常、心肌损害等。

3.2.8.3 药材质量不一

中药产地、采收季节、种植环境、运输储存等都会影响药材质量，可能引发安全性风险。中药产地不同，可能会使同一种药材当中化学成分含量不同，例如，薄荷的产地不同，其所含的挥发油含量也不一样，解热散汗的效果就不同，有的甚至相差十几倍。中药材运输、储存不当，可能引起霉变、虫蛀、泛油等变质情况，失去药用价值，甚至产生毒副作用。

3.2.8.4 炮制不当

炮制过程是一项很复杂的工艺，稍有差错就可能对药物最终炮制品质有影响。炮制是药物在应用前或制成各种剂型前的必要加工过程，通过规范的炮制，可减轻或消除药物的烈性、毒性，提高药物的疗效，减轻或消除药物的不良反应。以附子为例，附子所含乌头碱毒性剧烈，可引起消化系统、心血管系统、神经系统等不良反应，但附子经过炮制后，毒性能显著降低，便于内服，可直接入药。

3.2.8.5 煎煮和使用不当

应了解中药煎煮是否正确，服用剂量是否正确，饮食对用药有无影响等。使用铜、铁、铝等金属锅具进行煎煮，其中含有的金属离子可能与药材中的酸碱、蛋白、鞣酸、皂苷等发生化学反应，破坏药物有效成分并可能会产生毒性。

3.3 风险特征描述

与影响风险的因素不同，药品风险特征是风险本身的特性，如风险发生的机制、频率、严重程度、可逆性、可预防性和可控性等。对风险特征的描述，除了考虑对患者个体的影响外，还应当从群体角度考虑风险对公众健康的影响。为使风险评估工作更为严谨，风险评估中还应当包括对所获取证据的强度和局限性的讨论。总之，全面了解药品的风险特征，对持有人作出合理的风险管理决策有重要意义。

3.3.1 发生机制

风险发生机制多是指造成该风险的药物作用机制或病理生理基础。尼莫地平作为钙通道阻滞剂，可以扩张脑血管、改善脑血流，用于各种原因的蛛网膜下隙出血后的脑血管痉挛和急性脑血管病恢复期的血液循环改善。同时血压下降也是其常见的不良反应，原因就是尼莫地平在扩张脑血管的同时扩张了全身其他血管，导致血液重新分布，引起低血压。持有人可以通过查阅专业书籍或者检索文献获取药品风险可能的发生机制。

通常发现一个药品风险，在对其进行分析评估时，发生机制是无法确认的，可能有多个潜在机制或某个最可能的机制，但只要其具有生物学的合理性，就可以对其进行分析和描述。

3.3.2 发生频率

药品风险的发生频率是指一个特定风险发生的可能性。对于上市后药品来说，风险发生频率的具体数值（例如不良反应发生率）多数情况下是未知的。通常发生频率的评估数值代表的是相对意义，而不是绝对值。持有人可以根据以往数据情况对风险频率进行预判。

如果药品风险是来源于药品的固有属性（不良反应），且有临床研究数据等作为支撑，也可以采用不良反应发生率的概念进行描述。CIOMS 推荐不良反应的发生率表示为：

- 十分常见（≥ 10%）。
- 常见（1%~10%，含 1%）。
- 偶见（0.1%~1%，含 0.1%）。
- 罕见（0.01%~0.1%，含 0.01%）。
- 十分罕见（< 0.01%）。

3.3.3 严重程度

风险的严重程度不仅要考虑对患者个体的损害，还应包括对群体（公众健康）的损害，甚至包括对企业和社会造成的不良影响。对于风险的严重程度的判定，目前尚无一个权威的标准，持有人可参考对"重要风险"的定义和考虑因素。此外，一些常用的风险优先顺序评估方法（参见"3.8"）也可以作为评估风险严重程度的考量。

本章节中风险的"严重程度"主要讨论风险的医学严重性，即主要考虑对患者个体造成的损害。"3.3.5"将讨论风险对群体和社会的影响。

虽然风险的严重程度不等同于药品不良反应 / 事件的严重性或严重程度，但对于风险医学严重性的判定，可参考严重不良反应 / 事件的定义。如果风险发生时导致患者死亡、危及生命、住院或住院时间延长、永久或显著的残疾或功能丧失、先天性异常或出生缺陷等，该风险应认为是严重的。

从事件层面判断风险的医学严重性，还可参考美国卫生及公共服务部《常见不良事件评价标准》（Common Terminology Criteria for Adverse Events，CTCAE）[40]。该标准将不良事件的严重程度分为 1~5 级，其中涉及 3 级及以上事件的风险建议作为严重风险处理。

1 级：轻度；无症状或轻微；仅为临床或诊断所见；无需治疗。

2 级：中度；需要轻微、局部或非侵入性治疗；与年龄相当的工具性日常生活活动（指做饭、购买衣物、使用电话等）受限。

3 级：严重或者具重要医学意义但不会立即危及生命；导致住院或者延长住院时间；致残；自理性日常生活活动（指洗澡、穿脱衣、吃饭、盥洗、服药等，并未卧床不起）受限。

4 级：危及生命；需要紧急治疗。

5 级：与不良事件相关的死亡。

此外，风险的可逆性也是判断风险严重程度的一个重要指标。风险的可逆性是指风险造成伤害或损失后，受害的主体是否能恢复到产生伤害或损失之前的状态。如果风险为某一不良反应 / 事件，则风险的可逆性表现在不良反应 / 事件的结局上。当患者用药后出现的不良反应 / 事件均呈现无法好转的趋势，包括死亡、残疾或留有其他后遗症，该风险表现为不可逆性，应当考虑作为严重风险来评估。例如庆大霉素、链霉素导致的永久性耳聋；关木通、酮康唑导致的肝衰竭等。

3.3.4 可预防性和可控性

风险的可预防性、可控性表现在针对该风险是否可以通过某种有效手段来预防或降低其带来的危害。主要可以从以下几个方面考虑。

3.3.4.1 是否可辨识出高危人群并进行风险预测

有时可以辨识出药品风险在某一类人群中发生概率会增加，这类人群往往就是此风险发生的高危人群，通过限制或规范此类人群的用药，可以有效降低风险的发生。

加拿大卫生部评估发现[41]，从怀孕约 20 周或之后开始使用非甾体抗炎药（如阿司匹林、布洛芬、萘普生、双氯芬酸和塞来昔布）可能会导致未出生婴儿罕见但严重的肾脏问题，并可能导致羊水过少和其他并发症，包括肺发育受损和关节运动功能丧失。根据上述研究发现，加拿大卫生部建议孕妇在怀孕大约 20 至 28 周期间不应使用非甾体抗炎药，除非医生建议这样做。非甾体抗炎药的处方和非处方产品说明书也更新了上述信息。在此案例中，药品会导致未出生婴儿罕见但严重的肾脏问题，并可能导致孕妇羊水过少和其他并发症，在这个风险中孕妇属于可以辨识出的高危人群，通过禁止孕妇使用该类药品，可以预防孕妇人群中上述风险的发生。

3.3.4.2 是否能进行风险的早期识别和诊断

某些风险在早期会有相同或相似的征象显现出来。通过早期征象的识别，可以尽早阻断风险的发生。为了防止过敏反应的发生，一些容易发生过敏反应的药品说明书中规定在使用前需要做皮肤敏感试验，皮试阴性后方可将药物给予患者使用。在欧洲开展的一项安全性数据评估发现，全球范围内有使用尼拉帕利发生严重高血压的报告。在临床试验中，已发现高血压是尼拉帕利的重要风险，尼拉帕利产品说明已包括了对高血压（含高血压危象）的警示信息，并推荐在治疗的第1年应每月监测血压水平。基于欧洲此次评估发现的新信息，产品说明的安全性警示信息进行了更新，更新后的产品说明建议提高血压检测的频率，尤其是在治疗初期[42]。在此案例中，使用药品后会引发严重的高血压，所以用药期间血压出现升高是这个风险的早期征象，因此可以采取在用药期间定期检测血压的方法，尽早识别并阻断风险的发生。

3.3.4.3 预防和控制措施是否可行

持有人可能需要针对风险采取适当的预防、控制措施，包括常规的风险控制措施、特殊风险控制措施等。然而，并不是所有药品风险都能找到适当的预防和控制手段。持有人在采取风险控制措施前或采取风险措施后一段时间内，应评估这些控制措施的可操作性、执行情况、风险控制效果以及可能带来的社会经济影响等。如果缺乏有效的预防和控制手段，或经评估相关措施无法有效控制风险且无更好的替代方法，建议持有人结合产品的治疗价值，考虑是否暂停药品的生产、销售和使用或将药品撤出市场。

美国FDA于2005年发布公告，停止匹莫林（pemoline）在美国上市和销售。匹莫林是中枢神经系统兴奋剂，用于治疗儿童多动症。因发现13例与匹莫林相关的肝移植或死亡的病例，FDA曾于1999年在匹莫林的说明书中加入了黑框警告，并被限制作为二线药使用。尽管如此，肝衰竭的危险仍然存在，自1999年黑框警告后，又发现了肝衰竭病例。虽然匹莫林导致肝衰竭报告的绝对数量并不多，但肝衰竭的报告率超过普通人群背景发生率的10~25倍。鉴于市场上可以获得其他多种治疗儿童多动症的药品，FDA得出结论，认为匹莫林的肝衰竭风险大于潜在的效益，并决定从市场上撤出该产品[43]。此案例中，针对匹莫林致肝损害风险，FDA曾采取了说明书黑框警告和限制使用等措施，但并不能完全控制其风险的发生，因此采取了更严格的撤市措施。

3.3.5 对公众健康的影响

风险对公众健康的影响，是从风险是否造成了群体影响方面考虑。对群体的影响应当考虑风险的发生频率，治疗人群范围，对人群心理造成的影响，对公共卫生的影响，风险蔓延趋势等。对于疫苗接种带来的风险，应考虑是否会影响公众对该疫苗的信心和接种意愿，从而影响疾病的群防群治。当出现群体不良事件时，应考虑风险蔓延的广度和速度，对于涉及地域范围大，短期内病例频现的事件，需考虑及时采取控制措施，避免造成更严重后果。

此外，一些严重安全事件还可能对监管部门的公信力和企业自身信誉造成负面影响，尤其是那些媒体高度关注和报道的事件。

3.4 风险证据等级

在进行风险评估时，评估人员应当尽一切可能收集与风险相关的证据，以支持风险评估的结论。用于风险评估的证据与用于信号评价的信息基本类似（参见本书"2.5.1"）。如果关键的风险评估证据缺乏，持有人可以考虑开展上市后研究来补充证据链。

风险证据作为一种信息，其本身的强度决定了风险评估结论是否合理。证据强度越高，得出结论的把握度就越大。药品安全性评价证据分级标准与有效性评价存在差异，有效性评价的高证据等级数据主要来自随机对照试验（以下简称"RCT"），而安全性评价最佳证据往往来自队列研究或病例对照研究。李幼平[44]等建议不良事件或安全性评价的证据分级采用以下标准（表3-2）。

表3-2　不良事件/安全性评价证据分级（供参考）

分级 Level	研究问题：不良事件/安全性 Question Focused: AE or Safety
1a	同质队列研究或病例对照研究的系统评价 SR of similar cohort studies or case control studies
1b	以人群为基础的队列研究或病例对照研究（随访率≥80%） Population-based cohort study or case control studies（≥ 80% follow-up）
1c	全或无病案系列，大样本多中心 RCT All or none case-series; multi-center RCT
2a	小样本 RCT 或随访率＜80% 的人群为基础的队列研究 Small-scale RCT; population-based cohort study（< 80% follow-up）

分级 Level	研究问题：不良事件 / 安全性 Question Focused：AE or Safety
2b	临床对照试验或以医院为基础的队列研究 Controlled clinical trial or hospital-based cohort study
2c	以医院为基础的病例对照研究 Hospital-based case control study
3a	生态学研究 / Ecological study
3b	病例系列或病例报告 / Case series or case report
4	基于个人经验未经严格论证的专家意见 Expert opinion without explicit critical appraisal
5	动物实验或体外实验 / Animal research or in vitro research

值得注意的是，证据的层次性永远是相对的，特定情况下，"低级别证据"可能成为当前最佳证据，这在药物风险管理中尤为突出。例如，判定某可疑药品与某新的可疑不良事件是否相关而没有高级别证据存在时，专家意见、个案报告或可成为"当前最佳证据"，而"当前"也意味着证据需要不断更新。以上所列证据类型相关内容参见本书"4 药品上市后安全性研究"。

针对上市后中药安全性证据评价，谢雁鸣研究团队[45]基于既往研究工作，借鉴循证医学有效性证据分类分级的成功经验，探索对该研究领域证据整合和分级，提出构建"安全性证据体"的理念，可供中药持有人参考。根据当前可获得证据，将长期、大样本、前瞻性的注册登记的医院集中监测研究视为最高级证据，将来自系统综述或 RCT 中报告的药品不良反应 / 事件视为第二级证据，医院信息系统（hospital information system，HIS）数据回顾性分析或来自国家药品不良反应自发报告系统（spontaneous reporting system，SRS）中的分析视为第三级证据，医院临床实践中不良反应个案病例讨论报告和文献中不良反应个案报告以及其他研究类型报告的不良反应 / 事件视为第四级证据，专家意见和共识以及政府部门颁布的相关规范和标准视为第五级证据（图 3-1）。

有关上市后中药安全性证据评价体系的构建要从点、线、面相结合构成"证据体"。从点的角度来看，五种不同来源的证据可以分级进行评价，依据研究设计类型以及研究质量强度来判断警戒信息强度。从线的角度来看，凡是具备 5 种证据源中两种及其以上者则根据证据源之间结果是否一致，获得警戒信息强度进行评价。例如，当长期、大样本、前瞻性的注册登记的医院集中监测研究结果和来自 SRS 数据分析结果一致时可列为最高级证据。当系统评价和大样本 RCT 中报告的不良反应 / 事件结果一致时列为次高级证据，而单独来自两者的不良反应 / 事件报告级别则低于两者结果一致时的级别。医院真实世界医疗数据回顾性队列分析结果和来自 SRS 数据分析结果一致时可列为中级证据，而单独来自两者的分析结果级别则低于两者结果一致时的级别。多个医院临床实际中药品不良反应个案病例讨论报告和文献中药品不良反应个案报告以及其他研究类型报告的不良反应 / 事件一致时，可视为较低级别证据，而单独来自各个报告结果级别则低于结果一致时的级别；专家意见和共识以及政府部门颁布的相关规范和标准则为低级别证据（表 3–3）。

上市后中药安全性证据体构成

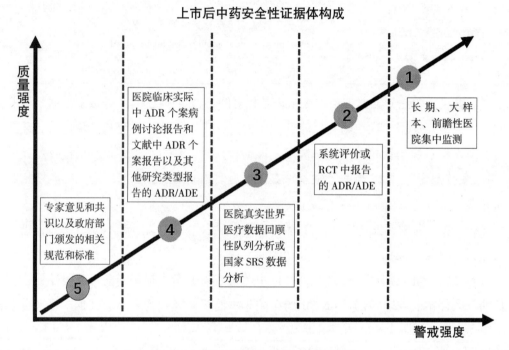

图 3–1　上市后中药安全性证据体的构成

表 3–3　多源证据分级列表（供参考）

证据级别	定义
I	当长期、大样本、前瞻性的注册登记的医院集中监测研究结果和来自 SRS 数据的结果一致时
II	当系统评价和大样本 RCT 中报告的药品不良反应 / 事件一致时
III	医院真实世界医疗数据回顾性队列分析结果和来自国家药品不良反应中心 SRS 数据分析结果一致时
IV	多个医院临床实际中药品不良反应个案病例讨论报告和文献中不良反应个案报告以及其他研究类型报告的药品不良反应 / 事件一致时
V	专家意见和共识以及政府部门颁布的相关规范和标准

3.5 风险类型和风险管理措施

《规范》第六十五条指出，风险类型分为已识别风险和潜在风险。对于可能会影响产品的获益 – 风险平衡，或对公众健康产生不利影响的风险，应当作为重要风险予以优先评估。持有人还应当对可能构成风险的重要缺失信息进行评估。该规范中有关已识别风险、潜在风险、重要风险、重要缺失信息的概念与 ICH 相关指导原则中的基本一致，以下概念引用了规范中的相关定义以及 ICH E2C（R2）《定期获益 – 风险评估报告》中对相关定义的解释。

药品风险评估的一项重要内容就是评估是否需要采取风险管理措施。《规范》第六十六条规定，持有人应当根据风险评估结果，对已识别风险、潜在风险等采取适当的风险管理措施。药品风险管理措施包括旨在减少不良后果的发生频率、降低其严重性的风险控制措施（也称"风险最小化措施"），如修订药品说明书、限制使用人群，以及旨在识别、分析、描述药品安全风险的其他药物警戒活动，如开展上市后安全性研究等。根据不同的风险类型，持有人应考虑采取有针对性的风险管理措施。

3.5.1 已识别风险

已识别风险（identified risk）是指有充分的证据表明与关注药品有关的风险。ICH 指南列举了以下案例来帮助来理解什么是"充分的证据"。

● 在非临床研究中充分显现并经临床数据证实的风险。

● 在良好设计的临床试验或流行病学研究中观察到的风险，且与对照组（安慰剂或阳性对照）相比，观察指标的差异程度足以证明因果关系的存在。

● 一定数量记录完整的自发报告中提示的风险，在时间相关性和生物合理性方面强烈提示具有因果关系。

对于已识别风险，原则上均需采取风险控制措施（参见本书"6 药品风险控制"）。常规风险控制措施包括修订药品说明书及包装标签，改变药品包装规格，改变药品管理状态等。特殊风险控制措施包括开展医务人员和患者的沟通和教育、药品使用环节的限制、患者登记等。需要紧急控制的，可采取暂停药品生产、销售及召回产品等措施。当评估认为药品风险大于获益的，持有人应当主动申请注销药品注册证书。

3.5.2 潜在风险

潜在风险（potential risk）是指有依据怀疑与关注药品有关，但这种相关性尚未得到证实的风险。ICH 指南列举了以下可能构成潜在风险的情况：

- 在临床研究中未发现或未解决的非临床安全性问题。

- 临床试验或流行病学研究中观察到的不良事件，且与对照组（安慰剂或阳性对照或非暴露组）相比，观察指标的差异程度可怀疑但不足以提示存在因果关系。

- 自发不良反应报告系统获得的信号。

- 同类其他药品已知的相关不良反应或根据药品特征预期会发生的不良反应。

需要注意，发现一个药品安全信号，不等于发现了一个药品潜在风险，信号是否构成潜在风险，还需要对信号开展进一步确认和评估。当高度怀疑药品与风险所涉及的事件相关，但这种相关性还不够充分，有待进一步证实时，可确定为潜在风险。因此，对于潜在风险，需要采取措施继续收集信息和证据，例如强化上市后的自发报告收集、开展主动监测和药品上市后研究等。如果持有人预判该风险有可能给患者带来严重伤害，或有风险蔓延趋势，或可能造成不利的社会影响等，本着保障公众用药安全的原则，在该风险得到证实之前也可以先采取诸如暂停药品销售使用、召回药品等控制措施，等到风险证实或解除后再调整风险管理措施。

3.5.3 重要风险

重要风险（important risk）是指可能会影响产品的获益－风险平衡或对公众健康产生不利影响的风险，包括重要已识别风险和重要潜在风险。

ICH 相关指南指出，构成重要风险将取决于几个因素：对个体的影响、风险的严重性和对公众健康的影响。通常，任何可能包含在产品说明书的禁忌证或警告和注意事项部分的风险都应视为重要的。在确定风险是否为重要风险时应考虑以下因素。

- 风险的医学严重性，包括对个体患者的影响。

- 发生频率、可预测性、可预防性和可逆性。

- 对公众健康的潜在影响（发生频率、治疗人群的规模）。

- 由于公众对风险的认知，有可能避免使用具有预防作用的医疗产品。

国家药品监督管理局药品审评中心 2021 年发布的《"临床风险管理计划"撰写指导原则（试行）》中建议，实际操作过程中如果风险具有以下特征之一（但不排除其他可能），应考虑将其列为重要风险。

- 风险发生时导致死亡、残疾、先天性异常或出生缺陷等严重后果，或者因为后遗症严重影响患者的社会／生活功能或生活质量（例如导致患者重度抑郁）。

● 需要对高比例的患者进行临床干预（例如停药或接受输血等支持治疗）以应对／治疗风险发生后产生的临床症状／体征异常。

● 由于缺乏针对风险的预防或治疗手段，或与当前普遍应用的预防／诊疗手段发生冲突，而给当前的临床实践带来重大挑战。

对于重要风险，持有人应当根据《规范》第六章第三节规定制定并实施药物警戒计划，并按相关要求及时向药品监管部门报告。

3.5.4 重要缺失信息

重要缺失信息（important missing information）是指对于上市产品的特定安全性问题或用药人群的认知存在重要缺失[46]。例如，某药品上市前没有针对儿童使用的安全性数据，上市后确实存在儿童用药的临床需求，则针对儿童用药的安全性信息就是重要缺失信息。可能缺失信息的人群还包括老年人、妊娠／哺乳期女性、肝／肾功能受损者、临床研究中因特殊安全性原因排除的人群、具有相关遗传多态性的亚组人群等。

持有人应分析上市后药品安全性数据库用药人群特征以及产品安全性特征，如果发现上市前临床试验中排除的人群、说明书中排除的用药人群，以及强调临床有效性及安全性尚不明确的人群存在使用药品的实际需求或真实情况，应当进行关注。如果此类人群用药的安全性信息尚不充足，应作为重要缺失信息处理。

对于重要缺失信息，需针对缺失的信息进行收集与补充。必要时可开展针对药品在安全信息有限或缺失人群的上市后安全性研究。

3.6 风险评估报告

持有人针对某风险开展评估过程中，建议撰写正式的风险评估报告。风险评估报告是对风险评估过程和内容的记录文件。做好风险评估报告一方面是履行持有人药品安全主体责任，另一方面也是为了更好地梳理药品安全性风险，有效传达药品安全性风险信息，使持有人能及时制定和有效落实风险管理措施。

3.6.1 格式和内容

对于风险评估报告的具体格式和内容，持有人可以灵活掌握。一般来说，风险评估报告包括以下四部分内容：背景信息、风险概述、评估内容、评估结果。

● 背景信息：主要说明此次评估的对象和原因，如评估的药品和风险是什么，风险是如何发现或获知的，评估的原因和目的，既往针对该风险开展过哪工作或采取过哪些措施等。

● 风险概述：概述对当前对风险的认识，如疾病的流行病学相关信息，病因、临床表现和诊断，或已知的风险发生原因、特征和影响因素等。

● 评估内容：是风险评估报告的重点。评估人员应当收集一切可利用资料和证据，并逐一进行分析和评判，目的是了解药品的风险特征，寻找可能的风险影响因素，判定风险的类型等。这个分析过程以及对不同资料分析得出的结果应在评估报告中体现。需要注意，并不是"3.2"和"3.3"中列出的所有风险因素和风险特征均要在评估报告中详细讨论，建议结合风险证据的获取情况以及评估的结果有针对性的呈现。此外，正如"3.1"中所述，信号评价和风险评估在实际操作中很难截然分割，一份风险评估报告中可能包含了信号评价的相关内容，如对药品与事件相关性证据的分析。此外，在评估报告中建议对本次评估的证据强度和局限性进行讨论。

● 评估结果：是对各类资料分析情况的归纳总结，并得出结论性的意见和建议。评估结果可能包括对药品与事件相关性的判定，对有价值的风险特征（如对风险的新认知）和重要影响因素（如对后续采取措施有意义的因素）的总结性描述，对风险类型的判定结果，以及对是否需要采取风险管理措施以及采取何种措施提供建议。

评估报告是重要的药物警戒文件之一，建议详细呈现对证据的分析利用情况。风险评估得出的结果在报告中应有充分论据作为支撑。对于其中提出的风险管理建议，药物警戒负责人应考虑是否采纳或是否提交药品安全委员会审议。为使评估报告更清晰，持有人还可以摘要表的形式来呈现风险评估的重要内容和结果（表3-4，供参考）。

表 3-4　药品风险评估报告摘要表

标　题		
药品名称		风险名称	
评估时间		评估人员	
评估原因	简述风险发现或获知的相关信息		
风险概述	简述当前对风险的重要认知		
评估内容	对已获得证据的分析和评价概要		

标 题	
评估结果	药品与事件相关性判定结果 重要风险特征和影响因素描述 风险类型
风险管理建议	评估人员提出的风险管理建议
药物警戒 负责人意见	
其他	如评估报告的版本信息、报告向监管部门提交的信息等

3.6.2 对获益的讨论

现代药品管理的理论认为，没有零风险的药品，药品的安全性是相对于获益而言，是二者权衡后的结果。因此，对药品安全性的评估，应当建立在对获益考量的基础上。《规范》第六十二条指出，评估应当综合考虑药品的获益 – 风险平衡。

原则上来说，任何风险评估都应当是获益 – 风险的综合评估。是否对获益进行详细分析和讨论，应建立在对获益认知和本次评估对风险了解的基础上。一般来说，对于具有显著获益且评估认为风险是可接受的品种，其评估报告中对于获益的分析可以简略描述；对于存在严重风险又未能显示治疗优势的品种，应进行获益 – 风险的综合评估。

以下举例可以帮助理解哪些是具有显著获益的品种：

● 药品用于治疗严重或者危及生病的疾病且疗效明确，例如有明显治疗效果的抗感染药。

● 药品具有特殊的治疗优势，例如对现有治疗无效的患者有效，或可治疗当前疗法未解决的疾病。

● 药品在其治疗疾病领域或适用人群中缺乏可替代药品，例如无其他治疗相同疾病的药品，或针对该疾病缺乏儿童制剂的儿童用药。

以下类别的药品（包括但不限于）如果出现严重风险，可能需要对获益进行分析和讨论，并综合评估药品的获益 – 风险平衡：

● 药品在临床试验或临床实践中未显示出明确的疗效，例如在与安慰剂对照的临床试验中有效率或显效率不高。

● 药品主要用于辅助性治疗。

● 药品主要用于自限性疾病（如感冒）的治疗。

● 在该药品的治疗领域已经有许多可替代的品种。

对于如何进行获益–风险评估，监管机构和学术界已经有一些指导原则可供参考，例如美国 FDA 针对上市前新药申请发布的《新药和生物制品的获益与风险评估行业指南》（Benefit–Risk Assessment for New Drug and Biological Products，2021）[47]，加拿大卫生部发布的《加拿大上市后药物获益–风险评估的格式和内容》（Format and content for post–market drug benefit–risk assessment in Canada，2019）[48]，《定期获益–风险评估报告（PBRER）》（PERIODIC BENEFIT–RISK EVALUATION REPORT（PBRER）），CIOMS Ⅳ工作组报告《上市后药品获益–风险平衡：评估安全性信号》（Benefit–Risk Balance for Marketed Drugs：Evaluating Safety Singnals，1998 年，修订中）[49]等。

获益–风险的评估维度一般包括[50]：

● 治疗背景（适应证、当前治疗选择）。

● 获益（主要获益数据总结，某些情况下可以通过多个研究终点联合描述获益，还包括提高患者依从性等产品的重要特征）。

● 风险（主要风险数据总结，包括药品不良事件和其他不利影响；在确定主要风险时，应考虑严重性、频率、可逆性、耐受性；也要考虑影响特定亚族人群的重要不良反应，药物相互作用，与现有治疗相比独特的风险，根据非临床数据确定的风险，对患者以外人群的风险等）。

● 获益–风险评估（获益–风险评估结论，重点为对上述数据的解读，需包括不确定性因素如何影响证据和结论的判读）。

美国 FDA《新药和生物制品的获益与风险评估行业指南》列出了新药上市前获益–风险评估的一些考虑因素（表 3-5），持有人可结合上市后情况和产品特性选择相应的评估要点。

表 3-5　美国 FDA 对新药上市前获益–风险评估的重要考虑因素示例

获益–风险 框架	重要考虑因素
疾病分析	● 适应证的使用背景：预期医疗用途、目标患者群、治疗针对的疾病方面 ● 适应证相关的与预期人群最相关或对预期人群影响最大的方面（如发病率、持续时间、患病率、死亡率、与健康相关的生活质量、结果的重要差异或亚人群的严重程度） ● 该疾病对公共卫生的影响

获益－风险 框架	重要考虑因素
目前的治疗 选择	• 了解当前批准的治疗和标准治疗，包括疗效、安全性、耐受性和其他限制（如对治疗无反应或不耐受的亚群，治疗与姑息的目的） • 用于预期人群的其他干预措施的有效性和安全性，如超说明书使用的药物或其他非药物干预措施 • 对新疗法在疗效、安全性、耐受性、现有治疗负担等方面的医疗需求
获益	• 临床试验的优势／局限性，包括设计，以及对评估药物疗效的潜在影响 • 研究终点的临床相关性：测量或预测对患者重要的临床结果的能力 • 临床获益说明，包括但不限于： 　－ 效应的性质（如生存率、严重后果的减少、症状的减少、症状获益与患者的相关性） 　－ 效应强弱和相关的不确定性（如置信区间），包括对临床重要性的解释 　－ 临床试验人群中治疗效应的分布（例如，即使平均反应不大，患者仍能获得较大的益处，如长期生存或症状显著改善） 　－ 效应的时间进程和持久性 　－ 与其他疗法合用研究时，该药物的益处 　－ 获得较大益处的特定亚群 • 未满足需求的特定亚群获益（如对现有疗法没有充分反应的患者） • 在所有可能被处方该药物人群已证明的获益的普遍性（例如，临床试验中未广泛研究的老年患者或合并症患者） • 药物的重要特征（如给药方案或给药途径不难接受）
风险和风险 管理	• 关于安全性证据的优势／局限性，以及对评估药物风险的潜在影响（如由于数据库规模或暴露时间有限，缺少重要的亚群） • 观察到的不良事件或安全性信号及其临床重要性，包括： 　－ 不良事件的严重性、发生的可能性、可逆性、效应强弱的估计及其不确定性（如置信区间） 　－ 预测、监测或预防不良事件的能力 　－ 不良事件对药物依从性的影响和潜在后果 • 药物暴露与风险之间因果关系的确定程度 • 可能对药物安全性或有效性产生负面影响的产品质量问题的潜在影响 • 与临床试验相比，上市后可能出现的预期安全性差异（例如，因为适当用药监测可能性小或在安全事件风险较高的患者中使用） • 误用或意外暴露的可能性，以及相关的不良后果 • 建议的风险管理方法可能的有效性（如可以采取措施降低风险的临床试验证据）
关于获益－ 风险的结论	• 关于证据质量和力度的总体结论以及关于获益和风险的不确定性 • 治疗背景如何影响获益、风险和不确定性的评估 • 获益和风险在总体适用人群的相对重要性，但也要考虑个体患者的观点 • 获益和风险发生的时间过程（如考虑可能需要数年才能累积的获益，开始后不久可能发生的不良事件） • 患者和提供者清楚地评估药物益处（如症状缓解、生物标志物改变）的能力，从而影响治疗决定（如果没有达到足够的反应，则停止用药）

获益－风险 框架	重要考虑因素
关于获益－ 风险的结论	• 最有可能经历严重不良事件的患者，是否也最有可能经历有意义的益处（例如，如果不良事件显示在药理学的靶上） • 是否可以在产品说明书中充分传递获益和风险，以支持患者和提供者知情的个体获益－风险评估 • 是否需要说明书某些内容（如黑框警告）或 REMS，支持有利的获益－风险评估 • 是否需要上市后研究或临床试验，评估已知的严重风险或严重风险信号

3.7 风险评估案例

案例一

　　某持有人监测到国家药品监督管理局发布的关于 A 药品的药品不良反应信息通报，警示该药品引起的严重过敏反应风险。A 药品是根据古方制成的中药注射剂，为该持有人在产品种。通报中描述了国家药品不良反应监测中心（以下简称"国家中心"）病例报告数据库中收到 A 药品的严重不良反应／事件病例报告数量、累及器官系统、严重不良反应表现、典型病例，并对病例报告中发现的不合理用药现象进行了分析，同时建议企业采取措施加强 A 药品的风险管理。

　　药品监管部门发布信息通报的品种，已经是经过监管部门评估的品种，是药品已识别的风险。持有人在得知其药品出现风险后，立即召集相关人员对该药品风险进行评估，包括对公司收到的不良反应病例、国家中心反馈的病例、通报中的典型病例以及科学文献报道的病例进行了全面的汇总分析。

　　评估认为，导致 A 药品出现严重过敏反应风险的既有药品本身的因素，也有患者因素，还包括药品的使用因素。公司对比了近几年收到的 A 药品不良反应发生情况，结合药品销售情况，未发现不良反应有明显异常的增长；对批号相对集中的批次产品的质量、生产过程等进行了回顾，也未发现明显问题。该药品为中药注射剂，中药注射剂因其化学成分的复杂性、制剂工艺特点等原因，本身容易导致不良反应的发生。评估人员对比了现行版药品说明书中的不良反应与公司安全数据中的病例汇总分析情况，结合药品不良反应信息通报中的病例临床表现，发现一些新的不良反应未在说明书中载明。

在病例分析评价过程中，结合药品不良反应信息通报的内容，评价人员对药品的不合理使用现象进行了分析。分析发现，一些既往有用药过敏史的患者使用 A 药品后出现了严重不良反应。在药品不良反应信息通报公布的严重病例报告中，有 15 例病例患者有既往药物过敏史，其中 1 例既往使用 A 药品出现不良反应为胸闷，第二次使用后发生过敏性休克。此外，国家中心通报的病例和持有人安全数据库中的病例均显示，该药品存在较为严重的超说明书推荐剂量用药，以及与其他药品混合配伍使用的现象。

评估结论认为，A 药出现的风险与药品不合理的使用行为密切相关。此外，说明书对药品不良反应及安全用药的提示信息不足，应当进行修订，从而更好地指导临床合理用药。评估人员向公司提交了风险评估报告，提出修订药品说明书［不良反应］［注意事项］等风险管理建议。

案例二

D 药是一种糖皮质激素，临床广泛应用于抗炎、免疫抑制和休克等的治疗，包括用于治疗过敏性疾病（如皮疹、哮喘、喉头水肿等）引起的症状。欧洲药品管理局在药品不良反应监测中发现，使用 D 药的患者发生严重过敏反应的病例，一些过敏患者使用该药品后，临床状况反而进一步恶化。基于 D 药的严重过敏反应风险，欧洲药品管理局与持有人协作，共同开展了对 D 药的风险评估工作。

通过对疑似不良反应的自发报告进行分析，以及对已发表文献的回顾，评估人员发现了过敏反应病例中有 35 例有牛奶过敏史患者，平均年龄只有 7.25 岁，82.9% 均为 12 岁以下儿童。大多数过敏反应发生于用药后 1 小时内。有 5 例患者使用 D 药治疗过敏反应不见好转，被误诊为缺乏疗效，导致反复使用该药品，随后临床状况进一步恶化。评估人员怀疑 D 药品辅料乳糖中的牛乳蛋白是导致过敏发生的重要原因。牛奶过敏主要是 IgE 或非 IgE 介导的变态反应，是小儿最常见的过敏反应。欧美发达国家中婴儿牛奶过敏的发生率为 2%~7.5%。

为验证过敏反应是由牛乳蛋白引起的，评估人员开展了皮肤点刺试验。该实验是验证食物过敏的方法之一。在上述 35 例病例中，其中 14 例进行了甲泼尼龙皮肤点刺试验。9 例患者使用含乳糖的药品出现阳性反应，使用无乳糖的药品出现阴性反应；4 例患者使用含乳糖的药品出现阳性反应，使用无乳糖的药品没有提供信息；另外 1 例都出现阳性反应。评估人员认为，该试验的总体结果可以证明过敏反应与 D 药品辅料中的乳糖有关。

评估人员对辅料中含乳糖的情况作了调查。在欧盟，药品中作为辅料的乳糖的质量必须符合欧盟药典或相关标准。企业按照欧洲药典标准生产的 D 药均不能排除牛乳中的痕量蛋白。牛奶里包含了超过 25 种蛋白质，任何一种蛋白质均可能成为致敏原。

关于是否存在安全的牛乳暴露剂量，评估人员开展了进一步研究。双盲安慰剂对照的食物激发实验（DBPCFC）被认为是诊断牛奶过敏的金标准。根据两项发表的 Meta 分析（Rona 2007 和 Nwaru，2014），基于 DBPCFC 的牛奶过敏的患病率为 0%~3%。DBPCFC 试验中，牛奶过敏患者的最低观察刺激剂量（MODE）为 200μg 牛奶蛋白。欧洲食品安全局得出结论，目前通过病例报告或 DBPCFC 提供的数据，尚无法得出对大多数过敏患者来说可能安全的牛奶蛋白暴露剂量，因为引发过敏的牛奶蛋白剂量在敏感群中个体差异很大。

根据评估结果，欧洲药品管理局得出结论，认为含牛源性乳糖的 D 药用于急性期治疗的总体获益大于风险，持有人需要将现有制剂替换为无乳糖蛋白的制剂，并且在过渡期修订药品说明书，禁用于对牛乳蛋白过敏的患者[51]。

3.8 风险分级

持有人可根据自身产品特点选择科学合理的风险分级方法及工具，综合事件整体影响确定风险评估优先顺序。风险分级中提到的高、中、低是对风险评估的优先级排序。例如，当同时出现多个风险的时候，可以根据风险分级顺序对相对重要的风险优先评估并判断是否需要采取相应的风险管理措施。

3.8.1 风险优先系数

风险优先系数（risk priority number，RPN）是事件发生的频率、严重程度和检测等级三者乘积，被称为风险优先系数或风险顺序数，一般来说 PRN 数值越大潜在问题越严重。

持有人在做药品风险分级的时候，可以通过分析每个风险发生的严重性、发生的频率及检测等级（即可预防性和可控性），对风险进行深入的分析描述，确定这三者的分值（表3-6）。利用风险系数公式，风险优先系数（RPN）= 风险发生的严重性程度 × 风险发生的频率 × 风险的可预防性和可控性程度，并综合风险特征的其他内容来确定风险等级。在整个风险管理过程中，风险分析是最重要的环节，需要有经验的人员来完成。

表3-6 风险特征分值表

分值	严重性	频率	可预防性和可控性
1	轻度	发生率＜0.01%	非常高
2	中度	发生率0.01%~0.1%，含0.01%	高
3	重度或重要医学意义	发生率0.1%~1%，含0.1%	中等
4	危及生命，需紧急治疗	发生率1%~10%，含1%	低
5	死亡	发生率≥10%	非常低

高风险水平：RPN＞25，或风险发生的严重性程度 =5。

中风险水平：10 ≤ RPN ≤ 25。

低险水平：RPN＜10。此风险危害性较低，可根据实际情况，确定是否采取必要的控制措施。

这里需要提醒读者注意的是，通常 RPN 数值越大，风险等级越高。但如果发生严重程度达到 5 分标准的风险时，就算 RPN 数值较低，持有人也应将其作为高风险优先评估。

3.8.2 风险优先级法

风险优先级是以严重性、发生的频率及可预防性和可控性的综合为基础，目的是为了评估风险而对各项风险进行优选排序。该方法借鉴了失效模式与影响分析（failure mode and effects analysis，FMEA）中的措施优先级（AP）方法。该方法首先着重于严重性，其次为频率，然后为可预防性和可控性（表3-7）。表中建议将风险分为高（H）、中（M）、低（L）三个优先级别。当对多风险同时出现时，可以按照从高到低的优先顺序进行评估。

表 3-7　风险优先级表

严重性	分值	频率	分值	可预防性和可控性	分值	风险优先级
5级：死亡	5	非常高	5	低～非常低	4~5	H
				中	3	H
				高	2	H
				非常高	1	H
		高	4	低～非常低	4~5	H
				中	3	H
				高	2	H
				非常高	1	H
		中	3	低～非常低	4~5	H
				中	3	H
				高	2	H
				非常高	1	M
		低	2	低～非常低	4~5	H
				中	3	M
				高	2	L
				非常高	1	L
		非常低	1	非常高～非常低	1~5	L
4级危及生命，需紧急治疗	4	非常高	5	低～非常低	4~5	H
				中	3	H
				高	2	H
				非常高	1	H
		高	4	低～非常低	4~5	H
				中	3	H
				高	2	H
				非常高	1	M
		中	3	低～非常低	4~5	H
				中	3	M

严重性	分值	频率	分值	可预防性和可控性	分值	风险优先级
4级危及生命,需紧急治疗	4	中	3	高	2	M
				非常高	1	M
		低	2	低~非常低	4~5	M
				中	3	M
				高	2	L
				非常高	1	L
		非常低	1	非常高~非常低	1~5	L
3级重度或重要医学意义	3	非常高	5	低~非常低	4~5	H
				中	3	H
				高	2	M
				非常高	1	M
		高	4	低~非常低	4~5	M
				中	3	M
				高	2	M
				非常高	1	L
		中	3	低~非常低	4~5	M
				中	3	L
				高	2	L
				非常高	1	L
		低	2	低~非常低	4~5	L
				中	3	L
				高	2	L
				非常高	1	L
		非常低	1	非常高~非常低	1~5	L
2级中度	2	非常高	5	低~非常低	4~5	M
				中	3	M
				高	2	L
				非常高	1	L

严重性	分值	频率	分值	可预防性和可控性	分值	风险优先级
2级中度	2	高	4	低～非常低	4~5	L
				中	3	L
				高	2	L
				非常高	1	L
		中	3	低～非常低	4~5	L
				中	3	L
				高	2	L
				非常高	1	L
		低	2	低～非常低	4~5	L
				中	3	L
				高	2	L
				非常高	1	L
		非常低	1	非常高～非常低	1~5	L
1级轻度	1	非常低～非常高	1~5			

3.8.3 风险矩阵法

风险矩阵法是指按照风险发生的频率和风险发生后果的严重程度，将风险绘制在矩阵图中，展示风险及其重要性等级的风险管理工具方法。在进行风险评价时，将风险事件的后果严重程度相对地定性分为若干级，将风险事件发生的频率也相对地定性分为若干级，然后以严重性为表列，以频率为表行，制成表构成一个矩阵，在行列的交点上给出一个定性的指数，每一个指数代表了一个风险等级（表3-8）。

该方法的优点是简洁明了，易于掌握。但缺点在于确定风险的频率和严重度过于依赖经验，主观性较大，因此一定要找经验丰富的人员来完成。

表3-8 风险分析矩阵[52]

频率	严重度				
	轻度	中度	重度	危及生命	死亡
十分常见	H	H	E	E	E
常见	M	H	H	E	E

频率	严重度				
	轻度	中度	重度	危及生命	死亡
偶见	L	M	H	E	E
罕见	L	L	M	H	E
十分罕见	L	L	M	H	H

注：E：极度风险；H：高度风险；M：中等风险；L：低风险

　　针对风险分级的方法还有很多，以上三种方法均为举例，持有人可以根据自身情况选择适合自己的风险分级方法。

（王　涛　陈洪章）

4 药品上市后安全性研究

药品批准上市前的各期临床试验虽然已较大程度监测了患者的用药安全，但上市前研究受到许多因素的制约，如很难监测到一些发生频率低的、需要较长时间应用才能发现的或者迟发的不良反应，缺少药品相互作用和更多人群应用的有效性等信息，无法对特殊人群［如儿童、孕（产）妇、老年人等］、特殊病种（如复杂合并症、危重症、罕见病等）和长期用药安全性等真实临床情境提供充分依据。因此，需要开展药品上市后阶段的安全性研究，对药品上市前临床试验证据起到进一步补充和扩展。

《规范》将药品上市后安全性研究概括为"药品上市后开展的以识别、定性或定量描述药品安全风险，研究药品安全性特征，以及评估风险控制措施实施效果为目的的研究"。对该术语的解释限定了此类科学活动的研究对象（药品）、研究时点（批准上市后阶段）、研究范畴（安全性）三个关键要素，强调药品上市后安全性研究作为药物警戒活动开展的典型形式之一，组成了药品全生命周期管理的重要环节。

药品上市后安全性研究有助于全面获得与药品风险相关的信息；有助于科学、客观地评价药品的获益风险平衡；有助于为药品的最佳使用提供参考，指导和规范临床合理用药；有助于为政府决策、企业经营和公众健康的维护提供及时、科学的技术依据。

本章节将针对《规范》第五章第四节的要求，对上市后安全性研究的启动情形、研究的数据来源、设计分类、研究方案和报告的撰写等进行探讨，并结合持有人实践经验，为持有人开展上市后安全性研究活动提供参考。

第六十九条　药品上市后开展的以识别、定性或定量描述药品安全风险，研究药品安全性特征，以及评估风险控制措施实施效果为目的的研究均属于药品上市后安全性研究。

第七十条　药品上市后安全性研究一般是非干预性研究，也可以是干预性研究，一般不涉及非临床研究。干预性研究可参照《药物临床试验质量管理规范》的要求开展。

第七十一条　持有人应当根据药品风险情况主动开展药品上市后安全性研究，或按照省级及以上药品监督管理部门的要求开展。药品上市后安全性研究及其活动不得以产品推广为目的。

第七十二条　开展药品上市后安全性研究的目的包括但不限于：

（一）量化并分析潜在的或已识别的风险及其影响因素（例如描述发生率、严重程度、风险因素等）；

（二）评估药品在安全信息有限或缺失人群中使用的安全性（例如孕妇、特定年龄段、肾功能不全、肝功能不全等人群）；

（三）评估长期用药的安全性；

（四）评估风险控制措施的有效性；

（五）提供药品不存在相关风险的证据；

（六）评估药物使用模式（例如超适应症使用、超剂量使用、合并用药或用药错误）；

（七）评估可能与药品使用有关的其他安全性问题。

第七十三条　持有人应当遵守伦理和受试者保护的相关法律法规和要求，确保受试者的权益。

第七十四条　持有人应当根据研究目的、药品风险特征、临床使用情况等选择适宜的药品上市后安全性研究方法。药品上市后安全性研究可以基于本次研究中从医务人员或患者处直接收集的原始数据，也可以基于本次研究前已经发生并且收集的用于其他研究目的的二手数据。

第七十五条　持有人开展药品上市后安全性研究应当制定书面的研究方案。研究方案应当由具有适当学科背景和实践经验的人员制定，并经药物警戒负责人审核或批准。

研究方案中应当规定研究开展期间疑似药品不良反应信息的收集、评估和报告程序，并在研究报告中进行总结。

研究过程中可根据需要修订或更新研究方案。研究开始后，对研究方案的任何实质性修订（如研究终点和研究人群变更）应当以可追溯和可审查的方式记录在方案中，包括变更原因、变更内容及日期。

第七十六条　对于药品监督管理部门要求开展的药品上市后安全性研

究，研究方案和报告应当按照药品监督管理部门的要求提交。

第七十七条　持有人应当监测研究期间的安全性信息，发现任何可能影响药品获益－风险平衡的新信息，应当及时开展评估。

第七十八条　研究中发现可能严重危害患者的生命安全或公众健康的药品安全问题时，持有人应当立即采取暂停生产、销售及召回产品等风险控制措施，并向所在地省级药品监督管理部门报告。

4.1 研究的启动

根据研究发起人的身份不同，药品上市后安全性研究可分为持有人自主开展的研究和监管部门要求开展的研究。持有人根据产品风险分析自主开展的研究应由持有人自行启动；监管部门要求持有人开展的，应根据相关要求启动。

4.1.1 持有人自主开展的药品上市后安全性研究

《药品管理法》第七十七条规定"药品上市许可持有人应当主动开展药品上市后研究，对药品的安全性、有效性和质量可控性进行进一步确证，加强对已上市药品的持续管理"。药品上市后安全性研究是上市后研究的一部分，开展药品上市后研究是持有人应当履行的法定义务，也是企业实施药物警戒制定应该承担的重要责任。

持有人在药品风险识别和评估过程中发现新的风险或已知风险的新变化，需要进一步确证和研究的，或需要研究特殊人群的安全性问题，或需要评估风险管理措施的效果等情况，应主动开展药品上市后安全性评估。

一直以来，因风险管理意识和技术力量不足等原因，企业开展上市后安全性研究的积极性不高，研究方法较局限。2018 年一项调查[53]显示，65.8% 企业从未开展过任何上市后安全性研究，24.5% 的企业根据法规开展过药品重点监测，10% 的企业开展过临床试验，其他类型的安全性研究比例均不到 7%。新的《药品管理法》及其配套的《药品注册管理办法》《药品生产监督管理办法》均强调持有人应"主动"开展研究，对持有人的自觉能动性提出了要求。上市后安全性研究是一项技术性很强的工作，持有人可以培养自己的专业队伍，或借助科研院所、专业研究机构的力量，做好研究的设计、实施、总结和结果的利用，并在经费上给予支持，加大对上市后研究的投入。

4.1.2 监管部门要求开展的上市后安全性研究

药品监管部门在药品审评审批阶段和药品上市后阶段，均可依据相关法律法规，要求持有人开展上市后安全性研究。

在审批阶段，由于上市前研究的局限性以及一些临床急需的新药加快审批的要求等，药品审批部门在发给申请人注册证书的同时，可能附加开展上市后研究的要求。《药品注册管理办法》（2020 年）第七十六条就规定，药品注册证书及附件要求持有人在药品上市后开展相关研究工作的，持有人应当在规定时限内完成并按照要求提出补充申请、备案或者报告。这其中可能包括对上市后安全性研究的要求。

在药品上市后阶段，监督管理部门依据药品不良反应监测和分析评价结果，发现药品存在严重安全性风险，或可能影响产品的获益与风险平衡的其他安全性问题，根据《药品不良反应报告和监测管理办法》（2001 年）第四十九条规定，可以要求企业开展药品安全性相关研究。对于药品监管部门要求开展的上市后安全性研究，持有人应与监管部门进行充分沟通，了解研究的目的、要求、时限、报告方式等，积极组织力量开展相关工作。

无论是持有人发起或监管部门要求开展的上市后安全性研究，研究目的应根据在药物警戒工作中发现并需要解决的安全性问题，或需要获取的风险信息来确定，可能包括（但不限于）以下一个或多个方面的目的：①量化并分析潜在的或已识别的风险及其影响因素（例如描述发生率、严重程度、风险因素等）；②评估药品在安全信息有限或缺失人群中使用的安全性（例如孕妇、特定年龄段、肾功能不全、肝功能不全等人群）；③评估长期用药的安全性；④评估风险控制措施的有效性；⑤提供药品不存在相关风险的证据；⑥评估药物使用模式（例如超适应证使用、超剂量使用、合并用药或用药错误）；⑦评估可能与药品使用有关的其他安全性问题。

4.2 研究数据来源

上市后安全性研究主要采用药物流行病学的研究方法。药物流行病学研究可以使用各种来源的数据。传统的，需要通过选择适当的受试者（例如，患者、患者亲属）进行访谈，或通过查阅纸版病例的方式，开展现场研究，来获得暴露、结果、潜在混杂变量及其他变量的数据。自动化医疗数据库的出现，大幅提高了药物流行病学研究的效率。这些数据库可能包括成千上万的患者，可以开展大型研究。但其主要的局限性在于常常缺乏长期随访以及随之而来的左删失和右删失数据。另外，这些数据库可能没有某些研究所需的详细、准确的信息，例如经确认的诊断信息或实验数据，因此经常需要查阅纸版病例，以确认检验结果和医疗诊断。根据关注的结果，在确认时可能需要对病例进行逐个审查，也可能只需要对随机抽取的病例样本进行审查。在适当的情况下，可能需要对其他关键信息进行确认。在药物流行病学研究中或在确认阶段，可能有许多数据库可用。

4.2.1 数据源的分类

根据数据源产生的方式及用途，用于研究的数据可以分为一次数据和二次数据。

一次数据：也称为原始数据或一手数据，是指通过访谈、询问、问卷、测定等方式直截了当获得的，通过收集一手数据可以解决待定问题。

二次数据：也称为二手数据，是指那些并非为正在进行的研究而是为其他目的已经收集好的统计资料。使用二手数据的主要优点包括：数据相对较容易获得；比起收集原始数据成本要低许多；数据能够被快速获得。二手数据的缺点包括数据与研究的相关性差、时效性差、可靠性低。

近年来，"真实世界研究"一词被广泛应用，进而出现"真实世界数据"和"真实世界证据"的概念。药品上市后的安全性研究，包括主动监测多依赖于医疗环境下各种来源的真实世界数据。2021 年 12 月美国 FDA 发布的《使用真实世界数据和真实世界证据支持药品和生物制品监管决策的考虑行业指南》中将"真实世界数据"和"真实世界证据"定义如下。

真实世界数据：与患者健康状况和（或）从各种来源常规收集的医疗保健提供有关的数据。

真实世界证据：从真实世界数据分析中得出的关于医疗产品的使用和潜在获益或风险的临床证据。

真实世界数据来源根据其研究目的属性不同也分为一次数据和二次数据，为科学研究而收集的数据为一次数据（如药物安全性的长期随访、重点监测数据、注册登记数据等），为其他目的收集的数据称为二次数据（如电子健康数据库、穿戴设备数据等）。

根据数据来自于医疗机构内还是外以及收集方式，真实世界数据可分为以下三种来源。

4.2.1.1 来自基于特定研究目的进行注册登记形成的研究型数据

根据研究目的的不同，注册登记可分为疾病注册登记、产品注册登记、健康服务注册登记、特殊病例注册登记，如美国眼科学会（American Academy of Ophthalmology，AAO）的 IRIS 系统、意大利药物警戒数据库、加拿大的安大略省癌症登记、国家心肌梗死注册登记（美国）等，可互连、高效、持续并实时的监测药品的安全性。

4.2.1.2 基于日常工作形成的非研究型数据

医院、民政部门、公共卫生部门等多部门日常监测、记录、储存的各类与健康相关的数据，如医院信息系统（HIS）、电子健康档案（EHR）、电子病历（EMR）、医保理赔数据库、实验室信息系统（LIMS）、处方数据存储系统、出生/死亡登记项目、药物登记等。另一大类常用的真实世界数据库为医疗保健系统中的商业保险、公共保险和区域性保险数据库，如美国大型数据库的商业和医疗补充索赔等。

4.2.1.3 来自产品自身或者患者预后随访产生的医疗机构外的数据

医疗机构外的数据可以是个体产生的，如来自于家庭用仪器设置、可穿戴设备、移动设备、社交媒体、网络搜索平台记录等数据，也可以是经过数据脱敏供研究者申请使用的公开数据源、数据仓库、文献仓储等可进行医学研究的数据。

4.2.2 数据源的选择原则和特征描述

持有人应该根据数据有效性（例如，相关信息的完整性，结果确认的可能性）和效率（例如，提供结果的时间跨度）来选择最佳的数据来源。外部有效性也要考虑。在可行的情况下，为了执行研究而选定的数据来源应该包括出现安全隐患的群体。在涉及其他群体的情况下，持有人应该对相关变量（例如，年龄、性别、药品使用模式）之间可能存在的差异，以及这些差异对结果的潜在影响进行评估。在统计分析中，应该探讨此类变量在修改之后的潜在影响。不论使用何种来源数据，都应该遵循个人数据隐私和保密的相关规定。

根据中国与欧盟、英国药品上市后安全性研究数据来源的技术规范要求，数据源不仅要充分描述数据本身的属性特征，也应该描述数据收集方式（表 4–1）。

表 4–1　数据源的选择、特征描述和数据收集方式

数据源的选择和特征描述
中心（数据提供方）数量
使用的每个数据源/中心具体名称

数据源的选择和特征描述
每个数据源 / 中心联盟合作关系说明
使用数据源采用标准编码系统说明 （是否采用，对于①疾病分类及定义，②药品使用，③实验室结果采用的标准编码名称及版本说明）
每个数据源 / 中心覆盖地域说明
使用的每个数据源类型说明（一次数据源或二次数据源，对于属于二次数据源人需给出二次数据源类型）
每个数据源活动状态（已建立 / 连续更新 / 停止更新）
每个数据源的数据特征（关键变量、研究人群等）
数据源规模（涵盖病例 / 患者总数）
数据源规模可保障的检验效能
检验效能计算方法
数据收集方式
对于使用的一次数据源：
数据收集方式（病例报告、主动监测等）
数据收集方法（病例报告表格、调查问卷等）
对于使用的二次数据源：
该二次数据源产生途径、数据收集原始目的
使用该二次数据源可能对研究产生的局限性（选择偏倚、信息偏倚和混杂偏倚）
既往使用该数据源的流行病学研究的研究结果等情况
既往使用该数据源的流行病学研究的数据获取 / 收集方法

4.3 研究设计分类

上市后安全性研究可以根据研究目的采用不同的研究设计。《规范》第七十条指出，药品上市后安全性研究一般是非干预性研究，也可以是干预性研究。2021 年美国 FDA 发布的《使用真实世界数据和真实世界证据支持药品和生物制品监管决策的考虑行业指南》中将干预性研究和非干预性研究解释如下。

干预性研究（也称为临床试验）：是指根据研究方案，将参与者（健康志愿者或患有所研究疾病的志愿者）分配至一种或多种干预措施，以评估这些干预措施对后续健康相关生物医学或行为结局的影响的研究。例如，传统的随机对照试验，此类试验中一些受试者被随机分配接受试验药物组治疗，而其他受试者则接受活性对照药物或安慰剂。带有实用要素的临床试验（例如，入组标准相对宽泛，在常规诊疗环境中招募参与者）和单臂试验是其他类型的干预性研究设计。

非干预性研究（也称为观察性研究）：是指患者在常规医疗实践中接受了所关注的上市药物而未根据方案分配至干预的研究类型。比较常用的有：①观察性队列研究，在常规医疗实践中根据患者接受或未接受的药物来分组，并确定随后的生物医学或健康结果；②病例对照研究，根据患者是否具有健康相关的生物医学或行为结果来分组，再确定先前接受何种治疗。

欧洲药物流行病学和药物警戒网络中心（The European Network of Centres for Pharmacoepidemiology and Pharmacovigilance，ENCePP）的方法学指南中对干预性研究和非干预性研究做了进一步细化分类，该分类思路已被广泛采纳，具体见图 4-1 示。

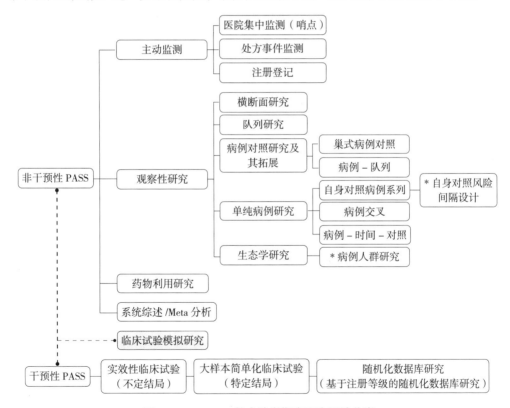

图 4-1 ENCePP 的方法学指南研究设计分类

下面简要介绍欧盟 ENCePP 方法学指南和美国 FDA 行业指南推荐的主要研究类型及其应用。

4.3.1 主动监测

主动监测试图通过持续有组织的流程，更加全面地确定在既定群体中不良事件的数量。例如，通过风险管理体系对接受特定药品治疗的患者进行随访。遵照处方服用该产品的患者，可能被要求完成一个简短的调查，并允许后续随访。一般而言，通过主动监测系统比通过自发报告系统有可能获得个例不良事件报告的全面数据。但是，自发报告系统的一些局限性依然存在，尤其是在评估延迟效应时。例如，暴露后很久才发生的不良事件（癌症、出生缺陷等）可能不容易通过主动监测系统发现。在某些临床实践中，对电子化的实验室检查报告中的异常值进行自动检测，也可以是一种高效的主动监测方法。

4.3.1.1 集中监测计划

集中监测是指在指定区域内进行数据收集的方法，例如，在医院或由专业医护人员在社区实践中进行。在此类情况下，可以由参加查房的监测人员进行数据收集，监测人员将收集主治医师认为（可能）与用药有因果关系，非预期或意外事件的信息。监测还可以专注于可能与药品有关的某些重大事件，如肝脏疾病、肾功能衰竭、血液病或出血。此类方法的主要优势在于，监察员可以记录关于事件以及暴露药品的重要信息；主要局限性在于，需要长期维持一个经过培训的监察团队。

集中监测还可以通过以下方式实现，在监测哨点对病历进行审查或对患者、医师或药师进行访谈，以确保所报告的不良事件数据的完整性和准确性。选定的哨点可以提供在自发报告系统中可能无法获得的信息，如来自特定患者亚组的数据。此外，关于药品使用问题的信息收集，如潜在的滥用，也可以在选定的监测哨点监测。监测哨点的主要缺点是存在选择偏倚、患者人数少、成本增加等问题。对于那些主要在机构组织内（如医院、养老院和血液透析中心）使用的药品，采用监测哨点做集中监测是最有效的。这些机构组织可能有更高的产品使用频率，还可能提供专门用于报告平台。此外，在某些临床实践中，对电子化的实验室检查报告中的异常值进行自动检测，也可以是一种高效的密切监测方法。

4.3.1.2 处方事件监测

在处方事件监测中，可以从电子处方数据或自动化健康保险理赔数据中识别患者。因此，可以在预设的间隔时间，向开处方的医师或患者发送随访调查问卷，以获得潜在不良事件相关信息。在调查问卷中可以收集患者的人口统计学数据、治疗的适应证、治疗持续时间、剂量相关临床事件，以及中止治疗原因等信息。处方事件监测倾向用于研究产品刚上市后的安全性。处方事件监测的局限性包括失访率较高、随访时间较短、选择性抽样、选择性报告，以及研究范围仅限于医院内使用的产品。但是，处方事件监测过程中可以从大量医师或患者处收集不良事件更多的详细信息。

4.3.1.3 注册登记研究

注册登记是有组织地在特定疾病、病况或暴露确定的群体中，使用观察性方法收集特定结局的统计数据的方法。注册登记的数据可以用作实施研究的数据来源。

注册登记研究的开展主要聚焦于疾病诊断、药品处方的数据或两者兼顾（接受特定药品、特定活性物质或任何特定类别药品治疗的特定疾病患者）。注册登记人群的选择和注册登记研究设计应根据目的设定，即考虑测量结果以及要实施的分析和对比。

注册登记在处理罕见病、罕见暴露或特殊人群时尤其有用。在许多情况下，可通过国家癌症注册登记研究、处方大健康或死亡记录等现有数据库链接获得结局、混杂变量和影响效应的因素数据完善注册登记研究。

根据目的的不同，注册登记研究可提供患者、疾病和治疗结局及其决定因素的数据。结局的数据可能包括患者报告的结局、临床疾病、药物使用模式和安全性和有效性数据。公认的一点是，某些情况下注册登记可能是深入研究药品疗效情况的唯一方法。但是，观察性注册登记研究一般不应用于证实疗效。相反，一旦随机对照临床试验证实了疗效，则患者登记可用于研究异质性人群中的有效性、影响效应的因素，例如可能不同于随机对照临床试验中使用的剂量，不同患者亚组，如特殊人群、合并疾病、合并用药、遗传因素等。

如果已有充分数据可供使用或收集，则患者注册登记研究可用于比较不同组的结局风险。例如，病例对照研究中可以将注册登记研究中的重度不良反应病例药品暴露与从该研究中或从该研究外选择的对照组比较。同样，队列研究也可用于注册登记，也可使用单纯病例研究设计。患者注册登记可能针对特定群体的药品暴露情况，例如孕妇。可以长期随访患者，将患者纳入队列研究中，使用标准化的问卷收集不良事件。简单的队列研究可以计算事件发生率，但是没有对照组，无法评估暴露与结果之间的关系。尽管如此，简单的队列研究有助于信号放大，特别是对罕见的结局。这类注册登记研究在检测治疗罕见病的罕见药的安全性时非常有价值。

4.3.2 观察性研究

观察性研究是指在自然状态下对研究对象的特征进行观察、记录，并对结果进行描述和对比分析。观察性研究中研究者不控制治疗，也不干预正常的医学诊疗，是上市后安全性研究中常用的方法。对来自自发报告、主动监测项目的安全信号进行确认时，许多观察性的研究设计是很有用的。观察性研究的类型主要包括横断面研究、队列研究、病例对照研究、单纯病例研究设计、生态学研究等，这些研究是以原始数据的收集或现有数据的二次利用为基础的。

4.3.2.1 横断面研究

不论暴露或疾病的状态如何，在单个时间点（或时间区间）收集某个患者群体的数据构成了横断面研究（cross-sectional study）。这些类型的研究主要用于收集数据做调研或进行生态分析。横断面研究的缺点在于，这类研究无法直接确定暴露与结果之间的时间关系，从而限制了这类研究在病因学研究中的应用。这些研究最适用于检测疾病在某个时间点的流行性，或在可以获得多次横断面的数据时用于检测随时间变化的趋势。这些研究还可用于在生态分析中检验暴露与结果之间的粗略相关性。

4.3.2.2 队列研究

队列研究（cohort study）通过观察某因素不同暴露状况的结局来探讨该因素与观察结果的关系。队列研究将人群按是否暴露于某可疑因素及其暴露程度分为不同组，追踪其各组的结局，比较不同组之间结局的差异，从而判定暴露因素与结局之间有无因果关系及关联大小的一种观察性研究方法[54]。

在队列研究中，对有发生特定事件的群体进行长期随访，以研究该事件的发生情况。在整个随访期间，可以知道每位研究受试者的暴露状态。一名研究受试者可能在随访过程中的某个时间点暴露于药品，而在其他时间点则没有暴露于药品。

由于在随访过程中暴露群体的信息是已知的，因此可以计算事件发生率。在许多涉及药品暴露的队列研究中，将基于药物治疗情况选择特定的比较队列，并进行长期随访。在除了要知道不良事件的相对风险外，还需要知道不良事件发生率时，队列研究非常有用。它们也可用于评估同一研究中的多种不良事件。但是，要招募足够数量的暴露于特定产品（例如罕见药）的患者，或要研究极其罕见的临床结局，则可能很难。队列研究的患者，可以从大规模自动化数据库或专为当前研究收集的数据中选择。此外，在有足够数量的患者时，队列研究可以通过在这些患者中采样或分层，检测在特殊群体（老年人、儿童、有伴随疾病的患者、孕妇等）中的安全隐患。

4.3.2.3 病例对照研究

病例对照研究（case-control study）主要用于探索疾病的病因或危险因素和检验病因假设。与队列研究相比，病例对照研究具有省时、省力、出结果快的优点，特别适用于罕见的病因或危险因素研究[53]。

在纳入患者时，可以使用现有的数据库，也可以使用现场调查的方法专门为病例对照研究收集数据。如果需要得到特殊群体的安全性信息，可以根据特殊人群（例如，老年人、儿童、孕妇）对病例组和对照组进行分层。现有的基于群体的大型数据库是一条有用而高效的途径，可以在相对较短的时间内提供所需的暴露和医疗结局数据。在检验一种（或多种）药品与某个罕见不良事件之间是否存在相关性时，以及识别不良事件的多种危险因素时，开展病例对照研究特别有用。如果研究对象伴有与药品安全性相关的既往疾病或症状（例如过敏体质、肾功能障碍、肝功能障碍等），这些可能会改变药品暴露与不良事件之间的因果关系。

开展病例对照研究的来源群体是一个定义明确的队列或来源群体中选择随机样本形成对照序列。在这种情况下，由于病例组和对照组的采样比例已知，病例对照研究也可提供事件的绝对发生率。"巢式病例对照研究"就是指那些基于密度进行对照取样的研究（例如，对照序列代表来源群体中暴露的人 - 时间分布情况）。病例 - 队列研究也是队列研究的一种研究变体，这种研究在来源群体中进行对照取样时，并不关注个体属于该群体的持续时间长短。

4.3.2.4 单纯病例研究设计

对于评估间歇性暴露和短期事件之间的相关性，也可采用单纯病例研究设计（case-only designs），其中包括自身对照病例序列、病例 - 交叉研究以及病例时间 - 对照研究。在这些设计中，仅使用病例本身，对照信息来自病例本身的人 - 时间经历。这些设计的重要优势之一就是，个体内的混杂变量不会随时间发生改变，会自动匹配。但是，单纯病例研究设计不能用于所有情况，例如当疾病开始的准确日期难以确定时或当评估慢性暴露时。

4.3.2.5 生态学研究

生态学研究（ecological study）统计学上常称为相关性研究（correlation study），它是在群体的水平上通过描述和比较不同群体中某因素的暴露状况与某研究结局（疾病或健康状况）分布的一致性和差异性，分析该暴露因素与研究结局之间的关系，从而探求病因学线索。在药物流行病学领域，生态学研究主要是描述某种不良事件和具有某些特征者（例如服用某种药物）在不同人群、时间和地区中所占比例，并从这两类群体数据中分析某种不良事件是否与服用某种药物有关，为进一步确定原因提供研究线索。

沙利度胺短肢畸形（海豹肢）生态学研究是个经典案例。1961 年 9 月 Wiedemann 报道了 33 例短肢畸形的临床回顾性观察研究，随后许多中心也开展了病前暴露因素的回顾性病例调查分析。但是，要确定两者的因果关系还需要进行更深层次的研究，提供令人信服的分析性流行病学研究的确切证据。既然怀疑妇女孕期服用沙利度胺很可能与生产海豹肢畸形有联系，有可能是外因致病暨生态环境中的变化导致发病，那么某地区沙利度胺的销售量变化与海豹肢畸形病例数变化很可能具有相关性。于是有研究者开展生态学研究分析予以论证，收集不同国家沙利度胺的销售量与短肢畸形病例数，绘制统计简表显示销售量排序与病例数排序呈一致性趋势，结果表明沙利度胺的销售量变化与短肢畸形病例数增减存在明显的相关性。

4.3.3 临床试验

临床试验（clinical trial）是指以人体（患者或健康受试者）为对象的试验，意在发现或验证某种试验药物的临床医学、药理学以及其他药效学作用、不良反应，或者试验药物的吸收、分布、代谢和排泄，以确定药物的疗效与安全性的系统性试验。

药品上市前开展的临床试验，多是以评价药品的疗效为主要目的，在研究的设计上偏重于传统的随机对照研究设计。药品上市后开展的以评估安全性为主要目的的临床试验，随着研究的具体目标不同，在方案设计上也更加灵活。例如大型简单试验 / 实用性试验、外部对照和历史对照实验等。

在有些情况下，为了确定某个具体的用药方案是否会增加患者出现不良事件的风险，可以开展药效学研究和药代动力学研究。基因检测也可以提示哪个群体的患者发生不良反应的风险可能增加。此外，基于药品的药理学特性和在临床实践中的预期使用情况，可能需要开展特定的研究，以研究潜在的药物相互作用和食品 - 药物相互作用。这些研究可能包括群体药代动力学研究，以及在患者和健康志愿者中进行治疗性药品监测。

有时候，上市前临床试验中可能发现对特殊群体的潜在风险或未预见的效益，但因为样本量太小，或这些临床研究中排除了一部分患者，而无法完全量化这些风险和效益。这些特殊群体可能包括老年人、孕妇、儿童、肝肾功能障碍患者。儿童、老年人及有伴随疾病的患者代谢药品可能不同于参加临床试验的一般患者，为了确定和量化在这些群体中的风险（或效益）幅度，可能需要开展进一步的临床试验。

4.3.3.1 传统的临床试验

传统的临床试验主要指是指随机对照试验或随机临床试验（randomized controlled trial，randomized trial，RCT）。RCT 强调以患者个体为单位进行试验分组和施加干预措施，患者可以是住院和未住院的患者。RCT 常用来对某种药物或治疗方法的效果进行检验和评价，通常具有以下特点[53]：以患者为研对象；研究多在医院进行；多为治疗性试验；研究对象应尽可能在基线特征方面一致；随机分配治疗措施，并尽可能做到分配方案的隐藏；尽可能采用盲法；如果对于所研究的疾病没有接受的疗法，可以应用安慰剂作比较。

传统的临床试验属于干预性研究，以评价药品的有效性为主要目的，其本身存在的局限性，如随访时间短、人群窄、病例少、用药单一、伦理学限制等，因此制约了此类试验在药品上市后安全性研究领域的应用。

4.3.3.2 大型简单试验 / 实效性临床试验

大型简单试验 / 实效性临床试验是指大量患者随机接受治疗，而将数据收集和监测限定在最小范围内的临床试验。与传统临床试验相比，大型简单试验 / 实效性临床试验的负担较小。同样，也可包括与患者人群正常临床实践总体一致的标准随访。在药物警戒中可以使用这种设计，来澄清在正式 / 传统的临床试验设置范围外的药品的风险获益状况，或充分量化关键但相对罕见的不良事件的风险。使用"简单"一词，是指数据结构简单，而不是指数据收集简单。收集暴露、结局和潜在混杂因素的有限信息以确保能够在试验设计中招募大量患者，而研究周期不足以充分反映研究的复杂度时，可以使用这种设计。这些研究符合临床试验的特征，在上述语境下，实效性临床试验和大型简单试验的含义相似。

4.3.3.3 外部对照试验

外部对照试验是指将接受试验治疗的一组参与者的结果与试验外部人群的结果进行比较的临床试验，而不是与内部对照组进行比较。内部对照组由来自同一试验人群的参与者分配给不同的治疗或不进行治疗；外部对照组可以是历史对照试验中较早时间的一组治疗或未治疗患者，也可以是同一时间段但在另一环境中的一组治疗或未治疗患者。

4.3.3.4 历史对照试验

历史对照试验是在可比较的患者或人群中，将受试药物的治疗结果与既往从疾病或病症的自然史或活性治疗的结果中获得的经验进行比较的临床试验。历史对照试验是外部对照试验的子集。

4.3.4 药品利用研究

药品利用研究描述药品在常规临床实践中，如何在大量群体中处方和使用，其中包括老年患者、儿童、孕妇、肝肾功能障碍的患者，这些人群在随机临床试验中往往不能纳入。按照年龄、性别、合并用药及其他特征进行分层，可以全面了解患者的药物利用情况，以及影响药物利用的潜在因素，包括临床、社会和经济学因素等。从这些研究中，可以得出用于确定不良事件发生率的分母数据。药品利用研究已被用于描述针对日常医疗实践中药品使用的监管行动和媒体关注的影响力，可用于检测推荐临床实践和实际临床实践的关系，监测用药错误，还能通过检查患者是否采用了逐渐增加剂量的给药方案，或是否有不恰当地重复处方的证据，来确定药品是否有被滥用的可能性。通过药品利用研究可以充分了解药品的使用人群特征，确定最适当的对照药物和应当考虑的重要潜在混杂因素。如果特定暴露与不良事件之间确实有因果关系，药品利用研究也可用于初步反映预计的公共健康影响程度，例如考虑暴露人群数量、超说明书使用程度等。

4.3.5 系统综述 /Meta 分析

循证医学强调利用最佳研究证据指导临床和医疗卫生决策。系统综述（systematic review），又称为系统评价，是检索、获取、评价、综合证据的最佳方法。根据 Cochrane 协作网的定义，系统综述是指对研究问题进行结构化的清楚定义，运用系统和明确的方法对相关研究进行检索、选择以及严格地评价，对所纳入研究的数据进行收集和分析，并进一步讨论总结形成的综述。系统综述的主要特征为：
①目的明确，文献纳入标准事先确定；②方法明确且可重复；③系统检索所有符合
纳入标准的研究文献；④评估所纳入研究结果的真实性，如评估其偏倚风险；⑤系
统描述及整合所纳入研究的特点和结果。

Meta（meta-analysis，也称为荟萃分析）分析是指在系统综述中定量合并所纳
入研究结果的一种统计学方法。当多个研究结果不一致或都无统计学意义时，采用
Meta 分析可能得到接近真实情况的统计分析结果。但如果原始研究质量不高时，各
研究间异质性较大，Meta 分析可能无意义。当所纳入的研究缺乏同质性，不具备进
行 Meta 分析的条件时，可以对资料进行定性综合，因此，系统综述有定量和定性之
分。在一项系统综述中可能使用也可能并不使用 Meta 分析。

系统综述的过程包括九个步骤：①提出问题；②制定纳入与排除标准；③文献
检索及研究选择；④评估纳入研究的质量；⑤资料提取；⑥资料的定性与定量分析
（Meta 分析）；⑦对结果的解释；⑧系统综述的报告；⑨系统综述的更新。

系统综述 /Meta 分析对于评估药品在临床实践中的安全性十分重要，可以为合理
安全用药提供科学信息和建议。ENCePP 对药物安全性评价研究系统综述的制定步骤
进行了详细介绍，对系统综述 /Meta 分析制定中的关键问题进行了重点介绍，有利于
提高研究人员对安全性研究系统综述制定的科学性、规范性，增强证据的可信度。

4.4 研究方案

药品上市后安全性研究在开始之前都必须有书面的研究方案。研究方案应当由
具有适当学科背景和实践经验的人员制定，并经药物警戒负责人审核或批准。本章
节参考欧盟 GVP 第八章"药品上市后安全性研究"和日本《使用医学信息数据库进
行药物安全性评估的药物流行病学研究指南》对药品上市后安全性研究方案的格式
和内容进行展示。各持有人在制定研究方案时，应根据品种情况、使用情况制定相
应的研究方案。

4.4.1 方案的内容

参考欧盟 GVP 第八章，研究方案一般包括以下内容。

A. 标题：表明研究的设计名称以及所涉及的药品，标题页还应包括方案的版本
和日期。

B. 持有人信息：持有人（境外持有人应包括相关代理人）名称和地址信息。

C. 责任方信息：方案撰写方、主要研究方、研究合作方的相关信息，如主要研究人员的姓名、单位、职务或职称，主要研究单位和合作单位的名称、地址、联系方式等。

D. 摘要：研究背景和依据，问题和目标，研究的设计、人群、变量、规模、数据来源、数据分析，研究进度安排等。

E. 修改和更新：在数据收集开始之后，对研究方案的任何重大的修改和更新，包括修改或更新的理由、变更的日期。

F. 进度安排：列表描述数据收集开始、数据收集结束、研究进展报告、中期报告、最终研究结果报告的时间进度安排。

G. 研究背景和依据：简要描述开展研究或要求开展研究的安全风险、安全性情况或风险管理措施，从发现问题的角度综述所有可以获得的已发表和未发表的数据来说明研究拟填补的知识空白。

H. 研究的问题和目标：说明发起研究或要求开展研究的问题，描述研究目标，包括所有预定假设和主要研究指标。

I. 研究设计

● 设计名称：研究设计名称，如回顾性队列研究、病例对照研究。

● 研究环境：以人员、地点、时限、选择标准确定的源人群，包括纳入和排除的标准和依据，以及该标准对可供分析的受试者人数的影响；如果对源人群进行了抽样，则应提供源人群抽样方法的描述；在研究设计是系统综述或荟萃分析的情况下，应该解释选择研究和判断合格性的标准。

● 变量：应分别阐述结局、暴露及其他变量，包括测量的风险因素和操作定义，应指明潜在的混杂变量和效应修饰因子。

● 数据来源：用于确定暴露、结局以及与研究目标相关的所有其他变量的策略和数据来源，如潜在的混杂变量和效应修饰因子。

● 研究规模：预设的研究规模、研究估计的精度以及可以使用预定的统计精度检测到预定风险的最小样本量大小的计算。

● 数据管理：在研究中使用的数据管理和统计程序，包括用于数据收集、检索和准备的程序。

● 数据分析：从原始数据得出最终结果的所有重要步骤，包括纠正不一致或错误、缺失值填补、修改原始数据、分类、分析和现有结果的方法，控制偏倚来源及其对结果影响的程序，用于获取发生率或关联性的点估计值和置信区间的数据统计程序，以及任何敏感性分析。

● 质量控制：描述确保数据的质量和完整性的机制和程序，包括所收集数据和原始文档的准确性和易读性、数据来源验证和研究终点确认的范围、记录的保存和统计程序的存档；在适当的情况下，应该纳入任何支持性实验室或研究小组的认证及/或资质。

J. 受试者的保护：保障非干预上市后安全性研究的参与者的健康和权利，保障措施需要满足国家法规和伦理机构要求。

K. 不良反应/事件管理和报告：用于收集、管理和报告个例疑似不良反应和其他重要医学事件的程序，而这些不良反应案例和新信息在研究开展过程中可能会影响对产品的获益–风险平衡的评估。

4.4.2 研究方案中关键变量的设计

开展药品上市后安全性研究，研究方案中强调研究环境、时间、人群、暴露/干预、结局（PICO）等关键变量的详细描述。

4.4.2.1 研究环境、时间、人群（P）

我国对研究人群的方法学规范已处于较完善阶段，在入选排除标准设定、人群代表性说明、样本量预估及相应依据有可操作性较强的技术指导。如特别强调对于罕见结局或长潜伏期结局的样本量计算方法学依据，用以初步评估数据源选取可行性。但是我国缺乏收集数据起止、研究人群入组起止、随访起止等各阶段时间窗定义标准，对经时间窗后的样本量计算操作造成困难。欧盟虽规范了数据收集、研究开展起止时间窗，但忽略了随访时间窗。该指标仅为日本提及，且指明应对随访时间窗定义方法进行描述，该指标与删失数据紧密联系，同时强调删失数据判定应与特定暴露或结局发生作区分，以上均对减少研究人群错分起重要作用。对任一药品上市后安全性研究，研究者需要对研究人群的患者特征进行清楚的表述，以年龄计算为例，这一数据需要根据药物暴露或疾病诊断的索引日期和患者生日的差值而得到。

关于研究环境、时间、人群的考量，汇总欧盟、美国、英国、日本、中国等地区或国家药品上市后安全性研究技术规范，建议分别描述以下要素。

● 研究环境：门诊、院内、社区、网络等。

● 研究时间：收集/提取数据的起止日期、排除评估时间窗（根据入排标准）、研究起止时间窗（首个研究对象入组日期–随访结束日期）、随访时间窗、删失数据分类依据等。

• 研究人群：入选 / 排除标准设定、入选 / 排除设定依据、排除标准对最终可用于分析样本量的影响说明、研究人群代表性说明、估算样本量计算方法等。

4.4.2.2 暴露 / 干预（E/I）

药品暴露数据为大人群中药物使用提供计算分母。这类暴露数据通常出现在药房配药文档或药房收费文档中。在药物流行病学研究中，研究者需要对在特定人群中药物暴露进行定义和描述。

使用人群基数药房配药数据，研究者可以对人群的药品使用趋势进行度量，例如对抗精神病药物、抗抑郁药物、抗真菌药物、抗逆转录病毒药物的药物使用模式。从药物使用数据中，研究者可以计算该药物暴露的不同时间周期内的流行病学发病率。例如，当研究者对躁郁症患者服用抗精神病药品所带来的糖尿病风险进行研究，可以通过数据库得到所有抗精神病药品的信息，继而对这些药品的用量求和并计算研究人群服用抗精神病药物的流行病发病率（incident），例如人 – 年（person-year）。

暴露变量可二分类（曾受暴露 / 从未暴露），也可由暴露持续时间、暴露时间窗（当前状态暴露 / 过去暴露）、暴露剂量（当前暴露剂量 / 累积暴露剂量）等多维度变量组合制定，后者更为精确，但同时提高了暴露事件分类难度。欧盟指南按样本量耗损递增程度详细阐述了 4 种常见暴露数据来源：医师配药处方记录、药房发药记录、医保索赔中涵盖的药品缴费数据、患者服药调查数据。患者服药数据难以直接测量，通常以发药和配药数据反映，最大原因为不同患者服药依从性差异和较难从患者处获取精确的用药量值。这也反映了配药、发药、用药数据的潜在不一致，即配药信息存在不代表发药信息存在，发药信息存在不代表患者服药情况发生。此外，暴露变量正确分类受配药或发药记录数据库使用的药品标准编码系统影响，一方面采用非通用编码系统将阻碍多中心暴露变量定义一致性和数据融合，另一方面不同编码系统存储信息的详细程度不同将直接导致药品暴露洗脱期和时间窗长度改变。以上各种情况均应详细在方法学规范中加以说明。

建议持有人可以参考日本指南对于暴露因素方法学规范最贴合实际研究开展所需考虑的各项因素，如对于按配药日期和发药日期设定暴露时间窗开始时点的异同；暴露时间窗终止时点选取方式；用药暴露是为持续性暴露亦或存在暴露洗脱期；一次配药 / 发药终止时点后是否需要设定宽限期等细节考虑。

4.4.2.3 结局（O）

对任一药品上市后安全性研究，研究者都会将研究重点集中于一至两个结果。

而结果的度量需要进行特定的程序性的定义。特定结果的健康数据库可以基于任意下列形式：医保数据、医疗病历记录数据、疾病注册数据、调研问卷数据、出院数据等，因为上述数据库都记录了患者的诊断和治疗信息。根据这些数据信息，结果可以基于诊断或治疗（或两者结合）中得到。

结局事件信号识别方法和准确定义是方法学规范重点。关于结局（O）的考量，汇总各国药品上市后安全性研究技术规范，建议主要描述以下两方面要素。

- 结局事件识别：结局事件（疾病发生）编码列表、结局事件特殊病例情况说明（是否应该包括现患病例，新发病例，恶化病例等）、药品新合并使用信息（新出现药品名等）、实验室化验检查信息、医疗活动过程新诊断或新治疗信息。

- 结局事件正确分类依据：结局洗脱时间窗长度、结局洗脱时间窗设定依据等。

4.4.2.4 协变量——对照（C）、效应修正因子及混杂因素

对任一药品上市后安全性研究，研究者需要对研究人群的患者特征（效应修正因子及混杂因素的主要来源）进行清楚的表述。患者特征数据通常从参保会员记录文档的病人编码、年龄、性别、种族、职业、身体质量指数（BMI），及参保时间等信息得出。每一患者信息都需要清楚地定义。以年龄为例，这一数据需要根据药物暴露或疾病诊断的索引日期和患者生日的差值而得到。同样，参保周期也需要明确定义。

很多潜在的协变量可能会影响到最终的结局度量。我们需要针对收集到的数据进行清晰的辨识和描述。这些协变量既可以是临床的也可以是非临床的变量。临床协变量包括各种并发症和同时期服用的其他药物。非临床协变量包括生活方式，如吸烟、饮酒、运动频率、饮食模式和非处方药使用等。

关于结局对照（C）、效应修正因子及混杂因素的考量，汇总各国药品上市后安全性研究技术规范，建议主要描述以下要素：对照设计（疗效对照药品、安慰剂、交叉设计等）、对照特征说明、效应修正因子选定、协变量评估的时间窗长度（基线信息收集）、非时依性混杂因素选取、非时依性混杂因素定义方式、时依性混杂因素选取、时依性混杂因素定义方式。

4.4.3 数据管理与统计分析计划

4.4.3.1 数据管理与核查

4.4.3.1.1 数据管理目的

数据管理的主要目的是确保数据的收集按方案规定的标准高质量地完成，有效

管理研究与研究目标的一致性。要求做到：①保证被收集数据是完整和正确的，确保研究得到正确的结果；②保证收集到的数据都是研究过程中真实发生的；③保证数据库是干净的，以便支持统计分析并对临床研究结果进行正确的解释。

4.4.3.1.2 数据管理计划

数据管理计划的内容包括：①研究的一般情况，如研究目的、研究的整体设计等；②数据管理工作的时间表。在此时间表中，每个环节的开始与完成时间都应有所体现，同时，该时间表应与整个研究的大时间表相互协调；③相关人员与职责；④数据库软件的选择与数据库的创建方式，数据库的主要框架等；⑤如何确认数据库；⑥定义监查员应提交的数据材料，以及如何进行这些材料的移交与管理。

4.4.3.1.3 数据的核查

数据核查的目的是确保数据的有效性和正确性。在进行数据核查之前，应列出详细的数据核查计划，以临床试验为例，数据核查包括但不局限于以下内容：①确定原始数据被正确、完整地录入到数据库中：检查缺失数据，查找并删除重复录入的数据，核对某些特定值的唯一性（如受试者 ID）；②随机化核查：在随机对照试验中，检查入组随机化实施情况；③违背方案核查：根据临床试验方案检查受试者入选/排除标准、试验用药计划及合并用药（或治疗）的规定等；④时间窗核查：通过核查入组、随访日期之间的顺序判断依从性情况；⑤逻辑核查：依据相应的事件之间的逻辑关联来识别可能存在的数据错误；⑥范围核查：识别在生理上不可能出现的或者在研究人群的正常变化范围外的极端数值；⑦指标核查：数据管理人员应对方案中规定的主要和次要有效性指标，关键的安全性指标进行充分的核查以确保这些数据的正确性和完整性。

4.4.3.2 统计分析计划

4.4.3.2.1 统计分析报告内容

统计分析计划（SAP）是指导统计分析的纲领性文件，由生物统计学专业人员负责拟定，并反复征求主要研究者的意见。统计分析计划是比研究方案中统计分析部分所规定的更为详细的统计分析执行步骤，包括数据集的选择，缺失数据的处理，统计方法和统计模型的选择，模型中协变量的确定，以及表达统计分析结果的空白的统计表格或图形。

根据研究方案、统计分析计划书和统计分析结果，生物统计学专业人员应撰写统计分析报告，提供给主要研究者作为撰写研究总结报告的素材。以临床试验为例，统计分析报告的内容包括以下内容。

• 对临床试验资料的质量评价。包括各试验中心实施情况；入选受试者是否符合入选排除标准、筛选人数、各种原因未入组人数、随机分组情况、盲法实施的情况、受试者依从性、各阶段各种原因的剔除或脱落人数、完成全部试验的人数等，同时定义各分析数据集。

• 统计分析方法的选择及其理由。

• 试验组和对照组的可比性评价。包括人口学资料、基线数据的比较等。

• 疗效评价。包括各组主要疗效指标、次要疗效指标和全局评价指标的统计描述、参数估计，以及其优效性或等效性、非劣效性的假设检验。同时考虑基线、疾病亚型、中心效应、交互作用等对结果的影响。所有指标都在预先确定的数据集上进行分析。

• 安全性评价。包括不良事件、不良反应、严重不良反应的发生率，不良事件的具体描述及处置办法；实验室检验结果试验前后的变化情况，以及发生异常改变时与试验药物的关系。

以上结果应尽可能采用统计表、统计图表示。统计检验结果应包括有统计意义的水平（significant level）、统计量值和精确的 *P* 值。应注明所使用的统计软件及版本，所有统计计算程序应以文件形式保存以便核查。

4.4.3.2.2 偏倚的识别与控制

对于药品上市后安全性研究 SAP 中，很重要的一部分内容是关于偏倚的识别与控制，应说明潜在偏倚对结果造成的影响。其中混杂偏倚的控制最为关注，其校正方法包括：①对于可测量的混杂因素，可以采用：分层分析、标准化、多因素回归，尤其基于多变量汇总评分的回归校正。②对于不可测量的混杂因素，可以采用：外部数据测量混杂、敏感性分析（残余混杂）、工具变量等。

此外，近几年基于多个协变量形成综合评分控制混杂的方法日益流行，主要包括倾向性评分（propensity score, PS）、疾病风险评分（disease risk score, DRS）和 Charlson 合并症指数（Charlson comorbidity index, CCI）。PS 针对的预测指标为暴露水平，而 DRS 和 CCI 预测对象则为结局发生风险。使用时，应说明所选用混杂偏倚校正方法的适用特点及局限性，并对混杂偏倚校正效果进行评估（定量分析）。

4.5 研究报告

根据研究阶段以及内容要求，研究报告分进度报告（研究期间报告）、最终研究报告等内容。

4.5.1 进度报告和研究的中期报告

进度报告应包括研究进度的相关信息，例如，入选研究的患者人数，暴露患者的人数或出现相应结局的患者人数，遇到的问题以及方案违背的情况。进度报告可包括研究的中期报告。

研究的中期报告应包括数据收集结束之前或之后的任何计划的研究数据中期分析。

进度报告的内容可以是关于研究中产生的风险效益信息的沟通，或者是监管程序所要求的研究进展相关信息或产品的重要安全性信息沟通。

4.5.2 最终研究报告

参考欧盟 GVP 第八章，最终研究报告一般包括以下内容。

A. 标题：应表明研究设计，标题页还应包括报告日期和版本信息。

B. 摘要：研究报告的摘要，概述研究的目的、方法、结果、结论等。

C. 持有人信息：持有人名称及地址信息。

D. 研究单位信息：主要研究者（PI）、所有合作研究者及其研究单位的相关信息。

E. 关键时间点：包括数据收集开始日期、数据收集结束或提前终（明确终止原因）止的日期，进度报告、中期报告、最终报告完成日期等。

F. 背景和据依：开展研究的背景，法规依据或监管部门的要求等。

G. 研究目标：研究的目的、目标，包括在研究方案中提到的任何预设的假设。

H. 方案变更：在数据收集开始后对研究方案的任何重大变更及理由。

I. 研究方法

- 研究设计：研究设计的关键要素以及选择该研究设计的理由。

- 设定：研究的设定、地点和相关日期，其中包括招募、随访和数据收集的周期；在进行系统性回顾或荟萃分析的情况下，用作入选标准的研究特征及其理由。

- 受试者：任何来源群体以及研究受试者的合格标准；应该提供参与者的来源和选择方法，其中包括用于病例确认的相关方法，以及脱落的人数和原因。

- 变量：所有的结果、暴露情况、预测因素、潜在混杂变量，以及影响效应的因素（包括操作的定义和诊断标准）。

- 数据来源和测量：相关变量，数据的来源，评估和测量方法的细节。

- 偏倚：设计阶段为了评估和解决潜在的偏倚所做的努力。

- 研究规模：研究规模，计算研究规模的理由以及达到预计研究规模的方法。

●数据转换：数据的转换、计算或操作，其中包括在分析中如何处理定量数据，选择了哪些分组及其原因。

●统计方法：主要综合衡量指标；应用于研究的所有统计方法，包括用于控制混杂变量的方法，荟萃分析中合并效应量的方法；用于检验亚组和交互作用的方法；如何处理缺失数据；敏感性分析；对研究方案中数据分析计划的修正以及变更理由。

●数据质量控制：用于确保数据质量和完整性的机制。

J. 结果：用表格、图形和插图来展现关键数据以及反映所完成的分析（未校正和已校正的结果都应该提供；应该使用置信区间量化估计的精度），包括以下内容。

●参与者：包括研究各个阶段的受试者人数，例如，潜在合格的、已检查合格的、已确认合格的、已参与研究的、完成随访的、已分析的人数，以及任何阶段不参与研究的原因；进行系统性回顾或荟萃分析时，应列明已筛选的、已评估合格性的、已纳入回顾的研究数量，以及在各个阶段排除的原因。

●描述性数据：包括受试者的特征，暴露信息和潜在混杂因素，以及针对每一关注的变量，缺失该信息的受试者人数；进行系统综述或荟萃分析时，从研究中提取数据，需对这些研究特征进行描述（例如研究规模，随访情况）。

●结果数据：达到各类主要结局指标的参与者人数。

●未校正的估计、校正混杂因素后的估计（如适用）以及估计的精度。

●其他分析：已完成的其他分析，例如亚组分析、相互作用分析、敏感性分析。

●不良事件和不良反应：对在研究中收集的所有不良事件和不良反应进行总结。

K. 讨论

●关键结果：关于本研究目的的关键结果，以及支持和反对该研究结论的既往研究，研究结果对产品获益－风险平衡的影响。

●局限性：可能会影响到数据质量或完整性的局限性因素，研究方法的局限性以及解决这些局限性的方法，潜在偏倚和不精确性的来源，以及事件的确认。

●解释：解析结果的时候要考虑到研究目的、局限性、分析的多样性、类似研究的结果及其他相关证据。

●普遍性：研究结果的普遍性（外部有效性）。

L. 其他信息：先前没有述及的特定方面的附加信息或补充信息。

M. 结论：数据分析所得的研究的主要结论。

N. 参考文献。

4.6 研究管理

不同数据收集方式的上市后安全性研究执行及管理的侧重点有所不同。本章节内容将以利用原始数据开展的前瞻性上市后非干预性安全性研究为例，同时兼顾干预性安全性研究和利用二手数据开展的回顾性上市后非干预性安全性研究的特点，从研究计划、启动、执行和结束四个阶段所涉及的关键环节简要介绍研究管理方面应注意的事项。由于不同持有人对不同类型研究阶段的划分可能有所不同（例如将本文提及的"计划"和"启动"阶段合为"准备"阶段），某些环节在不同研究中可能处于不同的位置，以下介绍仅供参考。

4.6.1 研究计划阶段

4.6.1.1 建立研究团队

研究团队的组建是开展上市后安全性研究的基础，多专业相互融合、协调分工并有效支持的团队合作是研究顺利开展的前提。通过集体协作，研究团队将共同决定研究的整体策略，发现并解决研究过程中遇到的各种关键问题，保证研究顺利完成。根据研究执行方式不同，如持有人利用内部资源开展或委托给第三方机构开展研究，研究团队的成员组成可有所不同，但至少应包括具备以下职能的成员。

- 药物警戒负责人：主要负责项目重大事务决策。
- 项目经理：主要负责项目整体运营管理。
- 医学或流行病学负责人：主要负责方案撰写医学审查等。
- 数据管理和统计学负责人：主要负责数据录入质控和统计分析。
- 医学报告撰写负责人：主要负责报告撰写。
- 财务负责人：主要负责财务付款管理。
- 注册事务负责人：主要负责与药品监管部门沟通与资料递交等。

4.6.1.2 建立和健全各项标准操作规程

标准操作规程是指为保证某项特定操作的一致性而制定的详细的书面要求。持有人在开展上市后安全性研究前应首先明确内部是否有可参考的开展上市后安全性研究的标准操作规程，如有，持有人可根据研究类型不同选择适用的标准操作规程；如无，持有人则首先应该在开展研究前建立必要的标准操作规程，并可在执行过程中逐步健全完善。标准操作规程可涉及以下内容：供应商采购及管理、研究方案制定与修订、数据管理、医学审查、方案违背、研究中心监察、会议与培训、预算及经费管理、文件管理、质量管理、研究过程中药品不良反应的报告与管理等。

4.6.1.3 研究方案的制定和沟通

研究方案的制定视研究目的和数据来源不同，在研究设计上有所不同，方案制定要点和重点环节请参考本章节上述相关内容。为保证研究设计能够满足方案设定的研究目的，建议持有人在方案生效前收集各方利益相关者建议，并可召开专家咨询会论证方案的可行性。研究方案在实施前应经药物警戒负责人的审核或批准。

对于药品监管部门依据上市后监测与评价等情况要求持有人开展的上市后安全性研究，持有人应积极与提出要求的监管部门或其指定的技术机构进行沟通，明确研究的目的或要解决的问题、研究的期限、方法学要求、研究方案和报告的递交要求等，并制定符合要求的研究计划和方案。

对于持有人依据《药品注册管理办法》和药品注册证书要求开展的药品上市后安全性研究，药品持有人可按照《药物研发与技术审评沟通交流管理办法》（2020 年）的规定与国家药品监督管理局药品审评中心沟通。

对于持有人拟利用二手数据开展的上市后安全性研究，持有人可按照《真实世界证据支持药物研发与审评的指导原则（试行）》（2020 年）规定，主动与监管机构就研究目标、真实世界证据使用的可行性、研究设计、数据收集和分析方法等方面进行书面或会议的沟通与讨论。

4.6.1.4 研究的委托与管理

持有人可以委托第三方机构来开展药品上市后安全性研究，并确保研究符合相关监管要求。持有人和承担安全性研究的机构应制定研究方案和系统的信息收集计划，收集与药品使用相关的安全性信息，并进行分析评价。

持有人应与承担安全性研究的机构签订研究合同，阐明以下方面的问题。

- 由研究机构执行研究的理由、主要研究目标以及研究方法的简要描述。
- 研究机构和持有人的权利和义务。
- 明确的任务分工和责任分配。
- 对研究方案达成一致意见的工作程序。
- 持有人遵守药品不良反应报告和监测职责的规定，包括研究机构对药品不良反应及其他安全数据的报告等。

- 在研究中产生的知识产权以及访问研究数据的权限。
- 用于审计和检查的相关数据资料和统计程序的保存和可用性。
- 预定程序和最终报告的沟通策略。
- 中期结果和最终结果的发布策略。

4.6.2 研究启动阶段

4.6.2.1 研究注册

为实现药品上市后安全性研究的公开、透明，保护受试者的合法权益，鼓励持有人将研究方案在国家相关适用研究注册登记网站进行注册。

对于依据《药品注册管理办法》开展的 IV 期临床试验或其他上市后研究，属于药品上市后安全性研究的，按照《药物临床试验登记与信息公示管理规范（试行）》（2020 年第 9 号）规定，申请人应当在开展药物临床试验（或上市后研究）前在登记平台进行研究信息登记，并根据上市后研究进展持续更新。

对于持有人自发开展的上市后安全性研究项目，或者药品监管部门根据上市后监测与评价情况要求持有人开展的上市后安全性研究，法律上对其注册登记没有具体的要求，鼓励持有人在其他适用研究注册登记网站进行注册，例如"欧盟上市后研究注册登记"（EU PAS Register）或"中国临床试验登记注册中心"（www.chictr.org.cn）或"美国国立卫生院临床试验登记"（ClinicalTrials.gov）等。

4.6.2.2 研究中心筛选

研究中心筛选是研究启动阶段的重要环节。筛选研究中心的过程中要充分考虑研究中心和研究者的资质、研究药物在研究中心的使用量、研究中心相关设施及人员配备情况、研究中心科研管理机构相关情况等。

对于拟使用二手数据开展的上市后安全性研究的，研究中心筛选还应初步了解拟筛选中心现有数据的基本情况；如有可能，还应对数据库质量是否能满足研究要求开展可行性评估。可行性评估可主要从数据可及性、伦理、合规、代表性、关键变量完整性、样本量和源数据活动状态等维度，对源数据进行初步评价和选择，判断其是否满足研究方案的基本分析要求。

4.6.2.3 研究中心伦理审查

伦理审查旨在保证受试者尊严、安全和权益，促进研究项目科学、健康地发展，增强公众对科研项目的信任和支持。对于干预性上市后安全性研究项目，持有人应根据《药物临床试验质量管理规范》（2020 年）和《药物临床试验伦理审查工作指导原则》（国食药监注〔2010〕43 号）要求准备有关材料并完成研究中心伦理审查工作。对于非干预性上市后安全性研究项目，持有人可参考原国家卫生和计划生育委员会关于《涉及人的生物医学研究伦理审查办法》（原国家卫生和计划生育委员会发〔2016〕第 11 号）关于伦理审查相关要求准备有关材料向伦理委员会提交伦理审查申请，具体实施应根据研究中心伦理机构特定要求开展。研究项目获得机构伦理委员会审查批准之前，不得开展项目研究工作。

知情同意是项目伦理审查的重要内容，利用原始数据开展的前瞻性上市后干预性或非干预性安全性研究，研究负责人须事先得到受试者自愿签署的书面知情同意。回顾性上市后非干预性安全性研究是否可以免除知情同意我国并没有统一的明确的规定，需要伦理审查委员根据项目特点进行审查和批准。伦理委员会在评判研究是否可以免除知情同意时，可重点评估以下几个方面：①研究不大于最小风险；②免除知情同意不会给受试者的权利或福利造成不良影响；③如果不免除知情同意，则研究无法进行；④研究结束时将相关信息告知受试者。

4.6.2.4 遗传办申报

人类遗传资源信息是指利用人类遗传资源材料（包括含有人体基因组、基因等遗传物质的器官、组织、细胞等遗传材料）产生的数据等信息资料。根据《中华人民共和国人类遗传资源管理条例》（国务院令第 717 号）规定，利用我国人类遗传资源开展国际合作科学研究，应获得国务院科学技术行政部门批准；科技部出台的《人类遗传资源采集、收集、买卖、出口、出境审批行政许可事项服务指南》（国科办社〔2015〕46 号）详细规定了审批的条件、具体申请材料以及申请方式等具体事项。外资或合资企业参与的上市后安全性研究项目是否需通过人类遗传资源管理审批，可根据拟采集/收集的内容和遗传办发布的最新释义或问题解答进行初步判断，并在必要时与遗传办咨询沟通后确定。遗传办审批流程一般包括：用户注册、网上申请、网上预受理、纸质申请材料递交、纸质材料审查与受理、技术评审、办公会审批、结果公开等几个主要步骤。申请材料包括申请书、组织机构代码证、知情同意书、伦理委员会同意批件、采集/收集/转运合作协议文本草案（如有合作方）、国际合作协议文本草案、国家药品监管部门出具的临床试验批件（如适用）以及法律法规要求的其他材料等。在实际申报过程中，药品持有人要注意对申报细节（例如采集收集计划与研究设计的一致性、伦理审查与知情同意书的规范性、知识产权归属的合理性等）的把控，避免申报失败耽误研究进度。

4.6.2.5 制定研究相关计划

研究相关计划的制定是保证研究质量的重要前提。持有人在研究启动阶段应根据研究方案设计，同时结合内容标准操作规程要求，制定适用的各项研究计划。以下将主要从研究项目管理 / 运营计划、研究中心监察计划、数据管理计划、医学审查计划、安全性管理计划等几个方面进行简要介绍。

• 项目管理 / 运营计划　项目管理 / 运营计划是项目管理中的纲领性文件，对研究执行阶段的各项主要工作进行了整体规划，是对项目整体的管理以及实际操作方法的指导。完整的项目管理 / 运营计划应包括项目主要节点时间表、中心启动计划、入组计划、项目监察、安全性事件管理、方案违背管理、质量管理、沟通管理、风险管理、培训安排、财务及付款等关键内容。

• 研究中心监察计划　研究中心监察是为了确保参与研究的受试者的权益，确保研究按照批准的方案和相关法律法规执行以及数据收集的完整性与准确性。研究中心监察计划至少应包括监察程序、监察频率、监察要点等内容。

• 数据管理计划　数据管理计划规定了研究数据收集、核查以及处理所使用的方法，对数据管理任务、流程和时间安排进行规划，明确数据管理的工作内容和各方职责。数据管理计划应对电子病例报告表设计及数据库构建、数据录入填写指南、数据核查和质疑处理、医学编码、一致性核查、数据库锁定和解锁、数据提取及传输、研究数据和文件归档等内容进行明确规定。

• 医学审查计划　医学审查计划的主要目的是定期对研究收集到的数据进行汇总分析，总结趋势特征、发现可疑的异常值、鉴别可能的风险等。不同研究医学审查计划的侧重点可有所不同，应该根据研究目的进行定制。

• 安全性管理计划　安全性管理计划主要规定了研究期间发生的安全性事件的收集方式、报告范围和时限，是对研究方案中关于安全性报告部分的进一步细化和安排。

4.6.2.6 会议与培训

研究正式开始前，通常需要召开研究者会就研究方案及研究主要操作流程达成一致；分研究中心在正式启动研究前，亦需要分别召开启动会，具体细化介绍研究具体操作流程，包括但不限于受试者入选排除标准解释、电子病例报告表填写、安全性事件上报等。

此外，参与研究的监察员或协调员亦需要在研究启动前完成研究方案、法规、合规等方面的培训。

4.6.3 研究执行阶段

4.6.3.1 进度管理

在研究执行阶段，项目经理需要实时监控项目的入组及随访进度，并与项目管理计划中的计划时间表进行比对。当出现进度滞后的情况时，需要及时提交研究团队讨论，商讨可行的解决措施。

4.6.3.2 质量管理

质量管理是指预防、探测和纠正研究过程中出现的问题的系统性措施。

对于使用原始数据开展的上市后安全性研究，产品许可持有人应制定、实施和及时更新有关质量保证和质量控制系统标准操作规程，确保研究的实施、数据的产生、记录和报告均遵守方案和相关法律法规的要求。执行过程中的质量管理可通过审查研究执行过程中的各项活动，如研究中心监察、医学监察、数据管理与审查、研究相关行动/决定/问题记录、会议及培训记录，及时发现并记录可疑的质量问题，分析原因并采取纠正措施，确保数据收集严格按照方案设计和相关质量管理标准操作流程进行。

对于使用二手数据开展的上市后安全性研究，数据治理是保证研究质量的重要环节，经治理的数据需通过适用性评价才能进行后续数据分析工作。根据《用于产生真实世界证据的真实世界数据指导原则（试行）》（2021 年）建议，利用真实世界数据库开展的上市后安全性研究的质量管理应确保数据治理的各个环节符合质量要求，包括但不限于：是否建立与真实世界数据有关的研究计划、方案和统计分析计划；是否有相应的标准操作规程；数据收集是否有明确流程和合格人员；是否使用了共同的定义框架，即数据字典；是否遵守收集关键数据变量的共同时间框架；用于数据元素捕获的技术方法是否符合事先指定的技术规范与操作程序，包括各种来源数据的集成、药物使用和实验室检查数据的记录、随访记录、与其他数据库的链接等；数据输入是否及时、传输是否安全；是否满足监管机构现场核查调阅源数据、源文件等相关要求。

4.6.3.3 安全管理

持有人在研究开展过程中应按照方案或安全性管理计划要求收集和报告药品疑似不良反应。

上市后安全性研究中的疑似药品不良反应须按照《规范》第四章有关报告范围、报告时限等要求通过直报系统提交。对于设盲的干预性上市后安全性研究中发现的可疑的非预期严重不良反应，需要决定是否对特定患者进行揭（破）盲，对已经破盲的个例不良反应持有人可向直报系统提交，未破盲的不良事件不建议向监测机构提交。同时，对于干预性上市后安全性研究，研究者应同时向研究中心伦理委员会报告由申办方提供的可疑且非预期严重不良反应；对于非干预性上市后安全性研究，根据《涉及人的生物医学研究伦理审查办法》（原国家卫生和计划生育委员会发〔2016〕第11号）要求，研究者需向研究中心伦理委员会报告严重不良反应或者严重不良事件，报告范围及要求参考研究中心伦理委员会具体规定。

持有人应当监测研究期间的安全性信息，发现任何可能影响药品获益－风险平衡的新信息，应当及时开展评估，以确定获益是否持续大于风险，并考虑是否需要采取措施以通过风险最小化措施来提高获益－风险平衡。研究中发现可能严重危害患者的生命安全或公众健康的药品安全问题时，持有人应当立即采取暂停生产、销售及召回产品等风险控制措施，并向所在地省级药品监管部门报告。

4.6.3.4 文件管理

为保证上市后研究实施的真实性和所收集数据的完整性，满足持有人内部稽查或药品监管部门飞行检查要求，研究执行团队需创建研究总文档（持有人存档的包括研究各个阶段所需的必备文件）和研究者文件夹（研究者存档的本研究中心研究过程中所产生的必备文件），并在研究执行过程中根据需要递交给监管机构的要求制定并收集各种必备材料，审核批准后存档；如果文件版本发生更新，需及时记录和存档。干预性上市后研究必备材料清单可参考《药物临床试验必备文件保存指导原则》（2020年）中关于不同阶段所需的必备文件。上述必备清单对于非干预性上市后研究不完全适用，持有人可根据研究项目特点自行确立。根据《药物警戒检查指导原则》（国药监药管〔2022〕17号）要求，监管机构可能抽查上市后安全性研究案例，包括研究方案、研究报告、向药品监管部门报告的信息（包括研究中的个例不良反应报告）等内容，因此上述文件及相关审核、批准应作为上市后安全性研究基本的必备文件在研究执行过程进行妥善收集和存档。

4.6.3.5 沟通管理

沟通的主要目的是为了通报研究进展，讨论存在的风险和问题，以便于及时制定应对计划，推动项目的按时和高质量的进行。项目执行过程中，应建立完善的与研究者或研究中心、合同研究机构（如适用）等沟通机制，明确沟通负责人、沟通频率及方式等具体细节，同时做好沟通结果记录及存档工作。

4.6.3.6 经费管理

研究执行过程中需按照合同规定的付款节点审核研究进度、确认各项成果均交付后再进行付款。同时应协助财务部门对递交的发票及报销用支持性文件进行审核，确保经费合规使用。

4.6.4 研究结束阶段

4.6.4.1 数据库清理、锁库与解锁

数据管理人员负责研究数据核查和数据清理。除了进行常规质疑（即数据管理人员对有疑问的数据质疑发布给数据录入员；数据录入员对有质疑的数据进行确认、解释或更正；数据管理人员根据答复情况来决定是否关闭该数据质疑或将答复质疑不符要求的数据再质疑）和自动逻辑核查管理（即按照事先设置好的程序实时核查数据值的范围、逻辑关系等）外，还将联合其他监察活动，如研究中心监察、医学监察等进行数据核查。完成最终数据库质控并符合质控检查要求后，数据库方能被锁定。

在数据库锁库之前，数据管理人员将与研究者和研究团队召开数据审核会议，讨论分析数据集的划分、方案偏离、未解决数据疑问的处理、缺失或极端值的处理等关键问题。数据库锁定前，数据管理人员将核查数据库锁定检查列表，以确保所有的数据管理任务都已完成。数据库完成锁定后，数据管理人员将通知数据库程序负责人运行数据集以供数据传输。

数据库锁定后，如发现任何数据错误，数据管理人员将填写数据库锁定后的数据问题发现表并与研究团队开会商讨是否需要解锁数据库；如讨论确认数据对于统计分析非常重要且必须被修正，数据管理人员完成数据库解锁申请并启动数据库解锁流程；完成数据更新及质控后，重新锁库并通知研究团队。

4.6.4.2 统计分析与报告撰写

数据统计分析应严格按照方案和统计分析计划进行分析；如有变更，需要将变更的主要内容及理由详细记录。统计分析和报告撰写可参考上述研究类型选择适宜的模板进行撰写。

4.6.4.3 提交研究报告

对于依据药品注册证书或者药品监管部门发布的通知要求，或药品监管部门根据上市后监测与评价情况要求持有人开展的上市后安全性研究，持有人应综合考虑研究执行及研究完成后统计分析和报告撰写等实际情况，在制定方案时就初步明确报告的提交计划，并与监管部门沟通提交的时间、方式、途径，按计划提交。如果不能在预先计划的时间提交研究报告的，持有人应提前与监管部门进行沟通并确定新的报告递交时间。研究期超过 1 年的，鼓励持有人在研究期间提交至少 1 次进展报告；必要时，药品监管部门也可以要求药品持有人提交进展报告。如果研究提前终止，持有人也应提交总结报告，提供终止研究的原因。

对于持有人自主开展的研究，研究执行过程中如果有可能影响产品获益 – 风险平衡的重要发现，或其他支持监管部门评价或决策的发现，持有人应当向监管部门提交报告，并附上报告摘要以及说明和建议。

4.6.4.4 文件归档

研究结束后，持有人需完成研究相关文件的存档。保存文件的设备条件应当具备防止光线直接照射、防水、防火等条件，有利于文件的长期保存。保存年限根据《药物临床试验质量管理规范》（2020 年）规定，未用于申请药品注册的临床试验，必备文件应当至少保存至临床试验终止后 5 年。同时《药品警戒质量管理规范》规定药物警戒记录和数据至少保存至药品注册证书注销后 10 年，并应当采取有效措施防止记录和数据在保存期间损毁、丢失。

4.6.4.5 研究结果的利用

研究结束后，鼓励持有人将研究结果进行发表。持有人和主要研究者可事先就文章发表的相关事宜进行约定；主要研究者利用研究结果撰写的文章，持有人有权进行审阅及对结果进行解释。同时，鼓励持有人将研究主要结果向利益相关者进行反馈和共享。

4.7 上市后安全性研究案例

案例一

研究题目：抗结核治疗期间患者出现肝损伤相关症状与致肝损伤的关系分析[55]

研究目的：探索肺结核患者抗结核药物治疗后肝损伤相关症状的出现与肝损伤的关系。

研究方法：本研究采用巢式病例对照研究设计，利用《中国结核病防治规划抗结核病药品不良反应研究（ADACS）》数据库中的随访日历和结局调查相关信息，分析新涂阳肺结核患者采用一线抗结核药物治疗后肝损伤相关症状出现情况及其与肝损伤的关系。研究项目经中国结核病实施性研究伦理学委员会批准。

研究采用多阶段分层整群抽样的方法，在全国 5 个省（直辖市）共抽取 52 个调查点，以现场究期间在当地接受标准短程化疗方案的所有新发涂阳肺结核患者作为研究对象，建立研究队列。患者签署知情同意书后，对其进行基线调查，同时免费检测服药前肝功能情况。随后开始 6～9 个月的随访观察，在服药后 1 个月左右再次检测肝功能，并通过主动监测、患者随访记录、调查点不良反应监测中心报告等方式监测其肝损伤发生情况。为每例患者建立随访日历，记录其服药和不良反应症状出现情况。RR 值及其 95%CI 使用 STATA11.0 软件计算。

研究结果：研究最终实际纳入分析肺结核患者 4065 例。肺结核患者抗结核治疗后发生肝损伤相关症状者占 33.9%（1377/4065），其中 91.1%（1255/1377）的患者出现 1~3 种症状，累计 92.2%（1269/1377）的患者的症状出现在强化期内。有症状者肝损伤和中至重度肝损伤发生危险增加。出现发热、恶心、乏力、皮疹、腹部不适、食欲不振和其他肝损伤相关症状者，肝损伤发生率依次为 7.4%、13.3%、10.1%、10.8%、14.5%、77.4% 和 55.6%，中至重度肝损伤发生率依次为 6.3%、5.8%、5.0%、5.3%、7.2%、60.4% 和 48.1%，出现各研究症状（发热除外）者发生肝损伤和中重度肝损伤的危险度都高于无该症状者，其中有食欲不振、其他肝损伤相关症状者发生肝损伤危险度分别是无该症状者的 13.4 倍（95%CI：10.5~17.1 倍）

和 8.7 倍（95%CI：5.7~13.2），发生中重度肝损伤的危险度分别为 27.5 倍（95%CI：21.2~35.7）和 18.2 倍（95%CI：12.1~27.3）。有发热症状者发生中重度肝损伤的危险度是无发热者的 2.3 倍（95%CI：1.3~4.0）。

研究结论：抗结核治疗后 1/3 患者会发生肝损伤相关症状，症状主要发生在强化期内。如患者出现恶心、乏力、皮疹、腹部不适、食欲不振和其他肝损伤相关症状，提示发生肝损伤的危险度增加；发热可能是中重度肝损伤的指示症状，二者关系需进一步验证。

研究局限性：本研究为对现有数据的深入分析，随访日历中共收集 9 类症状和其他症状，本研究在确定肝损伤相关症状时，参考了 Walker 及唐神结等学者的研究结果，纳入其中的 5 类症状和部分其他症状（食欲不振和其他肝损伤相关症状来自于随访日历的其他症状），力求选取的症状能反应肝损伤发生情况。也因为是对现有数据分析，随访日历中按类统计各种症状出现情况，患者也未标记其出现的症状是否还有其他诱因，因此本研究无法对同一类别内，如腹部不适类中的腹泻、腹痛、腹胀或腹部不适症状分别分析，也无法排除其他因素的干扰，这是本研究的一个局限。通过患者记录随访日历方法得到的症状出现情况和症状出现时间要比患者复诊时通过医生询问方式获得的数据更容易避免回忆偏倚，信息也更准确一些。但随访日历毕竟为患者自己记录，虽主治医生和督导员定期检查，仍难免会出现漏记情况，本研究中也有少量患者症状信息来自于其他不良反应调查表，这是本研究的又一个局限。

案例二

研究题目：酮康唑口服制剂安全性系统评价[56]

研究目的：评价酮康唑口服制剂的安全性，尤其是肝损害风险。具体包括：了解酮康唑口服制剂不良反应发生的总体情况；获得肝损害不良反应的发生率、严重程度及其转归；了解酮康唑口服制剂肝损害风险因素；与其他抗真菌类药物比较，肝损害发生的相对风险。

研究方法：利用 PubMed、MEDLINE、中国生物医学文献数据库、中国期刊全文专题数据库（CNKI）、中国科技期刊数据库（VIP）及万方数据库，开展系统综述 /Meta 分析研究。

对于符合纳入标准的文献，提取基本信息、方法学特征、干预措施和不良反应发生情况等信息。用固定效应模型对各个研究的结果进行 Meta 分析。数据分析和图表制作使用 EXCEL 2010、SPSS 16.0 以及 MetaAnalyst 3.13 软件完成。

研究结果：纳入分析的文献共 296 篇。合并结果显示，使用酮康唑口服制剂后发生的不良反应，构成比情况排在前三位的类型依次是胃肠道不良反应（44.5%）；神经及精神系统（13.8%）和肝损伤（11.0%）；按照不同研究类型合并统计的肝损伤不良反应发生率在 3.1%~4.1% 之间。按照剂量和疗程分组分析，尚不能认为肝损害的发生率与剂量和服药时间有明显的关系；儿童肝损伤发生率为 2.2%（95%CI:0.7%~6.6%），60 岁以上老年人肝损伤发生率为 14.0%（95%CI:4.9%~34.3%）；使用酮康唑口服制剂治疗超出其规定说明书适应证用药时，肝损害的发生率较高，为 5.5%（95%CI:4.3%~7.0%）；与其他抗真菌药物所致肝损伤风险比较，结果显示，使用酮康唑口服制剂治疗出现肝损害的风险是口服氟康唑药物的 2.29 倍（OR 值为 2.29，95%CI:1.05~5.01）；比克霉素引起的肝损伤风险小（OR 值为 0.12，95%CI:0.02~0.66）。

研究结论：酮康唑口服制剂不良反应发生类型较多，涉及全身各个系统，其中肝损害不良反应发生率较高，年龄较大的患者和超说明书适应证使用可增加肝损害的发生风险。

研究局限性：系统综述受文献的质量、异质性等因素的影响较大。本次纳入的研究报告由于跨地域、时间范围较大，文献存在着信息提供不全面、不良事件报道存在异质性等问题，因此难以避免会影响到本次研究结果的准确性。发表偏倚也是不可忽视的一个问题。另外具体到本次研究的文献数据，由于进行亚组分析时一些亚组所包含的文献数和样本量较少，可参考性有限。

（喻锦扬　孙 凤　满腾飞）

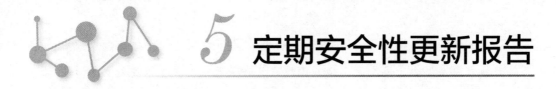

5 定期安全性更新报告

当一种新药被批准上市时，安全性和有效性的证明一般是基于有限数量的患者的数据，而这些数据大部分是来源于受控的随机试验条件下进行的研究。通常，高危亚组和合并用药、有伴随疾病的患者已被排除于临床试验，且长期治疗数据也有限。此外，虽然在临床试验中会密切监测患者用药后的不良事件，但在实际临床实践中，用药人群更广泛（例如年龄更广泛、有伴随疾病、合并用药、伴有遗传异常等），不会密切监测，并且可能观察到临床试验中没有出现的极其罕见的事件（例如严重的肝损伤）。因此，需要在药品的整个生命周期内持续评估相关的安全性、有效性信息，根据重要结果及时并定期进行更新，以便对累积数据进行全面评估。虽然大多数新信息与安全性相关，但关于疗效、使用限制、替代治疗以及药品在治疗中的其他方面的新信息可能与其获益－风险评估有关。

为了全面了解药品临床使用的安全性，尤其是在上市后的最初几年内，药品监管部门和持有人应共同负责上市药品的监测。他们收集不同来源的药品安全性信息，并按要求及时共享和交流。对于严重和非预期不良反应大多数国家要求快速报告，但即便如此，通常也无法根据这些个例不良反应来评价药品的总体获益－风险平衡。因此，定期安全性更新报告可提供药品上市许可后规定时间内药品的全球安全性信息，目的如下。

- 报告不同来源的所有相关的新安全性信息。
- 将这些数据与患者暴露量相关联。
- 总结不同国家的上市许可状态以及与安全性相关的任何重大变更。
- 定期进行整体安全性再评估。
- 指出是否应变更产品信息，以优化产品的使用。

定期安全性更新报告是已上市药品的安全性总结报告，包含对安全相关信息的全面回顾，它不仅是一份报告，更是一种重要的药物警戒工具。

5.1 PSUR 背景及演变

定期安全性更新报告（Periodic Safety Update Reports，PSUR）的概念最早来自国际医学科学组织委员会（Council for International Organizations of Medical Sciences, CIOMS）第Ⅱ工作组于 1992 年发布的工作报告，报告提出要对上市药品安全性数据进行定期汇总和分析。该提议成为国际人用药品注册技术协调会（The International Council for Harmonisation of Technical Requirements for Pharmaceuticals for Human Use，ICH）工作指南之一《临床安全性数据管理：上市药品定期安全性更新报告》（ICH E2C）制定的基础。1996 年 11 月，ICH 采纳并批准了首版 ICH E2C，即 E2C（R1），建议将 PSUR 作为已获批药品和生物制品上市后定期安全性报告的通用格式，并对 PSUR 提交格式、内容和时间等要求进行了描述。基于各国在指南早期应用中存在的问题，CIOMS 第 Ⅴ 工作组在工作报告《药物警戒当前的挑战：实用方法》（Current Challenges in Pharmacovigilance: Pragmatic Approaches）中针对 PSUR 内容和编写问题进行了讨论和建议。根据这些讨论和建议，ICH 于 2003 年 2 月批准并最终制定了附录，进一步阐明了 ICH E2C（R1）指南的细化要求。此后，PSUR 被欧洲国家、日本以及其他越来越多的国家采用，美国也接受 PSUR 可在一定限度内替代其上市产品的定期报告，PSUR 逐渐成为上市药品安全性总结的全球标准性报告。

2012 年以来，人们逐渐认识到当对药物的安全性进行评估时，还应同时考虑到药物的获益，进行综合获益 – 风险评估才更有意义。因此，ICH 对 E2C（R1）进行了修订，并于 2012 年 11 月发布了 ICH E2C（R2），即《定期获益 – 风险评估报告》（Periodic Benefit–Risk Evaluation Report，PBRER）。PBRER 从对定期安全性更新的狭义关注转移到更广泛的定期获益 – 风险评估范围上，并描述了 PBRER 提交的推荐格式、内容和时间。与 PSUR 一样，PBRER 正逐渐被 ICH 成员国以及其他国家监管部门采纳，但各国关于上市后定期安全性报告的递交要求尚未完全统一。

我国自 2011 年 7 月起施行《药品不良反应报告和监测管理办法》（卫生部令第 81 号）首次提出定期安全性更新报告（PSUR）的提交要求。2012 年 9 月国家药品监管部门依据 ICH E2C（R1）制定了《药品定期安全性更新报告撰写规范》，随后发布了《药品定期安全性更新报告（PSUR）的常见问题与回答》系列，对持有人提供详细的技术指导。

为履行 ICH 成员和当选 ICH 管委会监管机构成员的义务，2020 年 7 月国家药品监督管理局宣布"药品上市许可持有人可以提交 PBRER，也可按照《药品不良反应报告和监测管理办法》（卫生部令第 81 号）和《国家食品药品监督管理局关于印发药品定期安全性更新报告撰写规范的通知》的要求提交报告"，并在随后发布的《药品定期安全性更新报告（PSUR）的常见问题与回答 5》中对 PBRER 的提交时限进行了说明。这也提示我国上市后安全性总结报告的撰写要求正在从 PSUR 向 PBRER 过渡，逐渐与 ICH 指南要求接轨。随着国内行业快速发展以及国际协调统一的需求增加，PBRER 被我国采纳并快速推行也是趋势所在。同时，加快对 PBRER 要求的掌握，也有助于国内持有人在境外（特别是 ICH 区域）开展业务和合作。

《规范》明确规定持有人可以提交 PBRER 代替定期安全性更新报告，其撰写格式和提交要求适用 ICH 相关指导原则，其他要求同定期安全性更新报告。《规范》第五章进一步明确了定期安全性更新报告的提交频率、数据截止点、报告连续性、提交方式、报告格式和内容要求等。以下将对 PSUR/PBRER 撰写的一般原则、格式与内容、撰写技术要点及注意事项等进行讨论，并以案例形式提供了持有人在报告撰写方面的经验。

第七十九条　定期安全性更新报告应当以持有人在报告期内开展的工作为基础进行撰写，对收集到的安全性信息进行全面深入的回顾、汇总和分析，格式和内容应当符合药品定期安全性更新报告撰写规范的要求。

第八十条　创新药和改良型新药应当自取得批准证明文件之日起每满 1 年提交一次定期安全性更新报告，直至首次再注册，之后每 5 年报告一次。其他类别的药品，一般应当自取得批准证明文件之日起每 5 年报告一次。药品监督管理部门或药品不良反应监测机构另有要求的，应当按照要求提交。

第八十一条　定期安全性更新报告的数据汇总时间以首次取得药品批准证明文件的日期为起点计，也可以该药物全球首个获得上市批准日期（即国际诞生日）为起点计。定期安全性更新报告数据覆盖期应当保持完整性和连续性。

第八十二条　定期安全性更新报告应当由药物警戒负责人批准同意后，通过国家药品不良反应监测系统提交。

第八十三条　对定期安全性更新报告的审核意见，持有人应当及时处理并予以回应；其中针对特定安全性问题的分析评估要求，除按药品监督管理部门或药品不良反应监测机构要求单独提交外，还应当在下一次的定期安全性更新报告中进行分析评价。

第八十四条　持有人可以提交定期获益－风险评估报告代替定期安全性更新报告，其撰写格式和递交要求适用国际人用药品注册技术协调会相关指导原则，其他要求同定期安全性更新报告。

第八十五条　定期安全性更新报告中对于风险的评估应当基于药品的所有用途。

开展获益－风险评估时，对于有效性的评估应当包括临床试验的数据，以及按照批准的适应症在实际使用中获得的数据。获益－风险的综合评估应当以批准的适应症为基础，结合药品实际使用中的风险开展。

第八十六条　除药品监督管理部门另有要求外，以下药品或按药品管理的产品不需要提交定期安全性更新报告：原料药、体外诊断试剂、中药材、中药饮片。

5.2 基本原则与一般要求

根据国内现行法规以及在我国适用的国际指南，持有人在向药品不良反应监测机构提交 PSUR/PBRER 时，应遵循以下基本原则和一般要求。

5.2.1 关于同一活性成分产品的报告

持有人注册的多个产品（多个批准文号）可能涉及同一活性物质，涉及同一活性物质的多个产品可提交一份 PSUR/PBRER，报告中应纳入该活性物质所有产品、所有适应证、剂型和给药方案的信息。在某些情况下，可在报告的相关章节按适应证、剂型、给药方案或人群分别列出数据。在一些特殊情况下，相同活性物质的不同产品更适宜分别提交单独的报告，例如，用于全身和局部给药的两种制剂中的活性物质用于完全不同的适应证。

5.2.2 关于复方制剂的报告

对于单独销售的复方制剂（也称固定剂量复方制剂）可以提交单独的 PSUR/PBRER，也可以纳入其中一种单药的 PSUR/PBRER 中，可根据具体情况在单药的报告中单独进行描述。但如果复方制剂和单药的成分和适应证差别较大，或分属于不同类别的药品（例如化学药、中药），如需将复方制剂纳入单药的 PSUR/PBRER 中，建议提前与监测机构进行沟通并获得其同意。

5.2.3 关于多家持有人制造或销售的产品

每个持有人负责提交自己产品的报告。当不同公司涉及合同关系时，应在书面协议中明确规定各方在报告准备及向监测机构提交方面的职责。

5.2.4 关于报告的数据截止点和提交时限

PSUR/PBRER 的数据汇总时间可以以首次取得药品批准证明文件的日期为起点计，也可以该药物全球首个获得上市批准日期（国际诞生日）为起点计，应该在报告的文字中说明。定期安全性更新报告数据覆盖期应当保持完整性和连续性。

如果撰写 PSUR，上报日期应当在数据截止日后 60 天内。如果撰写 PBRER，提交时限适用 ICH E2C（R2），即报告周期为 1 年或更短的 PBRER，应在数据锁定点后的 70 天内提交，报告周期为 1 年以上的在 90 天内提交。

5.2.5 关于报告的频率

创新药和改良型新药应当自取得批准证明文件之日起每满 1 年提交一次 PSUR/PBRER，直至首次再注册，之后每 5 年报告一次。其他类别的药品，一般应当自取得批准证明文件之日起每 5 年报告一次。药品监管部门或药品不良反应监测机构另有要求的，应当按照要求提交。创新药、改良型新药一般是指国家药品监督管理局发布的生物制品、化学药品和中药注册分类及申报资料要求（2020 年第 43、44、68 号公告）中的 1 类和 2 类的药品。

进口药品也应当根据药品注册分类和《规范》要求确定 PSUR/PBRER 的提交频率。按照创新药或改良型新药（包括中药、化学药、生物制品）批准的药品，应当自取得批准证明文件起至少每满 1 年报告一次，直至首次再注册，之后每 5 年报告一次。但在上市药品批准证明文件中对提交频率有专门要求的，应当按批件要求提交。其他类别的进口药品一般应当自取得批准证明文件之日起至少每 5 年报告一次。药品监管部门或药品不良反应监测机构另有要求的，应当按照要求提交。对于跨国企业，如果公司统一的报告撰写频率低于《规范》要求的，持有人应当按照该规范要求提交；如果撰写频率高于该规范要求，可以依据公司统一的撰写频率提交。不要一次提交多份报告或将多份报告简单拼接成为一份报告提交。

5.2.6 关于报告及附件的提交

PSUR/PBRER 应当通过国家药品不良反应监测系统在线提交。持有人应当首先通过该系统在线填报定期安全性更新报告提交表，PSUR/PBRER 正文作为提交表的附件上传。同时作为附件上传的还包括药品批准证明文件、药品质量标准、药品说明书、参考文献等。在境内外均上市的药品，公司核心数据集（company core data sheet，CCDS）（参见"5.3"）的中文版和英文版也应作为附件提交。进口药品如无CCDS，建议提交原研国现行的说明书。持有人应提交当前最新版本的中文药品说明书和数据锁定点时生效的 CCDS（如适用）。国内药品说明书若已提交修改说明书的补充申请，且尚未得到回复，则应在提交表或报告正文的"摘要"及"安全性信息变更"中进行说明。如果同一活性成分的药品涉及多份说明书，且说明书中有关安全性信息的表述有差异，这些存在差异的说明书版本均应提交。

进口药品的 PSUR/PBRER 中，除附件外其他部分均应翻译成中文，并和原英文PSUR/PBRER 一起提交。建议将同类型附件资料整合为一个文件提交。

5.2.7 关于涉及提交 PSUR/PBRER 的药品

原则上，持有人所有实施批准文号管理的制剂均需要提交 PSUR/PBRER，无论是否生产销售。以下药品或按药品管理的产品不需要提交 PSUR/PBRER：原料药、体外诊断试剂、中药材、中药饮片。对于境内药品生产企业接受境外委托生产，但是未获得我国批准证明文件的产品也不需要提交 PSUR/PBRER。

一些在国外不按药品管理的品种，其安全性信息也需要包括在 PSUR 中。例如，某中药在国外以食品补充剂或者食品添加剂上市，但是国外有文献报道或者其他途径介绍该产品的安全性信息，这些信息也需要包含在报告中。又如，某进口药品在国外并不按照药品管理（例如肠内营养药等），但其境外制药厂商也应当按要求提交报告。

5.2.8 关于报告的审核

PSUR/PBRER 应当由持有人指定的药物警戒负责人批准同意后提交。

药品不良反应监测机构对 PSUR/PBRER 的审核意见，持有人应当及时处理并予以回应，必要时应与监测机构进行沟通；其中针对特定安全性问题的分析评估要求，除按药品监管部门或药品不良反应监测机构要求单独提交外，还应当在下一期报告中进行分析评估。

5.3 安全性参考信息

撰写 PSUR/PBRER 的一个重要目的是确定报告期内获得的信息是否与产品既往的安全性特征相一致，并指出是否应变更产品安全性参考信息。对于仅在中国上市的药品，该安全性参考信息一般是指药品监管部门批准的产品说明书。对于在中国及境外同时上市的药品，多地区有一个共同的参考信息将有助于采取实用、有效和一致的方法进行安全性评估，并使定期安全性更新报告成为多个国家或地区接受的唯一报告，这类持有人一般将 CCDS 作为参考信息。

ICH E2C 将 CCDS 定义为"由持有人编写的与药品安全性、适应证、给药剂量、药理学有关的信息文件"。CCDS 代表持有人的立场和观点，是各个国家说明书的基础。如果药品只在中国上市，可认为中国说明书即为 CCDS。持有人在报告期结束时，应使用最新版说明书或 CCDS 作为判断药品风险和获批适应证的参考依据。

安全性参考信息（reference safety information，RSI）是产品参考信息中有关安全性的内容。CCDS 中包含的安全性信息称为公司核心安全性信息（company core safety information，CCSI）。CCSI 本身并不是监管文件，而是对关键安全性信息的完整总结，构成了监管讨论的基础。无论是产品说明书还是 CCDS，安全性参考信息主要包括不良反应、警告、注意事项、禁忌证、特殊人群用药、药物过量，对药物安全使用有重要影响的药效学和药代动力学信息，以及临床前数据等。撰写 PSUR/PBRER 时，判断药品不良反应是否"已列"（listed）或"未列"（unlisted），主要是以安全性参考信息为基础。对于全球 PSUR/PBRER 来说，引入这些术语是为了将其与各国当地说明书相关的常用术语"预期性"（expectedness）或"已列入说明书"（labeledness）区分开来。需要说明的是，各国当地批准的说明书依然是重要参考文件，上市后个例不良反应的快速报告（例如 15 天报告）仍基于说明书。

由于各国法规不同，同一个药品在不同国家的说明书可能存在差异。同理，不同国家说明书中的不良反应列表也可能不同，例如，持有人认为某个不良事件与药品的使用无关，所以未加入说明书，但是该国家的监管部门认为与药品使用相关，要求持有人将其加入说明书，此时可能出现该不良事件包含在该国的说明书中，但并未被写入 CCDS 和其他国家的说明书的情况。持有人在全球 CCSI 发生变更时，应评估并及时修订中国药品说明书。在撰写 PSUR/PBRER 时，应对 CCSI 与中国说明书中的安全性信息进行比较，如果发现安全性信息存在明显的不一致，明确不一致的原因，并在 PSUR/PBRER 中进行说明。

在整个报告期间，如果获得新的安全信息，持有人应不断评估是否需要对说明书安全性信息或安全性参考信息进行修订。在报告周期内作出的安全性参考信息的重大变化应在 PSUR/PBRER 第 4 章节"安全性参考信息的变更"中描述，包括：①对安全性参考信息中［禁忌］［警告/注意事项］章节的变更；②增加的不良反应和相互作用；③增加的关于药物过量的重要新信息；④由于安全性或缺乏有效性而删除的适应证或其他限制。在数据锁定点之后、提交报告之前发生的安全性参考信息重大变更应包括在报告的"数据截止日后的新信息"章节。

5.4 报告格式与内容要求

PSUR/PBRER 均是向监管部门提交的有固定格式的文件。监管部门对此类文件的撰写要求符合 ICH 相关指导原则，尤其对于跨国药企而言，ICH 国际指南在我国的适用，可确保持有人向全球监管部门提交一致、连续和统一的数据，避免重复工作。

5.4.1 PSUR 的格式与内容

根据《规范》第七十九条的要求，PSUR 应当以持有人在报告期内开展的工作为基础进行撰写，对收集到的安全性信息进行全面深入的回顾、汇总和分析，格式和内容应当符合原国家食品药品监督管理局发布的《药品定期安全性更新报告撰写规范》（2012 年）。

PSUR 包含封面、目录、正文三部分内容。其中封面至少包括产品名称、报告类别（如定期安全性更新报告或定期获益–风险评估报告）、报告期、持有人名称（境外持有人还可包括参与撰写的代理人名称）、负责人及联系方式等。目录应尽可能详细，一般包含三级目录。正文包括 10 项内容，分别是：药品基本信息、国内外上市情况、因药品安全性原因而采取措施的情况、药品安全性信息的变更情况、用药人数估算资料、药品不良反应报告信息、安全性相关的研究信息、其他信息、药品安全性分析评估结果、结论。《药品定期安全性更新报告撰写规范》对每一项内容进行了具体要求，持有人应当按照该规范的内容，同时参考 ICH E2C（R1）进行撰写。PSUR 的附件包括药品批准证明文件、药品质量标准、药品说明书和参考文献等，应作为"定期安全性更新报告（PSUR）提交表"的附件单独上传到系统中。CCDS 中文和英文（或原语言文件）也应作为附件提交。

根据《药品不良反应报告和监测管理办法》的要求，国家和省级药品不良反应监测机构定期对持有人提交的 PSUR 进行评估，并制定了《药品定期安全性更新报告审核要点（试行）》（2012 年 11 月），该要点也是持有人撰写 PSUR 时应参考的文件之一。审核要点汇总和对应撰写建议见表 5-1。

表 5-1　PSUR 审核要点及撰写建议

PSUR 章节序号及抬头	审核要点[57]	撰写建议[58]
1. 药品基本信息	药品基本信息是否完整；如不完整，缺少哪些信息	
2. 国内外上市情况	①药品是否在欧美国家上市；如是，在哪些国家上市，有条件批准的上市条件、注册申请未获管理部门批准的原因、因药品安全性或疗效原因而撤回注册申请等情况如何；②国外的适应证、治疗人群、剂型、剂量是否与国内有显著差异，具体差异如何	本节应包含简要的叙述性概述，包括：全球首次获批日期、适应证、获批剂量和获批时间；并描述产品注册状态、相关安全措施
3. 因药品安全性原因而采取措施的情况	药品在报告期内是否因安全性原因而采取了措施；如是，采取的措施及理由	本节应包括持有人、临床试验申办方、数据监察委员会、伦理委员会或药监机构在报告期间全球范围内在临床研究中或上市后使用中采取的与安全性相关的重大措施的描述；对获批药品的获益－风险平衡有显著影响；对特定临床试验的实施或总体临床开发项目有影响。 如已知，应提供每项措施的原因，并酌情纳入任何其他相关信息。本章节还应总结既往措施的相关更新
4. 药品安全性信息的变更情况	①药品说明书中的安全性信息是否在报告期内有过变更；如是，主要变更内容有哪些；②我国药品说明书中的安全性信息是否与国外的有显著差异，是否会对药品总体安全性评估有影响	在撰写一份 5 年期 PSUR 时，基于报告期开始时生效的 CCSI 分析不良事件预期性通常是不切实际的，除非报告期内 CCSI 变更较少。在 5 年期间，药品不良反应的预期性可能存在较大差异，这取决于判断预期性的时间点（预期性判断在药品不良反应数据录入时持续进行，还是在撰写 PSUR 时进行预期性判断），可根据公司流程灵活进行。如果持有人选择在撰写 PSUR 时进行预期性判断，则应该使用撰写 PSUR 时生效的 CCSI 版本作为参考信息，这一选择应在 PSUR 正文中说明。如果 5 年期间持有人在数据录入时即完成了预期性判断，也可在 PSUR 撰写时参考当前版本的 CCSI 再次进行预期性判断，并备注预期性随时间而发生变化的原因。如

PSUR 章节 序号及抬头	审核要点[57]	撰写建议[58]
4. 药品安全性信息的变更情况	①药品说明书中的安全性信息是否在报告期内有过变更；如是，主要变更内容有哪些；②我国药品说明书中的安全性信息是否与国外的有显著差异，是否会对药品总体安全性评估有影响	有需要，持有人应该在 PSUR 的第 4 节和第 9 节对自上一期 PSUR 以来增加的变化进行解释
5. 用药人数估算资料	①国内外用药人数、估算方法及合理性；②如有不良反应发生率的资料，其发生率是多少	尤其是对于许多较老的产品，5 年内的临床试验暴露量可能极小，在任何情况下均远远低于市场暴露量。因此持有人可在以下情形发生时纳入临床试验受试者暴露量：仅当临床试验数据提示信号或者数据与产品获益－风险关系的任何变化疑似相关
6. 药品不良反应报告信息	①报告期内的不良反应报告数量，其中严重不良反应数及主要表现，新的且严重的不良反应主要表现、报告数及其累积数；②对于死亡病例、新的且严重的病例和其他需要关注的病例，其不良反应性质、临床意义、发生机制与报告频率如何；③报告期内是否发生了群体不良事件；如是，其报告、调查与处置情况如何	持有人判断预期性时选择参考 CCSI 版本（不良反应数据录入时的 CCSI 版本、撰写 PSUR 时 CCSI 版本）会对本节病例列表和汇总表纳入的不良反应有影响。如果选择参考撰写 PSUR 时生效的 CCSI，对于那些在过去 5 年期间添加到 CCSI 的非严重不良反应，其预期性会由非预期变为预期，因此可能不再需要纳入行列表，只需要纳入汇总表进行汇总分析
7. 安全性相关的研究信息	①企业如果开展或者资助了安全性相关研究，其研究方法和主要结果如何；②是否有药品相关的安全性研究文献；其主要安全性信息是否提示药品存在新的、严重的安全性问题	在 5 年报告期内可能进行了大量临床或非临床研究。同样，对活性物质进行全面文献检索可能产生数百篇文献。持有人应仅列出安全性相关的研究，并讨论最终或中期结果。文献报告的纳入和讨论应是选择性的，重点关注与安全性结果相关的已发表研究，与事件的预期性无关
8. 其他信息	①对于治疗严重或危及生命疾病的药品，是否收到药品缺乏疗效的报告；如是，请说明；②在数据截止日后，是否收到新的重要的安全性信息；如是，请说明；③企业是否制定了风险管理计划；如是，请说明主要措施及成效；④企业是否针对药品、某一适应证或者某一安全性问题进行了比较全面的专题分析；如是，请简要说明主要论据与结论	

PSUR 章节 序号及抬头	审核要点[57]	撰写建议[58]
9. 药品安全性分析评估结果	①现有数据提示药品有何新的且严重的药品不良反应，对总体安全性评估是否有影响；②已知不良反应的特点、发生率是否发生变化；③药物相互作用、特殊人群用药与长期用药等是否有新的安全性信息	对于有大量不良反应病例数据的报告，对总体安全性评估的讨论和分析应按照系统器官分类（system organ class, SOC）进行分类，并非按照预期性或严重性，当然，预期性或严重性仍可包含在每个 SOC 下
10. 结论	①与既往累积数据以及药品说明书不一致的安全性相关内容；②企业拟采取的风险管理措施或已采取的措施	

5.4.2 PBRER 的格式与内容

根据《规范》第八十四条的要求，无论是国产药品还是进口药品的持有人，均可提交 PBRER 代替 PSUR。国家药品监督管理局没有单独制定 PBRER 撰写规范，规定其格式和内容适用 ICH E2C（R2）指导原则。

PBRER 并非 PSUR 的补充，而是 PSUR 的更新升级，在内容结构和评估方法方面增加了新的要求。PBRER 主要是为了对药品风险及在获批适应证中获益的有关新信息进行全面、简明、关键的分析，以便对产品的总体获益 – 风险特征进行评估。PBRER 应包含持有人对报告期内获得的药品相关新信息的评估，评估应基于累积信息，方式包括：总结可能对药品的获益 – 风险特征有影响的相关新安全性信息；总结在报告期内获得的任何重要的、新的有效性 / 疗效信息；检查报告期内持有人获得的信息是否符合既往对药品获益和风险特征的了解；以及在出现重要的新安全性信息的情况下，对已批准的适应证进行综合获益 – 风险评估。PBRER 不应作为新的、重要的安全性信息的初始报告途径。

PBRER 与 PSUR 关注的重点有所不同。PSUR 是以风险为基础的阶段性报告，重点关注在规定的报告周期内和患者暴露背景下，对新的安全性信息进行评估，以确定是否应变更安全性参考信息来保证合理安全用药，即 PSUR 分析的是某个时间段内新的安全性数据。PBRER 更强调评估药物的总体获益 – 风险特征，PBRER 中包含药物重要的疗效 / 有效性信息的评估；同时，PBRER 安全性数据分析包括报告期内数据和累积安全性数据，最终针对药物所获批适应证和人群进行综合的获益 – 风险评估。PBRER 中关于获益 – 风险的分析也将成为监管部门决策（包括是否维持、限制或撤销药物的上市许可）的重要参考。二者在章节内容上的比较，见表 5–2。

表 5-2 PSUR 与 PBRER 在章节内容上的比较

PBRER 章节号	PBRER 中的章节抬头	PSUR 章节号	PSUR 的章节抬头
1	前言	1	药品基本信息
2	全球上市批准情况	2	国内外上市情况
3	报告期内因安全性原因而采取的措施	3	因药品安全性原因而采取措施的情况
4	安全性参考信息的变更	4	药品安全性信息的变更情况
5	预计药物暴露量和用药模式	5	用药人数估算资料
5.1	临床试验中的累积受试者暴露量		
5.2	上市后经验中的累积和时间段内患者暴露		
6	总结表中的数据	6	药品不良反应报告信息
6.1	参考信息	6.1	个例药品不良反应
6.2	临床试验中的严重不良事件的累积汇总表	6.2	群体药品不良反应
6.3	上市后数据来源的累积及报告周期汇总表		
7	报告期内临床试验重大发现的总结	7	安全性相关的研究信息
7.1	已完成的临床试验	7.1	已完成的研究
7.2	正在进行的临床试验	7.2	计划或正在进行的研究
7.3	长期随访	7.3	已发表的研究
7.4	药品的其他治疗用途		
7.5	与固定联合治疗有关的新安全性数据		
8	非干预性研究的发现		
9	其他临床试验和来源的信息		
10	非临床数据		
11	文献		
12	其他定期报告	8	其他信息
13	对照临床试验中缺乏疗效	8.1	与疗效有关的信息
14	最新的信息	8.2	数据截止日后的新信息

PBRER 章节号	PBRER 中的章节抬头	PSUR 章节号	PSUR 的章节抬头
15	信号概述：新的、正在评价的或已关闭的	8.4	专题分析报告
16	信号和风险评估	9	药品安全性分析评估结果
16.1	安全性问题总结		
16.2	信号评估		
16.3	风险和新信息的评估		
16.4	风险特征		
16.5	风险最小化措施的有效性（如适用）	8.3	风险管理计划
17	获益评估		
17.1	重要的基线有效性 / 疗效信息		
17.2	新确认的有效性 / 疗效信息		
17.3	获益特征		
18	批准适应证的综合获益 – 风险分析		
18.1	获益 – 风险背景 – 医疗需求和重要替代方案		
18.2	获益 – 风险分析评估		
19	结论和措施	10	结论

注：表格最右列空白处代表 PSUR 中无对应章节或无相关章节。

5.4.3 PBRER 与其他 ICH 文件的关系

　　ICH 指南要求持有人或临床试验申办者在药品生命周期内提交不同类型的定期报告以满足药品上市后的监管要求。PBRER（ICH E2C R2）用于定期报告已批准药品的安全性；研发期间安全性更新报告（development safety update report，DSUR）应遵循 ICH E2F 的要求，定期报告仍处于研发阶段的药品的安全性；风险管理计划（risk management plan，RMP）需要遵循 ICH E2E 的要求，在药品上市申请时提交，并在药品上市后由持有人继续维护。由于这些文件具有不同的监管目的、不同的周期性，并且可能由同一个监管部门内的不同机构进行审查，因此每份文件都需要单独完成。然而，DSUR、PSUR 和 RMP 的安全性概述章节在内容上的重叠和不一致会导致持有人撰写文件的效率低下。修订 ICH E2C（R1）的主要原因之一是希望能够减少撰写上述监管文件时的重复工作，从而提高效率。因此，制定 ICH E2C（R2）是为了使 PBRER、DSUR 和 RMP 的安全性概述部分在固定章节的内容一致。

指导原则 ICH E2C（R2）PBRER 鼓励使用共有的章节来提高灵活性，共有章节"模块"化可使同样的内容用于提交不同的监管部门和不同的监管目的。因此，作为模块化方法的基础，PBRER 的开发方式使其部分章节的内容可直接用作其他文件的章节。例如，ICH E2F 中建议，如果药品 DSUR 的国际研发诞生日切换为同一产品 PBRER 的国际诞生日，则当数据锁定点相同且每份报告基于国际诞生日涵盖 1 年报告周期时，即可在 PBRER 中直接使用 DSUR 多个章节的内容。

指导原则 ICH E2C（R2）的附录 D 列出了可与 DSUR（ICH E2F）或 RMP（ICH E2E）共享的 PBRER 章节。在 PBRER、DSUR 和 RMP（ICH E2E）中使用通用章节作为模块化方法具有许多优点：

- 最大限度地利用多个监管文件中的模块。
- 保持 PBRER、DSUR 和 RMP 安全性概述的一致性。
- 避免不必要的重复工作。
- 可提高持有人撰写文件的效率。
- 当 PBRER 涵盖不同的时间间隔或需要在不同时间向多个监管部门提交时，可灵活使用现有章节（模块），仅需要更新包含新信息或新评估的模块。

5.5　报告撰写技术要求

5.5.1　PSUR 撰写技术要求

以下撰写技术要求主要参考《定期安全性更新报告撰写规范》及国家药品不良反应监测机构发布的 PSUR 常见问题与回答（Q&A）。

5.5.1.1　关于药品不良反应报告信息来源

PSUR 撰写规范第六部分要求介绍报告期内获知的所有个例药品不良反应。个例不良反应信息来源不仅包括医疗机构、经营企业、患者或个人报告的不良反应，还包括文献报道的个例不良反应、上市后研究（不限于上市后安全性研究）和其他有组织的数据收集项目发现的不良反应，以及国家药品不良反应监测系统反馈的不良反应监测数据等。在境内外均上市的药品，应包括全球范围内的不良反应监测数据。

5.5.1.2 关于药品安全性信息变更

PSUR 第四部分介绍报告期内安全性信息的变更情况，包括药品说明书和 CCDS 中安全性信息变更情况。

针对境内外均上市的药品，如果持有人有全球统一的 CCDS 或 RSI 文件，应对我国药品说明书与 CCDS 或 RSI 的安全性信息进行比较，如果存在差别应进行说明并解释原因。报告期内持有人产品在欧盟、英国、美国、日本、澳大利亚等国家或地区的说明书已经因安全性原因修订，而我国药品说明书未因此修改的，也应说明原因。如果持有人已经制定了我国说明书的修订计划，或已经提交了说明书修订申请，应予以说明。

5.5.1.3 关于用药人数估算

PSUR 第五部分提出"通常基于限定日剂量来估算用药人数"。限定日剂量（defined daily dose, DDD）是某一特定药物为治疗主要适应证而设定的用于成人的平均日剂量。WHO 根据临床药物应用情况，人为制定每日用药剂量，并建议用 DDD 作为测量药物利用的单位。可以在世卫组织药物统计方法合作中心（WHO Collaborating Centre for Drug Statistics Methodology）网 站（https://www.whocc.no/news/）查询 DDD 值，可按照 ATC（anatomical therapeutic category）代码查询，也可按照药品名称（name）查询，药品名称通常是国际非专有药名（international nonproprietary name, INN）。用药频度（DDDs）＝某药年销售总量 / 该药的 DDD 值。

5.5.1.4 关于药品不良反应病例列表

以下类型的不良反应需要列入 PSUR 第六部分的"个例药品不良反应病例列表"（PSUR 撰写规范附件 4）中：①新药监测期内和首次进口 5 年内药品的所有不良反应；②非预期不良反应（新的不良反应）；③严重不良反应。

一个患者的不良反应一般在表格中只占一行。如果一个病例有多个药品不良反应，应在不良反应名称项下列出所有的药品不良反应，并按照严重程度排序。如果同一患者在不同时段发生不同类型的不良反应，例如，在一个临床研究中间隔数周发生不同类型的不良反应，就应在表格的不同行中作为另一个病例进行报告，并对这种情况做出相应说明。

为更好地呈现数据，可以根据药品剂型或适应证（功能主治）不同，使用多个病例列表。

5.5.1.5　关于药品不良反应汇总表

报告期内收到的所有的不良反应（包括监测机构反馈的不良反应）均应纳入"个例药品不良反应汇总表"（PSUR 撰写规范附件 5）。汇总表通常按照不良反应所累及的 SOC 排序汇总。可以按照不良反应的严重性、说明书是否收载、病例发生地或来源的不同分栏或分别制表。

对于非预期严重不良反应（新的且严重的不良反应），应提供从药品上市到数据截止日的累积数据。

5.5.1.6　关于安全性相关的研究信息

PSUR 的第七部分介绍与药品安全相关的研究信息，包括非临床研究信息、临床研究信息和流行病学研究信息，并根据研究完成或发表与否，按已完成的研究、计划或正在进行的研究和已发表的研究进行介绍。

其中已完成的研究、计划或正在进行的研究，均是指由持有人发起或资助的安全性相关研究。已发表的研究不限于持有人发起或组织的，应总结国内外科学文献中与药品安全有关的信息，包括重要的阳性结果或阴性结果。参考文献需列出文献的作者、标题、杂志名称、发表时间等（可按著录格式提供），一般无需附文献原文，除非报告的审评部门有此要求。

5.5.1.7　关于药品风险管理计划

根据 PSUR 的第八部分对风险管理计划的要求，持有人如果在报告期内制定或更新了药品风险管理计划 / 药物警戒计划，应对相关内容进行简要的介绍，例如，计划制定的背景和原因、拟采取的药物警戒活动，如果采取了风险控制措施，应描述风险控制措施的内容和评估计划等。风险管理计划 / 药物警戒计划全文可作为附件提交。

此处的风险管理计划，主要是指针对某个 / 类药品的某个 / 些风险的管理计划，而非介绍本公司药品风险管理制度、药物警戒制度等的其他文件。

5.5.2　PBRER 撰写技术要求

以下撰写技术要求主要参考了 ICH 官方网站发布的 E2C（R2）Q&A 及培训资料[59]。

5.5.2.1 相关术语的说明

在 ICH E2C（R2）的多个章节提到"重要安全性信息"，重要安全性信息的评估是一个医学判断问题，它可能包括以下信息：经评估认为将对产品安全性特征产生影响的信息，或需要通过产品说明书进行沟通的信息，或有助于识别新信号的数据，或者可提供用以支持或反驳某个信号的信息。

"公众健康影响"是重要风险特征中需考虑的一个要点。"公众健康影响"评估是一项需要考虑到多重因素的复杂任务，是 PBRER 中重要风险特征的一部分，持有人应在 PBRER 的第 16.4 节中评估风险对公众健康的影响。在评估某个风险对公众健康的影响时，持有人应考虑以下几点（这些要点旨在解释说明而非全面的描述）：产品使用程度（用药人群的规模）、频率和健康后果（包括考虑严重性、可预防性和可逆性）等。风险特征应考虑对个体患者以及总体人群的影响。

PBRER 第 16.4 节和第 17.3 节应分别列出药品的风险特征和获益特征，第 18 节应对前面章节中的关键信息进行整合，提供获益 – 风险综合分析，不应简单重复第 16.4 节和第 17.3 节中列出的内容。尽管第 16 节和第 17 节列出了所有的重要风险信息和重要获益信息，但并非所有的获益和风险都对总体获益 – 风险评估有重要影响，因此，第 18 节应说明在获益 – 风险评估中所整合的关键获益和关键风险。"关键风险"和"关键获益"是指对总体获益 – 风险评估有重要影响的获益和风险，不一定包括 PBRER 中提及的所有重要获益和风险。"关键风险"和"关键获益"的评估是一个医学判断问题。关于"关键获益"，应考虑其性质、临床重要性、持续时间和普遍性，以及在对其他治疗和替代治疗无应答的患者中的疗效证据。在考虑某获益因素时，应考虑与该获益因素有关的所有要素（例如，对于关节炎治疗的获益，应考虑的要素有：症状减轻、抑制关节损伤的影像学进展）。关于"关键风险"，应考虑其临床重要性，例如，毒性的性质、严重性、发生频率、可预测性、可预防性、可逆性、对患者的影响，以及是否由超说明书使用、新用途或误用引起。

5.5.2.2 超说明书用药

PBRER 应根据药品的所有用途，包括产品参考信息之外的用途（通常称为超说明书用药）来开展安全性信息的评估。虽然获益 – 风险评估应基于批准的适应证，但风险评估考虑到产品的所有用途至关重要。ICH E2C（R2）的章节 1.3（PBRER 的范围）要求，从非获批适应证相关使用数据中获得的药品安全性数据应反映在风险评估的讨论中。关于超说明书用药的潜在信息来源，包括但不限于自发不良反应报告、研究者发起的临床试验、药物使用数据 / 研究和已发表文献。

关于超说明书用药的特定信息可以在 PBRER 的以下章节中包括：

● 章节 5.2（上市后的累积患者暴露和报告周期内患者暴露）：持有人应简要描述与安全性数据解释相关的使用模式。这可能包括超说明书使用的信息，包括此类使用是否得到临床指南、临床试验证据的支持或是否缺乏获批的替代治疗。为了确定超说明书用药，持有人应使用在 PBRER 的数据锁定点时有效的产品参考信息（例如说明书）的相关内容（例如适应证、禁忌证）。

● 章节 15（信号概述：新出现的、正在进行中的或已关闭的）和 16（信号和风险评估）：持有人应在本节中纳入产品的所有使用用途中产生的信号和风险。

● 章节 18.2（获益 – 风险分析评估）：尽管获益评估应仅限于批准的用途（见指南第 17 节），但总体获益 – 风险评估应考虑与产品所有用途相关的风险。

5.5.2.3 仿制药的 PBRER

可用信息的来源是指持有人合理预期可获得的关于药品或药品中包含的活性物质的数据，以及与安全性或获益 – 风险评估相关的数据（另见 ICH E2C（R2）附录 E，可能用于撰写 PBRER 的信息来源示例）。与原研药相比，持有人可获得的关于仿制药的信息可能较少，对于非持有人申办的临床试验，仅可访问已发表的报告。在为仿制药撰写 PBRER 时，应遵循 ICH E2C（R2）中所述的相同格式和内容。信息来源可以包括该活性物质的可用信息。可能用于撰写 PBRER 的信息来源示例如下（包括但不限于）：非临床研究、临床试验（包括在未批准适应证或人群中的研究）、自发报告（如持有人安全性数据库）、持有人申办的网站、观察性研究（如登记研究）、产品使用数据和药物使用信息、已发表的科学文献或摘要报告（包括科学会议上提供的信息）、未发表的手稿、主动监测系统（如哨点）、系统综述和荟萃分析、合作伙伴或学术机构 / 研究网络提供的信息、患者支持项目、产品质量调查、监测机构提供的信息。

5.5.2.4 累积数据缺乏

PBRER 中的获益数据和风险数据均为累积数据，持有人应提供撰写 PBRER 时获得的所有信息。如果某些产品缺乏历史信息，在为这些产品撰写 PBRER 时，应详细说明哪些信息不可用，并充分解释为什么不可用。例如，如果无法获得精确的临床试验期间累积暴露数量，应解释从累积数据中省略的数据。在计算临床试验期间累积暴露量时，应提供其最佳估计值，并说明这一估计值的基础和基本假设。如果无法获得已上市多年的产品的原始临床研究报告，建议将其疗效 / 有效性描述建立在公开数据来源（例已发表的文献）获得的信息上。

根据 ICH E2C（R2）指南，PBRER 的 5.2 章节应包括根据不同参数（如适应证、性别、年龄、剂量、剂型和区域）列出的来自上市经验的患者暴露量。同时应提供特殊人群用药的详细信息。当无法获得这些分组数据时，持有人应努力获得准确和完整的上市后暴露数据。暴露数据的来源包括但不限于销售数据、登记项目和医疗卫生数据库。如果数据可用，应在 PBRER 的第 5.2 节中提供这些数据，并描述关于数据准确性的任何限制。如果数据不可用，应说明这一点并指出原因。

对于最近（例如，在过去 10 年内）持有人没有开展临床试验或临床信息非常有限的成熟产品，应尝试获得报告所需的数据。对可用文件进行全面审查，以确定可提供哪些数据，可参考文件可能包括：研究者手册、CCDS 和产品说明书、通用技术文档（common technical document，CTD）/ 全球上市申请资料 –2.7.4（安全性综合总结，荟萃分析）、上一期 PSUR/RMP、文献综述。

5.5.2.5 临床试验来源的信息

PBRER 的第 6.2 节为"临床试验期间严重不良事件累积汇总表"，该表格应仅包括持有人申办的"干预性临床试验"，且其中的试验用药与 PBRER 中代表的产品含有相同的活性物质。该严重不良事件累积汇总表应包括持有人申办的所有此类干预性临床试验的数据，包括以下三类：①研究获批适应证、获批剂量、获批人群或获批剂型的临床试验；②主要目的是识别、描述或定量安全性风险，或证实安全性特征的临床试验；③研究未获批剂量、未获批适应证或未获批人群的临床试验（如果相关或适当）。

在某些情况下，产品 A（PBRER 中代表的产品）可能被用作另一种产品（产品 B）临床试验的对照药。在针对产品 B 开展的临床试验中，产品 A 相关的严重不良事件不需要纳入产品 A PBRER 的第 6.2 章节"临床试验期间严重不良事件累积汇总表"的对照药一列。持有人应在产品 A PBRER 的第 7.1、7.2 或 9.1 节中酌情总结产品 A 在产品 B 临床试验中获得的任何重要安全性结果（取决于持有人是否是产生信息的试验项目的申办方）。指导原则 ICH E2C（R2）第 3.6.2 节中的术语"对照药物"是指在产品 A 的临床开发项目中用作对照药的其他药物。同样，产品 B 的持有人在撰写产品 B 的 PBRER 时，当产品 A 在产品 B 的临床试验中用作对照药时，应在第 6.2 节严重不良事件累积汇总表的对照药一列中纳入产品 A 的严重不良事件。指导原则 ICH E2C（R2）附录 B 表 6 提供了临床试验中严重不良事件累积汇总表的示例。

关于非持有人申办的临床试验收集的严重不良事件（例如，研究者发起的试验、共同开发伙伴申办的试验），持有人不应将这些临床试验中收集的严重不良事件纳入第6.2节的严重不良事件累积汇总表中，而应在第9.1节（其他临床试验）对这些临床试验进行简要总结。如果从这些来源中获得了新的重要安全性或疗效结果，则可能需要更详细的信息，以支持在报告的后面章节（第15~18章节）进行更全面的评估。

关于产品的其他治疗用途而进行的临床试验（例如，新适应证的Ⅲb期临床开发项目）应酌情在PBRER的第7.1（已完成的临床试验）、7.2（正在进行的临床试验）或9.1节（其他临床试验）中总结所获得的重要安全性信息，具体取决于持有人是否是产生信息的试验项目的申办方。

关于持有人根据特定方案进行的其他项目（如扩展用药项目、同情使用项目、其他有组织的数据采集项目）中获得安全性信息，应在PBRER第7.4节中总结具有临床意义的安全性信息。

尽管PBRER第13节的标题为"对照临床试验中缺乏疗效"，但本节的目的是纳入报告期间进行或完成的所有类型临床试验中缺乏疗效的数据。如果来自临床试验的数据表明"用于治疗或预防严重或危及生命疾病的产品"缺乏疗效，或与已确立的疗法相比缺乏疗效，那么这可能提示治疗人群会面临重大风险，应在第13节中对此进行总结。确定是否为危及生命的疾病是一个医学判断问题，主要考虑因素与作为疾病潜在后果的发病率和死亡率相关。ICH E2C（R2）指南第3.13节提供了一个案例，即急性冠脉综合征，以说明可能被视为严重或危及生命的疾病，此处的关键考虑因素是缺乏疗效可能会对产品治疗人群造成重大风险。

为了充分描述上市产品的持续安全性特征，应在PBRER的适当章节总结从该产品的临床试验中获得的任何安全性信号或其他重要安全性信息。

5.5.2.6　非临床数据

应在PBRER的第10节总结或引用在报告期间获悉的所有非临床研究的主要安全性结果，不论持有人是否为该非临床研究的申办者或执行者。如果此类结果来自其他组织进行的非临床研究并且在文献中发表，应在第11节中进行总结，并在第10节中提供适当的交叉引用，这样就可以避免不必要的信息重复。应在报告的相关评估章节讨论第10节呈现的结果的影响。

5.5.2.7　文献

PBRER第11节应总结与产品相关的所有新的和重大安全性结果。这可能包括相同活性成分产品相关的安全性结果，不一定是持有人销售的品牌。因此，用于 PBRER 撰写而进行的文献检索应比对个体不良反应病例（即用于快速报告目的）进行的检索更广泛，如果相关，PBRER 应讨论同类活性物质的信息。

5.5.2.8 如何避免报告中数据的重复

根据 ICH E2C（R2）指南，应在 PBRER 章节 6 至 14 中提供与安全性相关的数据和发现。持有人如何避免在章节 15 和 16 中重复数据，以及如何提供足够详细的信息来论证结论？

尽管在 PBRER 的不同章节重复信息并非完全避免，有时重复信息是适当的，但持有人可以考虑在其内部模板 / 规程中向撰写人员提供说明，以尽量减少这种重复。这些说明可以建议交叉引用最初提供数据的 PBRER 的早期章节。但是，不应过度使用交叉引用，因为这可能会妨碍向读者传达清晰的信息。PBRER 的第 6 至 14 节仅列出这些章节涵盖的各种来源的数据或结果。相反，第 15 节和第 16 节旨在提供第 6 节至第 14 节中重要数据和结果的相关解释和评估。例如，如果持有人根据报告期间发表的文献发现新的或正在进行的信号，持有人应在第 11 节中总结文献报告，并将发现的安全性信号纳入第 15 节信号概述的汇总表中。如果持有人基于报告期间完成的随机化临床试验的结果驳回了一个正在进行的安全性信号，那么应在第 7.1 节（已完成的临床试验）简要总结相关研究结果。此外，应更新第 15 节信号表中的信号状态，并在第 16.2 节（信号评估）中提供有关新的和累积数据的关键分析。该综合分析应包括持有人反驳该信号的依据和结论。第 16.2 节中讨论的驳回信号的分析不应完全重复第 7.1 节中包含的结果，而应提供侧重于结果评估和解释的概括性总结。同样，不应在 PBRER 第 16.4 节（风险特征）中重复第 16.2 节和第 16.3 节中包含的汇总分析。

5.5.2.9 信号与风险评估数据的呈现

如 ICH E2C（R2）指南第 2.5 节所述，持有人应根据所列结果的临床意义调整其结果呈现章节（PBRER 第 6~14 节）和评估章节（PBRER 第 15 和 16 节）的详细程度，这涉及医学和科学判断。详细程度应足以论证持有人的结论以及采取或拟定的任何措施。在第 15 和 16 节中应更详细地讨论具有重大医学影响的任何发现，或因果关系需要更深入评估的发现。

应在第 15 节信号概述汇总表中提供报告期间正在进行和已关闭的信号概述。对于在报告期间已关闭的信号，应在第 16.2 节中补充信息并对现有数据进行汇总评估。当监管部门要求持有人监测某个特定主题（不视为信号）并在 PBRER 中报告时，如果结果为阴性，应在第 15 节中总结分析结果。

应在 PBRER 的第 16.2 节和第 16.3 节中纳入足够的信息和对现有数据的解释，使审查者能够理解这些结论和措施（如果采取或拟定）的依据。应在第 16.2 节中对支持或反对可能因果关系的现有证据进行明确评估。所列分析的重点应支持持有人如何得出以下结论：①基于反对因果关系的现有证据而驳回信号；②信号确认为已识别风险（有充分的相关性证据）；③信号确认为潜在风险（有一定依据怀疑存在相关性，但相关性尚未得到证实）。PBRER 第 16.3 节应包含与先前确定的风险相关的新信息，这些新信息尚未纳入第 16.2 节，即新信息本身不构成信号。这应包括有关重要风险的信息和重要缺失信息的更新，以及其他分类为"非重要风险"的更新。新信息可能是对监管要求的回复（有关之前确认风险）。尽管持有人应提供简要信息，但应确保总结中包含足够详细的信息，以便监管部门审查者确定信息是否对风险理解或其特征有影响。

在 PBRER 第 16.4 节的风险表征中，应考虑风险是否属于重要风险。如果风险发生不频繁、非严重、可逆、易于管理并且对个体患者或公众健康没有重大影响，则风险可能不属于重要风险。即使是常见的不良反应，如果与临床显著不良后遗症无关，也可能不构成重要风险。与涵盖所有信号和风险的第 15、16.2 和 16.3 节不同，第 16.4 节仅包括重要风险。在第 16.4 节中，持有人应提供关于 ICH E2C（R2）指南中列出的参数的更详细信息，以说明认为是重要风险的理由。

当监管部门要求持有人监测并在 PBRER 中报告某一特定主题时，如果持有人总结分析后确定特定主题构成信号，则应将其纳入第 15 节的信号表格中，照此进行评估，并按照 PBRER 中总结信号的常用方法进行处理。如果持有人认为特定主题不构成信号，则应在 PBRER 第 15 节中总结其对要求的监测主题的分析。

5.5.2.10　疗效 / 有效性评估

对获益的评估是 PBRER 的一个新特征，应在 PBRER 中报告来自临床试验和临床实践真实世界的获益证据。由于不同地区的术语不一致，ICH E2C（R2）中规定使用术语"疗效 / 有效性"来阐明临床试验和临床实践真实世界中的信息，均在 PBRER 的获益信息范围内。在一些国家或地区，疗效（efficacy）是指来自临床试验的获益证据，而有效性（effectiveness）是指来自临床实践真实世界的获益证据。然而，有些国家或地区并没有做出这种区分。

除非药品的安全性或获益 – 风险特征在报告期内发生了显著变化，对药品获益进行简要讨论即可。因此，PBRER 中一些章节内容的详细程度（例如，安全性和疗效数据评估、安全性信号评估和获益－风险评估）取决于该药品已知的或新出现的重要风险以及新出现的重要获益信息。纳入获益评估的信息在时间范围上包括从国际研发诞生日起至本周期数据锁定点之间产生的全部数据。如果一个产品同时有多个适应证获批，还应该按照适应证或治疗人群对获益情况进行分别评估。

PBRER 第 17.1 节总结了报告周期开始时药品的基线疗效／有效性信息，构成了获益评估的基础，为获益评估时的参考信息，该信息应与产品参考信息中所列的获批适应证进行关联。在本节提供的与批准适应证相关的任何疗效／有效性信息，应足以支持第 17.3 节的获益特征描述以及第 18 节的获批适应证的综合获益－风险分析。内容应侧重于支持产品获益的重要证据。可以使用表格、图形或叙述性描述传达该信息。

以下是撰写 PBRER 第 17.1 节时需要考虑的要点：①应在第 17.1 节阐述产品的预期目的和对治疗人群中获批适应证结局的影响，包括产品获益的性质（诊断性治疗、预防性治疗、对症治疗或缓解病情性治疗）；②有关"疗效／有效性"的证据来源包括但不限于：临床试验数据、系统综述、荟萃分析、临床药理学、相关结局研究；③其他应考虑的内容包括：在亚组人群中获益的证据，例如，儿童、老年人、妊娠期妇女、易感人群；支持疗效／有效性的多个疗效终点的相关信息；各种来源（例如，安慰剂对照试验、阳性对照试验、荟萃分析、观察性研究）的疗效／有效性证据；重要亚组中获益或缺乏获益的趋势、模式或证据。

在 PBRER 第 17.2 节应提供新发现的疗效／有效性信息，该信息应是基于数据和科学的信息。构成新信息的是可能改变产品在获批适应证中已知获益特征的"疗效／有效性"信息，而非是那些仅确认产品已知获益特征的信息。例如，说明书中已明确某药用于治疗某疾病的疗效，则用于佐证该已知疗效的研究不应纳入本节中。如果来自临床试验的新的"疗效／有效性"信息已包含在 PBRER 的前几节中，例如，第 7 节"报告期内临床试验重大发现的总结"、第 9.1 节"其他临床试验"或第 13 节"对照临床试验中缺乏疗效"，则应在第 17.2 节交叉引用相关章节的内容，无需再重复列出。因此，前几节可能包括来自临床试验条件下新的疗效信息，本节则重点关注实际使用条件下新的有效性信息。此外，应在第 17.2 节中纳入报告期间批准的新适应证的简要信息，应提供足以支持第 17.3 节获益特征描述地详细信息。需要考虑与未批准的适应证相关的新的"疗效／有效性"信息是否可能会对已批准适应证的获益－风险特征产生影响，如果是，则应相应地总结新信息。

5.5.2.11 获益－风险评估

获益－风险评估应针对特定的适应证或人群进行；对于多个适应证的产品，也应该按照适应证分别进行描述；对于同一适应证内不同人群的获益和风险存在显著差异的情况，则应尽可能按人群进行描述。

在进行获益 – 风险评估时，应考虑的因素包括：①并非所有获益和风险均对总体获益 – 风险评估有重要贡献，因此，应说明评估中考虑的关键获益和风险，对关键的获益和风险评估情况进行描述。②需要考虑药品的使用背景和关键获益，包括药品的用途（是治疗、诊断还是预防性用药），所治疗疾病的特点（严重程度、临床结局、现有治疗手段和临床需求等），治疗的人群（相对健康、慢性疾病、罕见疾病），以及治疗的有效率、效果、疗效持续时间等因素。例如，同样安全性问题，对于有多种替代疗法的治疗急性、非危及生命疾病的药物与无替代疗法或缺少替代疗法的药物相比，获益 – 风险评估的内容、特征分析将会完全不同。③关于风险，应考虑其临床重要性，包括毒性的性质、严重性、发生频率、可预测性、可预防性、可逆性、对患者的影响，以及是否会由超说明书使用、新用途或误用引起。④风险 – 获益评估是基于医学和安全的分析评估，通常不将经济学因素纳入分析（例如，药品价格、药品成本效益）。

药品的获益 – 风险评估需要综合考虑多方面的因素，在一定程度上具有不确定性，也难以通过明确的量化或简单的运算来得出结论。目前行业内进行获益 – 风险分析还是以定性分析为主。近年来，欧洲药品管理局等监管机构和行业人员也在进行可量化的获益 – 风险评估方法的开发和尝试，为未来获益 – 风险评估提供更多方法学和工具方面的指导和支持。

5.6 报告撰写流程

PSUR/PBRER 是一个包含药品全球上市状态、全球监管活动、持有人因安全性问题采取的措施、患者暴露量、临床研究项目进展、研究结果、安全性分析、获益 – 风险评估等信息的综合性文件。因此，报告的撰写需要持有人内部多部门共同参与，提供数据支持。下面将以案例的形式介绍报告撰写的流程及撰写过程中的数据准备，仅供持有人参考。

一般来说，药物警戒部门将负责总体协调报告的准备，与各个职能部门一起完成报告的准备、撰写和审批。其他参与报告准备的职能部门人员可能包括药物临床研究医师、注册事务负责人、临床研究运营负责人、数据管理负责人、数据编程负责人、药物临床前研究负责人、上市后医学和市场负责人等（根据持有人组织架构和部门分工不同，人员的职位名称可能不同）。持有人应根据架构和职能来组织相关人员参与报告的撰写。

报告撰写准备不限于模板更新或流程建立，还应该确保参与报告准备和撰写的人员均对文件和法规要求有充分的了解，具备相关的医学和法规知识。欧盟 GVP 推荐应建立详细的培训计划和培训流程，并根据不同人员在报告撰写过程中职能的不同，接受针对性的培训，确保撰写人员的资质符合撰写要求。需要注意的是，如产品涉及与其他持有人合作开发或合作上市情况，应与合作方签订药物警戒协议，并确保报告撰写时纳入来自合作方的数据。

报告的撰写包括撰写前准备、撰写、审核和提交存档的步骤（表 5-3）。持有人应建立 PSUR/PBRER 撰写规程，对各步骤的任务、负责人以及时限进行明确规定，确保报告撰写完整、科学、合规。

表 5-3　报告撰写流程

步骤	描述及注意事项
撰写前准备	报告的年度撰写计划：确保提交频率、数据锁定点与法规要求一致
	报告模板准备：以撰写指南为基础制定
	报告撰写启动会议
	根据会议讨论准备数据，提供撰写人
撰写、审核和定稿	初稿撰写，部门内审阅
	整合修订，进行跨部门审核
	整合全部信息，补充"最新披露信息"，完成最终审阅
提交存档	定稿，协调签字和审批
	提交，存档

5.6.1　撰写前准备

撰写前准备是报告撰写流程中的重要环节。为确保报告撰写工作启动时各职能部门对撰写任务和完成时限有充分的计划和准备，持有人应指定专人负责报告撰写协调。报告撰写协调员应及时记录药物国际诞生日，制定报告撰写和提交的整体计划，并就报告撰写任务与相关职能部门人员进行沟通，并做好相应资源配置。

报告的撰写应在数据锁定点前至少 4~12 周即启动（根据报告周期内涉及的数据量进行调整），报告撰写协调员应组织参与报告准备的各职能部门的人员启动报告撰写准备工作。报告准备的启动建议以会议的形式进行，并就以下内容达成一致：

- 报告准备的总体要求及撰写时间表。
- 报告撰写数据范围、所需要的数据内容、格式及时限。
- 提供相应数据和资料的负责人和提供时限。
- 各个部门人员在报告撰写过程中的职责及完成时限。
- 报告撰写使用的安全性参考信息等。

报告撰写准备中，数据准备是撰写准备的基础，以 PBRER 为例，需要包括（不限于）的数据见表 5-4。

表 5-4 PBRER 撰写数据准备

PBRER 所需数据	数据源及格式要求	负责部门 *
安全性数据列表 • 行列表 • 汇总表	• 临床试验中的严重不良事件的累积汇总表 • 上市后数据来源的累积和报告周期内的汇总表 • 其他区域列表	药物警戒
患者暴露量数据（按照性别、年龄、种族、药品适应证分类统计）	• 临床试验中受试者的累积暴露量 • 上市后累积和报告周期内的患者暴露量 • 确定患者暴露量计算公式	临床运营，市场和销售，药物警戒，临床医学
安全性参考信息（RSI）	• 数据锁定点时生效的 RSI • RSI 的变更情况	注册 / 药物警戒 / 全球说明书团队
全球上市情况	上市许可证明及公司内部记录表	注册事务
报告周期内由于安全性原因而采取的措施	内部沟通以及相关行动记录	临床研究 / 注册事务 / 药物警戒 / 药学部 / 药物流行病学 / 医学事务
正在进行或已经完成的临床试验情况	临床试验项目登记记录 基于多项研究汇总分析的新的重要安全性结果	临床研究 / 临床运营 / 药物警戒
上市后非干预性安全性研究	观察性研究、流行病学研究、药品登记研究	药物流行病学
用药错误信息	安全性数据库	药物警戒
报告期正在进行或完成的非临床研究数据	列表呈现需要报告的非临床研究（研究题目、研究状态） 临床前研究报告（体内和体外试验）	临床前研究
报告期安全性相关的文献	文献检索及记录	医学信息 / 药物警戒 / 临床前研究
数据截止日后的新信息	具有临床意义的文献，重要的随访数据，临床相关的毒性研究结果，持有人、数据监察委员会或监管部门因安全性原因采取的措施	药物警戒

PBRER 所需数据	数据源及格式要求	负责部门*
安全性信号汇总表	从如下来源获得新信息：持有人申办的临床试验或其他研究、自发报告、发表的文献以及来自外部的数据（包括监测机构和商业合作方），来自多学科领域（非临床、临床、药物警戒）的科学家对这些新信息进行评估以确证或驳回信号	药物警戒／临床研究／非临床研究／注册事务
安全性问题汇总表 信号评估表 风险评估表	报告周期开始时安全性问题汇总、报告周期结束时的安全性问题汇总、基于既往风险的新信息评估、报告周期内关闭信号的评估	药物警戒／临床研究／药物流行病学

* 此处负责的部门可根据持有人内部人员分工不同而变化。

5.6.2 报告的撰写、审阅和定稿

持有人可根据相关法规和指南建立报告撰写模板。报告撰写启动至完成应包括如下步骤：

- 报告模板整理及数据收集汇总
- 撰写报告初稿
- 初稿分发至各相关部门审阅
- 审阅意见收集汇总
- 最终质控、审批以及定稿

报告撰写负责人（或协调人员）负责确保按规定时限完成上述各步骤任务，及时汇总审核意见，进行修订直至所有审核意见均被解决才能定稿，并交由审阅和审批人员的签字。

5.6.3 报告提交和存档

持有人应当通过"药品上市许可持有人药品不良反应直接报告系统"提交报告。完成报告提交后，应密切关注监管部门的反馈，并根据反馈意见进行问题回复或修改。报告撰写准备中的内外部沟通、相关支持资料、终稿文件以及提交记录均应该按要求妥善保存。报告准备、撰写以及提交各步骤需要有详细的计划和时间表（报告撰写和提交时间表举例见表5–5），以确保按时完成报告的撰写和提交。如果涉及多个国家的提交，制定报告撰写时间表时应考虑翻译和校对等时间，确保各语言的报告均在时限内完成并提交。

表5-5　报告撰写提交时间表举例

步骤	时间表（举例）#
报告撰写启动会，开始数据准备	数据锁定点 –30 天
基于报告模板进行撰写前准备	数据锁定点 –15 天
撰写数据收集、汇总，整合，开始撰写	数据锁定点 +15 天
报告初稿完成，内部质控和医学审阅	数据锁定点 +35 天
汇总意见，完成跨部门审阅	数据锁定点 +40 天
整合全部信息，补充"最新披露信息"，进行最终审阅	数据锁定点 +45 天
定稿，协调签字和审批	数据锁定点 +50 天
提交，存档	数据锁定点 +55 天

\# 该时间表举例仅供参考，持有人可根据报告数据量、持有人内部流程、翻译需求等进行调整。

（林　钦　樊　蓉）

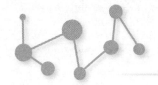

6 药品风险控制

基于对风险的识别和评估，持有人应对风险进行控制，选择恰当的风险控制措施，防止或减少药品不良反应的发生，降低不良反应发生的严重程度或对患者的影响。本章节将介绍常规和特殊的风险控制措施，讨论选择风险控制措施的考量因素以及评估方法等，并对其中一类特殊的风险控制措施——药品风险沟通进行重点阐述。

第八十七条 对于已识别的安全风险，持有人应当综合考虑药品风险特征、药品的可替代性、社会经济因素等，采取适宜的风险控制措施。

常规风险控制措施包括修订药品说明书、标签、包装，改变药品包装规格，改变药品管理状态等。特殊风险控制措施包括开展医务人员和患者的沟通和教育、药品使用环节的限制、患者登记等。需要紧急控制的，可采取暂停药品生产、销售及召回产品等措施。当评估认为药品风险大于获益的，持有人应当主动申请注销药品注册证书。

第八十八条 持有人采取药品使用环节的限制措施，以及暂停药品生产、销售，召回产品等风险控制措施的，应当向所在地省级药品监督管理部门报告，并告知相关药品经营企业和医疗机构停止销售和使用。

第八十九条 持有人发现或获知药品不良反应聚集性事件的，应当立即组织开展调查和处置，必要时应当采取有效的风险控制措施，并将相关情况向所在地省级药品监督管理部门报告。有重要进展应当跟踪报告，采取暂停生产、销售及召回产品等风险控制措施的应当立即报告。委托生产的，持有人应当同时向生产企业所在地省级药品监督管理部门报告。

第九十条 持有人应当对风险控制措施的执行情况和实施效果进行评估，并根据评估结论决定是否采取进一步行动。

第九十一条 持有人应当向医务人员、患者、公众传递药品安全性信息，沟通药品风险。

第九十二条 持有人应当根据不同的沟通目的，采用不同的风险沟通方式和渠道，制定有针对性的沟通内容，确保沟通及时、准确、有效。

第九十三条 沟通方式包括发送致医务人员的函、患者安全用药提示以及发布公告、召开发布会等。

致医务人员的函可通过正式信函发送至医务人员，或可通过相关医疗机构、药品生产企业、药品经营企业或行业协会发送，必要时可同时通过医药学专业期刊或报纸、具有互联网医药服务资质的网站等专业媒体发布。

患者安全用药提示可随药品发送至患者，或通过大众媒体进行发布，其内容应当简洁、清晰、通俗易懂。

第九十四条 沟通工作应当符合相关法律法规要求，不得包含任何广告或产品推广性质的内容。一般情况下，沟通内容应当基于当前获批的信息。

第九十五条 出现下列情况的，应当紧急开展沟通工作：

（一）药品存在需要紧急告知医务人员和患者的安全风险，但正在流通的产品不能及时更新说明书的；

（二）存在无法通过修订说明书纠正的不合理用药行为，且可能导致严重后果的；

（三）其他可能对患者或公众健康造成重大影响的情况。

6.1 风险控制措施

风险控制措施又称风险最小化措施、风险干预措施，是指以减少不良后果的发生频率或发生的严重程度而使用的一种或多种风险最小化工具[60]。在药物警戒活动中，通过药品风险识别和评估，对已识别风险或可能严重影响公众健康的潜在风险（如药品不良反应聚集性事件）采取恰当、有效的风险控制措施，可以对药品的获益 – 风险平衡产生积极的作用。风险控制措施是风险管理过程的落地手段，针对风险采取控制措施是持有人履行法律法规义务、保障公众用药安全的应尽职责。

风险管理是一个不断发展的领域，没有普遍认同的标准和方法。鼓励持有人在法律法规的框架下，积极探索、不断总结、大胆尝试，开拓符合中国国情、灵活多样的风险控制手段，确保药品的获益始终大于风险，保障公众用药安全。

6.1.1 风险控制措施概述

风险控制措施包括常规风险控制措施、特殊风险控制措施等。大多数药品风险可通过常规风险控制措施得以管理。在例外情况下，对于某些重要安全风险，若认为常规风险控制措施不足以控制风险时，有必要采取特殊风险控制措施。如果发现风险可能对公众健康造成严重影响，或有迅速蔓延趋势，需要考虑采取暂停、召回产品等紧急的控制措施。当评估认为药品风险大于获益的，持有人应当主动申请注销药品注册证书。

不同产品的安全性问题不同，使用的风险控制措施也不同。风险控制措施的选择需要与风险的水平相匹配，基于该措施可以产生恰当且符合预期的效果，又可达到所需的目的，同时还可避免增加利益相关方和卫生系统的负担。在药品获益－风险评估背景下，风险的特征、产品的治疗需求、目标人群和风险控制所需的临床措施等是选择风险控制措施和制定实施策略时需要考虑的因素。此外，持有人还需要对风险控制措施的执行情况和实施效果开展评估，这有助于早期采取纠正措施。

持有人在制定风险控制措施时，需要针对具体安全性问题提出切实可行的方案，并考虑后期的实施和评估，不能泛泛而谈。对于重要风险，持有人应当制定药物警戒计划，并在计划中描述风险及控制措施的具体内容。

6.1.2 常规风险控制措施

《规范》第八十七条指出，常规风险控制措施包括修订药品说明书、标签、包装，改变药品包装规格，改变药品管理状态等。这些活动是适用于所有药品的标准活动，在一般情况下，被认为足以维持正向的获益－风险平衡。下文将对一些常规风险控制措施进行讨论。

6.1.2.1 修订药品说明书

修订药品说明书是最常用的风险控制措施。药品说明书是载明药品重要信息的法定文件，在药品风险管理中起到十分重要的作用。药品说明书是药品信息重要来源之一，也是医师、药师、护师和患者治疗用药时的科学依据，还是药品生产、供应部门向医务人员和公众介绍药品特性，指导合理、安全用药和普及医药知识的主要参考。尽管各国家和地区的法规不同，对说明书的要求和内容存在差异，但对其所要达到的目标是一致的，就是使药品相关的信息可以准确地传达给患者、医师等利益相关方，从而保障其良好医学决策的权益。

我国将说明书的完善视作重要的上市后监管工作，相关法律法规中对药品说明书及其修订工作进行了详细规定。《药品说明书和标签管理规定》（2006）要求"药品生产企业应当主动跟踪药品上市后的安全性、有效性情况，需要对药品说明书进行修改的，应当及时提出申请。"《药品不良反应报告和监测管理办法》（2011）规定"药品生产企业对已确认发生严重不良反应的药品，应当通过各种有效途径将药品不良反应、合理用药信息及时告知医务人员、患者和公众；采取修改标签和说明书，暂停生产、销售、使用和召回等措施，减少和防止药品不良反应的重复发生。"

修订药品说明书是持有人管理药品风险的最重要措施，也是持有人履行药物警戒责任的重要义务之一。尤其是在新药上市后的最初几年，随着药物警戒工作的开展和对药品风险认知的深入，持有人可能需要频繁地修订药品说明书。对于存在的重要风险药品，说明书更要及时修订，以保障医务人员和公众对药品安全的知情权。随着上市时间的延长，修订药品说明书频率显著降低，持有人可考虑结合再注册和上市后再评价工作，对药品的安全性进行全面梳理，必要时提出说明书修订申请。

6.1.2.1.1 修订的项目

药品说明书是获得药品监管部门批准的、有固定格式和要求的技术性文件。《药品管理法》《药品注册管理办法》对说明书进行了规定。2006 年国家药品监督管理局颁布了《药品说明书和标签管理规定》，同时配发了《关于印发化学药品和生物制品说明书规范细则的通知》《关于印发中药、天然药物处方药说明书格式内容书写要求及撰写指导原则的通知》《关于印发非处方药说明书规范细则的通知》等文件，对说明书的格式（图 6-1）和要求予以细化。近些年随着法律法规的修订，有关说明书的新规定也在陆续出台。例如 2022 年 1 月国家药监局发布了《已上市中药说明书安全信息项内容修订技术指导原则（试行）》的通告，对中药说明书内容修订提出了指导意见。

说明书中与安全性相关的项目主要涉及：警示语、不良反应、禁忌、注意事项、药物相互作用、药物过量等。因安全性原因修订说明书，主要是对这些项目的相关信息进行补充、更新及规范，以实现对用药风险进行有效的控制，达到防范和减轻风险、提高临床安全合理用药的目的。此外，在说明书的其他项目中也可能包含与安全用药相关的提示，修订说明书时亦可能涉及。例如，适应证项要求药品作为二线治疗药使用，儿童用药项提示某年龄段以下儿童禁用，老年用药项提示肾功能不全患者调整用药剂量。

```
┌─────────────────────────────────────────────────────────────┐
│ 核准和修改日期                                                │
│                            特殊药品、外用药品标识位置          │
│                     ×××说明书                                │
│            请仔细阅读说明书并在医师或药师指导下使用            │
│                        警示语位置                            │
│ 【药品名称】                                                  │
│ 【成分】                                                      │
│ 【性状】                                                      │
│ 【适应证】                                                    │
│ 【规格】                                                      │
│ 【用法用量】                                                  │
│ 【不良反应】                                                  │
│ 【禁忌】                                                      │
│ 【注意事项】                                                  │
│ 【孕妇及哺乳期妇女用药】                                      │
│ 【儿童用药】                                                  │
│ 【老年用药】                                                  │
│ 【药物相互作用】                                              │
│ 【药物滥用和药物依赖】                                        │
│ 【药物过量】                                                  │
│ 【临床药理】                                                  │
│ 【临床试验】                                                  │
│ 【药理毒理】                                                  │
│ 【贮藏】                                                      │
│ 【包装】                                                      │
│ 【有效期】                                                    │
│ 【执行标准】                                                  │
│ 【批准文号】                                                  │
│ 【上市许可持有人】                                            │
│ 【生产企业】                                                  │
│ 【境内联系人】                                                │
└─────────────────────────────────────────────────────────────┘
```

图 6-1 化学药品和生物制品处方药说明书格式

因安全性原因修订说明书，应当考虑风险的性质和特征，有针对性地选择说明书的修订项目和内容。说明书中的药品风险大致可归为 3 类：①基本可接受的风险。此类风险是可接受的，不需要更多的提醒或采取其他风险控制措施。例如用药后发生的轻微或一过性的不良反应，不足以对人体造成伤害，因此仅在不良反应项进行提示。②可合理降低的风险。风险需要特殊的提醒，包括提醒患者采取适当方法控制风险，使风险降低到可接受的水平。此类风险一般要在说明书的注意事项、儿童用药、老年用药等项目进行提醒。③需要严格管理的风险。此类风险较为严重，发生风险时对患者可能造成不可逆甚至危及生命严重伤害，必须进行强烈警告，或限制药品的使用，或需要采取有效的风险控制措施预防和降低风险的发生。例如包括在警示语、禁忌项的警告[61]。很多情况下，针对某风险修订说明书可能涉及多个项目，例如同时修订警示语、不良反应、注意事项等。

6.1.2.1.2 修订的内容

因安全性原因修订说明书涉及的内容较为广泛，例如增加警示语提示严重风险，增加不良反应或禁忌，提供安全用药的注意事项或治疗建议，对特殊人群用药风险进行提示，补充药物相互作用，一些情况下还可能限制药品的适应证、用法用量或疗程。下面将结合说明书的修订案例，对因安全性原因修订说明书的项目和内容进行汇总分析，供持有人参考。

A. 增加警示语特别提示风险：警示语是说明书中最严重的风险警告。《药品说明书和标签管理规定》中明确规定："出于保护公众健康和指导正确合理用药的目的，药品生产企业可以主动提出在药品说明书或者标签上加注警示语，国家食品药品监督管理局也可以要求药品生产企业在说明书或者标签上加注警示语。"《关于印发化学药品和生物制品说明书规范细则的通知》（2006）规定警示语是"对药品严重不良反应及其潜在的安全性问题的警告，还可以包括药品禁忌、注意事项及剂量过量等需提示用药人群特别注意的事项。有该方面内容的，应当在说明书标题下以醒目的黑体字注明。无该方面内容的，不列该项。"《已上市中药说明书安全信息项内容修订技术指导原则（试行）》（2022）还提示"警示语用于强调的是特别重要的警告信息，除按照药品监管部门相关规定修订外，应综合分析药品风险后确定是否需要增加警示语。"在一些进口药品说明书中，警示语在说明书标题下以加框方式标出，称为"加框警告"（box warning）或"黑框警告"。

警示语用于提示重要风险，以清晰、醒目、易读为特点，因此文字不宜过多。一般在增加或修订警示语的同时，还应在说明书的其他相关安全性项目中（如不良反应、注意事项、禁忌、儿童用药等）对该风险及患者治疗建议做进一步提示。

B. 限制适应证和用法用量：说明书中的适应证用于明确药品预防、治疗、诊断、缓解或者辅助治疗哪种疾病（状态）或者症状。在我国传统医药理论指导下研究和使用的药品使用"功能主治"的表述。用法用量项应当详细列出药品的使用方法、用药剂量、计量方法、用药频率以及疗程期限，有特殊要求的应当按实际情况详细说明。药品的适应证、用法用量经上市前规范的临床研究并经监管部门严格审批，一般不能轻易改动。例外情况下，如确需因安全性原因改动适应证和用法用量，需要有充足的研究和（或）评估资料，并经药品监管部门批准。因安全性原因修订适应证，可能包括删除部分适应证或缩小适应证范围，或增加不作为首选用药／列为二线用药的限制，或限制用于某类亚群或年龄组的患者等；用法用量的变化包括限定治疗的疗程，进一步明确使用的方法，进一步明确亚组患者的用法用量，说明肝肾功能障碍患者如何调整剂量等。

C. 增加使用禁忌：禁忌是指禁止使用该药品的各种情形，包括年龄、性别、生理状态、疾病状态、伴随治疗、中医证候或体质等。增加禁忌是因安全性原因修订说明书的常用方法，既可以防范高风险人群用药的安全隐患，又可以保障大多数患者的用药利益。列入禁忌项的内容，应当经过严格评估，包括听取临床医师的意见。只有使用风险超过患者治疗获益的情况，且临床实践中可以区别出禁用的人群，才列入禁忌项。中药的禁忌应当基于传统中医药理论对禁忌的认识、现有安全性数据和资料的分析结果。对于需要医生和患者自行权衡利弊才决定是否用药或谨慎用药的情形，不宜列入禁忌项，且禁忌项不应出现"慎用""不宜使用"等表述不明确的用语。

联合用药给患者带来安全风险时，一般在药物相互作用项进行说明。但如果该联合用药很大概率上给患者带来严重危害，经评估总体风险大于获益，就当严格禁止这种联合使用，在禁忌项中增加服药期间禁与含有 ×× 的药品 /×× 类药品合用的表述。

如果某些特殊人群使用该药品风险增高，经评估需要列入禁忌项中，应注意同时更新此类人群的其他用药相关信息。例如禁忌项增加 18 岁以下禁用时，用法用量项应删除未成年人用药剂量信息，非处方药说明书注意事项中删除"儿童应当在成人的监护下使用"等误导性字样，儿童用药项也应明确禁用的儿童年龄范围。如果说明书中有警示语，且禁用的主要原因是警示语提示的安全性问题，应将禁用人群信息增加到警示语中。

D. 完善药品不良反应：新上市药品说明书不良反应项内容依据是 I、II、III 期临床试验结果，但因试验的样本量限制，很难全面观察到偶见（发生率为 0.1%~0.01%）及罕见（发生率 < 0.01%）的不良反应。上市后广泛使用中发现新的疑似不良反应，持有人应当根据评价结果及时补充完善说明书。

持有人应当按照相关技术要求对收集的疑似不良反应进行关联性评价，严重病例的评价还有必要听取临床、药学等专家的意见。在开展不良反应评价时，应当对数据库中累积病例进行分析，并综合其他可用资料进行科学评估。对于明确药品与疑似不良反应之间相关性的，应当列入产品的说明书中。在一些情况下，观察到的严重不良反应可能缺乏有力的证据，或累积的数据还不足以得出明确的结论，出于保障公众安全用药的角度，也可以在不良反应项下进行早期提示。例如，"上市后监测（或研究）中观察到以下不良事件：暴发性肝炎"或"上市后监测（或研究）中观察到与用药相关的暴发性肝炎事件，但因果关系仍不明确。"如果后期对与暴发性肝炎的因果关系已经明确，可按评估结果再次修订药品说明书。

不良反应术语原则上应当按照 MedDRA 或《WHO 药品不良反应术语集》准确、

规范地描述，例外情况下（例如术语集的翻译可能并不符合中国医学术语习惯）也可参照相关标准委员会公布的术语、权威医学词典等来书写。选择不良反应术语时可参考《MedDRA 术语选择：考虑要点》[62]《药品上市许可持有人 MedDRA 编码指南》[63] 等。《已上市中药说明书安全信息项内容修订技术指导原则（试行）》中还规定：对于涉及多个系统的一组症状的不良反应，通常应当将相关症状组合在一起表述，例如过敏或过敏样反应可表述为：皮肤潮红或苍白、皮疹、瘙痒、呼吸困难、心悸、发绀、口唇肿胀、喉头水肿、血压下降甚至休克等；以不同术语报告但医学意义相同时，建议将这些术语进行合并，例如心悸、心慌可合并为心悸；对于同一医学现象的不同类型，建议使用特定的术语，例如不同类型的皮疹（全身皮疹、斑丘疹、丘疹样皮疹、脓疱疹等）无需合并，各自保留。

根据相关要求，不良反应项尽可能按反应的严重程度、发生的频率或症状的系统性列出。多数情况根据上市后资料不能准确判断不良反应发生率，则无须对发生率进行表述。对于添加到警示语、注意事项等项目中的药品不良反应，原则上在不良反应项也应列出。此外，不同药品可能有不同的制剂，不同制剂上市后的不良反应监测数据不尽相同，不良反应项除了提示本制剂发现的不良反应外，一些情况下还可以参考其他制剂甚至是同类药品发生的不良反应（类反应）来书写。例如，口服滴剂与片剂有着相同的作用机制和相似的严重不良反应，但因口服滴剂用量少，缺少上市后的监测数据，不良反应项的修订可参考片剂说明书的上市后监测数据，在表述上可以使用"上市后监测中观察到 ×× 制剂的不良的包括……"原研药品的说明书，仿制药质量疗效一致性评价的参比制剂和通过评价药品的说明书，以及其他风险管理工作开展良好的企业说明书均可作为重点参考。

E. 提示安全用药的注意事项或治疗建议：因安全性原因修订说明书除警示风险外，另一重要作用就是告诉医务工作者和患者如何安全用药，使用药品有哪些注意事项和治疗建议，这些内容主要在说明书的注意事项中逐一列出。如果涉及老年人用药、孕妇及哺乳期妇女用药等内容，也需要同时在相应的项目中进行提示，并列出相互参见，以达到最大程度提示的作用。在警示语中提示的重要风险，或在不良反应项中提示的严重不良反应，因格式或篇幅限制内容较为简单和概括，在注意事项中应当有更为详细的说明和解释信息。

安全用药的注意事项或治疗建议的内容因风险而异，常规来说主要包括对风险特征和影响因素的描述、相关鉴别和诊断方法以及如何预防风险或发生风险后如何处置等。例如"上市后临床使用过程中观察肝损害病例，患者出现全身乏力、食欲不振、恶心、上腹胀痛、尿黄、皮肤黄染等症状，尤其容易发生在既往肝功能不全患者中，肝功能不全者慎用"。一些严重风险可能需要患者采取适当的风险控制措施，包括提示患者在治疗开始前或治疗期间监测实验室参数、监测特定的症状和体征、当观察到不良事件或实验室参数改变时调整剂量或停止治疗、治疗中断后进行洗脱程序、提供避孕建议、禁止在服用该产品时使用其他药物等。

F. 警示药物相互作用：已上市药品与其他药品联合用药可能存在用药风险时，应当作出相关警示，包括产生相互作用的药品，观察到的相互作用临床表现或结果，预防或减少相互作用的方法，产生相互作用后的治疗建议等。药物相互作用的风险信息应当建立在试验与研究的基础之上。在提示可能引起相互作用的药品时，应当明确药品的具体名称；如果是与一类药品的相互作用，建议举例列出部分常用药物的通用名称以便于读者理解，例如"与质子泵抑制剂类药品（奥美拉唑、兰索拉唑、泮托拉唑等）联合使用时……"。

G. 其他：因安全性原因修订说明书的其他信息还包括警示特殊人群用药的安全性、说明药物过量引起的毒性等。

6.1.2.1.3 修订要求及建议

在修订药品说明书时需要注意，药品说明书的所有信息都需要有科学数据作为支撑，包括修订其安全性内容。正如有学者所述，药品说明书是研究出来的，而不是写出来的。即使仅在说明书不良反应项增加某个常见的不良反应，也是在企业获得所有监测、研究、参考资料基础上，通过科学的评估得出结论，并获得药品监管部门的批准后才能呈现在说明书中。

说明书中安全性信息的描述要准确、精炼，不能存在宣传和误导的信息，如提示患者药品无不良反应。对患者提供的建议要易读易懂，必要时在拟定说明书过程中调查相关读者对文字和信息的理解程度。非处方药说明书的修订应当参照《非处方药说明书规范细则》，同时应认识到，国家药品监督管理局公布的非处方药说明书模板中的安全性信息是最基本信息，持有人可根据药品上市后监测与研究的实际情况，增添或完善其非处方药说明书的安全性信息。

针对进口药品，持有人应当根据获知的新的安全性信息，如公司更新的核心说明书（CCDS）、核心安全性参考信息（RSI），及时修订我国药品上市的说明书，防范可能出现的安全风险。仿制药持有人应当关注原研药说明书，当原研药说明书因安全性原因修订时，也应考虑修订本企业药品说明书。

因安全性原因更新说明书时，应当按照相关要求向药品监管部门提出修订说明书的补充申请。当修订申请被批准后，还需要及时更换市场中旧版本的说明书，使医务人员和患者尽早获得最新安全性内容，并在相关平台对（企业官方网站、药品上市许可持有人直接报告不良反应系统、药品品种档案等）说明书进行更新。

6.1.2.2 改变药品标签、包装

通过改变药品标签的内容和样式，改变药品包装的规格或材料等，从而达到限制、提醒和防范的目的，也是常规风险控制措施之一。药品标签、包装的变更，需要按要求获得药品监管部门的批准或完成备案。

6.1.2.2.1 标签

药品标签是指药品包装上印有或者贴有的内容，分为内标签和外标签。药品内标签是指直接接触药品的包装的标签，外标签指内标签以外的其他包装的标签。药品的标签应当以说明书为依据，其内容不得超出说明书的范围。由于包装空间对文字数量的限制，药品标签仅能提示一些关键的信息，但这也增加了标签的可读性，并且标签印在药盒或内包装上，更不容易被丢弃。持有人可利用标签的这些优点，在规定的范围内将说明书中重要的安全性信息印制在标签上，例如警示语、禁忌等，从而达到对使用者多重提示效果。《药品说明书和标签管理规定》明确"药品生产企业可以主动提出在药品说明书或者标签上加注警示语，国家食品药品监督管理局也可以要求药品生产企业在说明书或者标签上加注警示语。"

标签的内容除了文字外，还包括其图案的设计，如颜色、格式等。为避免用药错误，相同通用名不同规格的药品，其标签的颜色、格式应当有明显的区别，以免医务人员和患者将其混淆。另外，一些企业生产的不同药品，药盒上的标签设计也极为相似，由同一家医疗机构购进后，也可能存在医务人员和患者因外表相似拿错或发错药的风险。有些企业的药品包装规格较大，在医疗机构使用一般需要拆零发放，但拆零后的包装（如防潮膜）上无标签标识，也容易导致用药错误的发生。持有人应当合理利用药品标签的内容和设计来防范可能的风险；当发现因标签不当导致或可能导致风险时，应当主动申请修改药品标签。

6.1.2.2.2 包装

改变药品包装包括改变包装规格、包装材料、包装尺寸等。

药品的"包装规格"不同于药品规格。药品规格是指中国药典规定的制剂规格，即每一支、片或其他每一个单位制剂中含有主药的重量（或效价）或含量（%）或装量。药品的包装规格[64]是指基本包装单元的规格，药品的基本包装单元，是药品生产企业生产供上市的药品最小包装，如：每瓶 × 片，每瓶 × 毫升，每盒 × 支。药品包装规格（即基本包装单元）的大小决定了患者从医务人员或药店获取药品的频率。对包装规格进行限制，可促使患者定期复查与复诊，有助于患者根据病情调整

治疗方案，及时与医务人员沟通药品风险。对于存在过量用药、滥用风险的药品，减小包装规格在一定程度上能够降低因过量用药、过度使用和滥用造成的危害。

药品包装材料包括外包装材料和内包装材料。内包装材料是指直接接触药品的包装材料（如安瓿、注射剂瓶、片剂或胶囊剂泡罩包装铝箔等）。有些安全性事件的发生可能与内包装材料有关，可通过相关研究使用新的包装材料代替原有的材料。儿童使用的药品，为防止儿童误取误服，可使用儿童保护盖来提高对低龄患者的安全防护。一些不同的药品在包装上高度相似，给用药者带来混淆，除改变药品标签设计外，还可以改变药品包装材料，例如将瓶装改为泡罩包装，易于区别。

6.1.2.3 改变药品管理状态

药品的管理状态主要指监管部门对药品的特殊管理方式，例如作为非处方、处方药、特殊管理药品管理等。药品的管理状态不同，药品的可及性、使用范围、管理方式、患者获取方式也不同。一些药品的管理状态需要根据药品的安全性来确定，例如，按照非处方药管理的品种必须是长期使用后证明安全性良好的品种，列入精神药品管理的品种多是存在成瘾性或滥用风险的品种。

改变药品的管理状态也是常规风险控制措施的一种方式。随着对药品安全性、有效性的认识逐渐深入，原先列入非处方药的品种发现严重安全性问题，可以调出目录。例如国家药品监督管理局经过评价，在 2017 年和 2021 年，分别因安全性原因将仙灵骨葆口服制剂和右美沙芬单方口服制剂调出了非处方药目录，按照处方药管理。持有人发现药品存在严重的安全性问题，也可以按程序向国家药品监管部门及其他相关部门申请改变药品的管理状态。

6.1.2.4 常规风险控制措施案例

案例一

A 药为 2 型糖尿病治疗药，液体潴留是该类药品的类反应。上市后监测和研究发现，A 药单用或与其他降糖药联合使用，可导致患者发生心力衰竭或者使心力衰竭加重。根据对 A 药的评价结果，持有人决定在 A 药的说明书中补充和完善相关警告信息，为进一步降低心力衰竭风险。更新后的处方信息将强调下列几点：

● 有心力衰竭症状的患者不推荐用 A 药，确诊为纽约心脏协会Ⅲ级和Ⅳ级充血性心力衰竭患者，用 A 药治疗将属于禁忌。

● 开始用 A 药治疗的患者，以及增加使用剂量的患者，都应当认真观察病情，注意是否有体重快速增加，明显水肿或其他心力衰竭体征。

● 如果出现这些体征或症状，应当按现行的诊疗常规治疗心力衰竭。并且考虑停用 A 药或者减量使用。

此后，持有人主动申请向国家药品监管部门提出了说明书修订申请，主要修订内容包括：

● 在［注意事项］中增加了与心力衰竭患者使用相关的警示信息，包括："×× 类药物（包括 A 药），可导致或加重某些患者充血性心力衰竭。开始使用本品和用药剂量增加时，应严密监测患者心力衰竭症状和体征［包括体重迅速或过度增加、呼吸困难和（或）水肿］。如果出现上述症状和体征，应根据现有治疗标准，按心力衰竭给与控制。此外，应酌情考虑减量或停用本品。""不推荐有心力衰竭症状的患者使用本品。NYHA 分级为 Ⅲ 或 Ⅳ 级的患者禁用本品"。

● 删除了［用法用量］项下"A 药在轻度心力衰竭患者中的应用"部分的内容。

● 在［禁忌］中增加"NYHA 分级为 Ⅲ 和 Ⅳ 级的心力衰竭患者禁用本品"。

● 在［不良反应］项中增加"上市后经验"的相关内容："除已报告的来自于临床试验的不良反应以外，尚有如下本品上市后的事件描述。由于此类事件属于自愿上报，且来源于未知数量的人群，因此无法准确地评估其发生频率或建立与药物暴露之间的因果关系"。"上市后的经验显示，已有报告接受 A 类药物治疗的患者发生严重不良反应（伴有 / 或不伴有致死结果），可能与容积增加（如充血性心力衰竭、肺水肿和胸腔积液）有关"。

案例二

B 药既可以用于治疗肿瘤，也可用于非肿瘤疾病（如类风湿关节炎、银屑病等）。当 B 药用于非肿瘤性适应证时，用法是每周给药 1 次，对于某些肿瘤适应证则用量更大，使用频率也更高；用于非肿瘤疾病时，用法是每日给药。如果不注意之间的差别，可能使非肿瘤性疾病的患者过量服用 B 药，从而导致意外的发生。美国国家患者安全局在一项分析中确认了 25 起过量服用 B 药的死亡，并采取安全策略来阻止此类错误的发生。一些监管机构指出，应根据包装材料选择与治疗持续时间相适应的包装规格，用于非肿瘤适应证的 B 药单位剂量包装应只包含 30 天的供应。欧洲药品管理局 2019 年也采取一系列风险管理措施，以避免发生 B 药的给药剂量错误，其中包括在产品包装上突出警告信息，以醒目的方式提示该药应如何使用；为帮助患者遵从每周一次的给药方案，将每周给药的 B 药由瓶装或管装改为泡罩包装。

案例三

2020 年 1 月欧洲药品管理局药物警戒风险评估委员会（PRAC）审查了关于高浓度 C 药用于治疗绝经期妇女阴道萎缩症状的安全性和有效性数据。这些数据表明，绝经后妇女使用此类乳膏后，血液中的雌二醇水平高于正常绝经后的水平。PRAC 认为雌二醇在血液中的吸收值得关注，可能导致与激素替代疗法相似的副作用，包括静脉血栓栓塞、中风、子宫内膜癌和乳腺癌。此外，关于长期使用 C 药的安全性数据有限。基于这些原因，PRAC 建议这些乳膏一个疗程最多只能使用 4 周。具体措施包括：更新药品的说明书增加警示；在产品的外包装和内包装上增加该药物一个疗程最多只能使用 4 周的警告，每管乳膏的装量限制在 25g，以防止使用超过建议的时间。

6.1.3 特殊风险控制措施

大部分风险通过常规风险控制措施可以解决，但当常规风险控制措施不足以控制药品风险时，持有人应当考虑采取特殊风险控制措施。在决定是否需要特殊风险控制措施时，应优先考虑风险的发生频率、严重程度、可预防性和对公共卫生的影响，平衡实施特殊风险控制措施的负担与患者获益。

与常规风险控制措施相比，采取特殊风险控制措施需要持有人进行更系统、周密的计划、组织、实施（通常需要制定并实施药物警戒计划）；需要包括持有人、医务人员和患者在内的多方利益相关者的共同参与来达成风险控制的目标。特殊风险控制措施可能会改变医务人员的常规诊疗行为，并可能增加医疗保健系统的负担。这些负担包括：①在医疗机构日常管理中，给医务人员增加了额外的诊疗步骤或诊疗服务；②医疗保健系统需要额外的人力/财力支持计划的实施；③对患者获得处方药和所需医疗保健服务、日常活动产生影响。因此，持有人在选择特殊风险控制措施时必须慎重，必须明确界定风险最小化或获益－风险平衡最优化的目标，设定阶段性需达成指标以指导特殊风险控制措施的制定，尽量减少给医疗保健系统带来的压力，同时也有必要密切监测其实施情况，并适时对特殊风险控制措施的有效性进行评估和调整。

特殊风险控制措施根据达成的目标不同，在涉及人群、方式方法、复杂程度上不尽相同，目前还没有统一的标准或方法。《规范》第八十七条列举了国外已有成熟经验的一些做法，如开展医务人员和患者的沟通和教育、药品使用环节的限制、患者登记等。持有人可参考美国 FDA 风险评估和控制策略（REMS）相关指南[65] 和已批准的 REMS 案例[66]、欧盟 GVP 第十六章《风险最小化措施：工具和效果指标的选择》、CIOMS IX 工作组 2014 年工作报告《药品风险最小化的实用方法：CIOMS IX 工作组报告》[67] 等，同时结合我国国情来选择或探索开发适用的方法。以下章节将对常见的特殊风险控制措施进行描述，包括：利益相关方的沟通和教育，药品使用环节的限制，以及一些特殊的项目，如患者登记和妊娠预防项目。

6.1.3.1 利益相关方的沟通和教育

利益相关方的沟通和教育是一种有效的风险控制措施。"利益相关方"这里是指与药品处方、调配、分发、购买、使用行为相关的人员，例如医师、护士、药师、患者、患者监护 / 看护人员等。通过有针对性地沟通和教育，增加利益相关方对药品风险的了解，进一步改变医务人员和患者的行为，降低特定风险或预防可能带来的危害，从而优化药品的获益－风险平衡。根据受众的不同，可以将相关活动分为针对医务人员的沟通和教育活动，以及针对患者的沟通和教育活动。

6.1.3.1.1 针对医务人员的沟通和教育活动

针对医务人员（医师、护士、药师等）开展的沟通和教育活动，主要是以项目管理的方式对医务人员开展沟通和培训。通过这些活动，有助于医务人员增强对药品风险的认知，熟悉药品特殊的使用条件，增强对各种措施（如患者选择、治疗管理、特殊给药或发药程序）的认识和理解等。其主要目的是减少不良反应的发生或者降低风险的危害程度，加强对各种不良反应早期症状体征的识别，尽早发现风险并进行相应的处理。

沟通和教育活动的材料包括致医务人员的函，医师处方指南，药师发药指导，针对重要风险的认识、理解、处理措施的指导内容、教育手册等。针对具体的重要安全性问题以及不同目标人群，需要考虑具体的沟通和培训形式，个体化制定相应计划。

"致医务人员的函"是《规范》推荐的一种常见的与医务人员进行风险沟通的工具，通常针对一些重要的安全性信息，由持有人直接或通过中间环节将这些信息传递给医务人员，告知他们需要采取的行动措施或需要调整的实践行为。参见本书"6.2.5"。

6.1.3.1.2 针对患者的沟通和教育活动

针对患者（包括患者家属、看护者、监护人员等）沟通教育的目的是提高他们对药品风险早期体征和症状的认识，及早采取相应措施降低风险。沟通和教育材料可根据其需要传递的内容及受众设计不同的形式，如纸质指导手册、音频、视频等。选择媒体宣传时，需要考虑文字宣传、广播电视宣传、在线平台宣传等的不同时机，同时根据目标人群特征进行选择。例如对于可能存在视力障碍的患者，教育材料可考虑音频媒体和材料，对于针对老年人群的药品，由于老年人群理解力不同、可及性以及可能存在的视力下降各种因素，材料设计时需要考虑提高可读性以及可接受性。

"患者安全用药提示"是《规范》推荐的一种比较常见的面向患者沟通风险的形式，目的是确保患者始终持有当前治疗及其重要风险方面的特殊信息，加强安全防范的意识，从而采取适当的措施或做出合理的用药决定。参见本书"6.2.6"。

如前所述，针对不同的目标人群以及想要达到的不同目的，风险沟通教育的内容、形式可能会存在不同。无论何种形式，沟通和教育材料的内容应与说明书保持一致，不应该出现产品推广性的内容。同时作为说明书的补充材料，沟通教育材料应提供产品相关的重要风险以及预防和控制风险可执行的简明管理建议（包括推荐管理方案、禁忌、警告等），该管理建议对于控制重要风险和优化获益－风险平衡至关重要。

6.1.3.2 药品使用环节限制

药品从研发、生产、流通到使用的全生命周期中，使用环节带来的风险最为复杂，但同时使用环节也给风险的干预和控制带来更多的灵活性。"限制"体现在药品处方、分发、使用各个阶段中，在这些阶段中设置一些有利于防控风险的条件，只有符合条件的情况下，患者才能最终获得药品，因此药品使用环节的限制，国外也称之为"限制可及性计划"。药品使用环节的限制通常是多种干预措施联合使用，以达到最严格的控制效果。

根据国外已有的经验，药品使用环节的限制性措施包括（但不限于）：①患者需要符合特定的检验或检查结果方可使用药品，包括在治疗前或治疗期间监测特殊的生物标志物、心电图、肝功能检查、定期血液检查、妊娠试验等；②有相应资质或接受过相关沟通／教育培训的医师方可开具处方；③处方时患者需要接受相关的培训或教育，或签署知情同意书，使患者全面了解风险及治疗建议；④对一次处方的剂量／单位数量进行限制，如限制在一个疗程之内，这有利于敦促患者定期返院进行常规检验或复查，以便及时监测、沟通和干预风险；⑤符合特定要求的药师才可发药，例如接受过针对该药品安全性及风险管理培训的药师可以对患者进行安全用药教育，或有效执行该药品的风险管理计划；⑥药师凭处方上的特殊标识（如处方贴）或其他限制性条件发药。

6.1.3.3 患者登记和妊娠预防项目

患者登记项目利用专门的数据采集系统实现患者系统随访细化程序，主要通过收集临床数据用于风险评估，同时也可以作为特殊风险控制措施的一种。例如，要求患者在接受特定药物前必须在系统中登记，可有效控制药物的可及性。此外，要求对实验室检验结果进行记录，可以确保控制药品的使用条件和药品的获得。

对于存在已知或潜在致畸作用的药品，可以采取针对妊娠风险的控制措施，具体可以包括相关的教育材料的分发，以及对药品的使用进行限制。其中对药品使用的限制举例如下：①药品处方或分发前必须进行妊娠试验，只有在阴性结果的情况下才能处方或分发；②一次处方的剂量限制在 30 天的使用时间内；③如出现意外怀孕的情况，应进行持续的随访以评估任何意外的后果。持有人需要考虑对特殊人群（如妊娠女性）药品使用风险信息需求的紧迫性以及成功实施该项研究的可行性，当药品有证据显示将会带来危害时（这些证据包括动物生殖毒性实验、病例报告、同类药品副作用等），用药登记研究的必要性大大增加。使用患者登记对其产品进行风险控制，可在早期与监管部门讨论。

通过在这些阶段／环节中对医务人员和患者的行为进行适当干预，来强化医务人员和患者的风险意识和对风险的认知，或改变诊疗行为来监测和预防风险，从而达到降低风险的最终目的。

6.1.3.4 特殊风险控制措施案例

案例一

A 药为维生素 A 类似物，用于治疗重度难治性结节性痤疮。这类药物已被明确有致畸性，可能会导致面部、眼、耳、颅骨畸形，或导致中枢神经系统、心血管系统、胸腺、甲状旁腺发育异常等。为防范 A 药的致畸风险，持有人采取了一系列风险控制措施。除了在说明书中加入黑框警告、增加对药品在使用环节中的限制外（如在用药前和用药期间进行妊娠试验），持有人曾采用视频材料的方式，对准备或正在接受该药物治疗的患者/家属进行教育。该教育材料以对话的方式对 A 药的致畸性、患者应采用的避孕方式、用药前和期间如何进行妊娠监测等内容进行了生动及易于理解的呈现，可以帮助患者充分认知并重视 A 药的风险，同时也解决了她们在药品使用过程中可能出现的疑问。

案例二

A 药是一种用于治疗精神病的经口吸入剂，适用于成人精神分裂症或 I 型双相情感障碍相关的急性治疗。由于 A 药已知的风险包括可能引起支气管痉挛、呼吸窘迫和呼吸骤停，因此美国 FDA 要求 A 药持有人实施相应的风险控制措施。

对 A 药实施的上市后风险控制措施包括：仅在满足下列条件的选定医疗机构给药：医疗机构中需要有接受过急性支气管痉挛管理培训的医务人员，并随时能够获得应急响应服务，同时医疗机构必须配备短效支气管扩张药、雾化器和吸入溶液用于立即治疗支气管痉挛。在 A 药治疗前，需要筛查患者哮喘、慢性阻塞性肺病和其他肺部疾病等现患病症以及相关病史，并检查患者的呼吸系统指征，包括胸部听诊。在接受 A 药治疗后的 1 小时内，至少每 15 分钟监测一次患者是否存在支气管痉挛相关体征和症状。通过用药前后的筛查和监测，并对提供治疗的医疗机构资质进行限定，达到降低 A 药致支气管痉挛伴随的负面结局（呼吸窘迫或呼吸骤停）风险。

案例三

A 药上市获批的适应证是治疗重度难治性囊肿型痤疮。在 1982 年产品批准时，根据非临床数据观察到的动物致畸性，认为其对人有较高致畸风险，并且有可能增加自然流产和早产风险。为使最小化胎儿暴露风险最小化，持有人实施了一系列风险控制措施，尽可能地避免所有使用药品的人群在用药期间怀孕。

针对致畸风险的常规风险控制措施为在说明书中重点强调"应采取有效措施予以避孕",并建议所有用药人群在服药前进行妊娠试验以确认未怀孕。持有人可考虑采取的特殊风险控制措施包括:在进行包装设计时,采取适宜的形式,提示患者该产品存在的风险,并明确告知"需要避孕";限制包装的规格,最好1个包装的用量不超过1个月。

1988年,持有人实施了"A药妊娠预防计划"。该计划包括进一步完善标签说明书、针对处方医师和患者的医学教育宣传以及口头和书面警告、患者知情同意书、对患者执行计划情况的评估和针对处方医师的调查等。1990年,药品说明书修改为建议处方医师的处方限量不超过1个月。2000年5月,再次修改说明书,规定患者在处方前应进行两次妊娠测试验证阴性结果。

2000年9月,对于该计划的评估发现36%育龄女性在开始A药治疗前未进行妊娠试验。因此,将该计划修订为妊娠登记计划——A药致畸性管理系统(以下简称"SMART计划"),于2001年10月实施,修订内容包括所有患者和处方医师的登记、患者妊娠登记、将处方与妊娠试验相关联。SMART计划包括,在标签中提供更多的风险信息、建议在月经5天内进行第二次妊娠测试、处方医师在处方上使用黄色贴纸(向调配该药品的药师证明该患者已进行必要的患者妊娠情况咨询和筛查)等。

2004年,对SMART计划的评估表明该计划未达到最小化胎儿暴露的目标,需要对所有患者、处方医师和药房进行登记;严格要求妊娠试验;对用药期间妊娠的患者进行登记,并分析根本原因。故而因此SMART计划进一步修订为iPLEDGE计划,用于进一步确保公众安全,通过美国FDA批准的特定限制性调配程序消除A药的胎儿暴露的风险管理计划。由于A药仿制药陆续在2002年后获批,所以该妊娠风险管理计划适用于处方和调配所有A药品牌药和仿制药。iPLEDGE计划的目标包括:①防止A药的胎儿暴露;②将A药的严重风险和安全使用条件告知处方医师、药师和患者。这一风险管理计划详细说明了A药使用过程中所涉及的包括生产商、批发商、处方医师、药房及患者等一系列利益相关方应采取的风险控制措施,主要包括4个要素:用药指南、确保安全用药措施、实施体系和评估报告。这些风险措施确保了处方医师在iPLEDGE进行登记;药房须经认证,且仅调配经FDA批准的A药产品,仅从在iPLEDGE注册的批发商处获得A药;仅调配给在 iPLEDG 中登记、并证明其符合条件的患者；患者也须明确潜在风险，不得与他人分享药品，并在规定时间内使用完药品，特别对于育龄患者，须进行严格资格认证、妊娠试验证实和知识测验；对于用药期间妊娠的患者进行登记，并进行根本原因分析；在 2011 年 5 月 1 日及以后的每年向 FDA 提交评估报告，包括背景、方法学介绍、患者信息、妊娠情况、严重疾病患者的豁免、各利益相关方操作合规性评估、整体评估等。

iPLEDGE 计划的实施增强了患者和医务人员对风险的认知，极大降低了使用 A 药患者的妊娠率，同时 iPLEDGE 实施 5 年内 33 名违规者被罚永久登记失效。

6.1.4 其他风险控制措施

除常规和特殊风险控制措施外，在一些紧急情况下还可能需要采取更加严格的风险管控措施，限制或停止药品在市场上的流通和使用，最大限度减少风险带来的危害。这些措施包括暂停药品生产、销售和使用，召回药品，或在评估认为风险大于获益的情况下将药品撤出市场。

6.1.4.1 暂停和召回

在药物警戒活动中，暂停药品生产、销售、使用和召回药品通常是在药品出现严重风险或风险有迅速扩大或蔓延趋势，可能给公众健康带来较大危害时采取的，例如出现与质量相关的药品不良反应聚集性事件。暂停药品生产、销售、使用和召回药品可能给持有人带来经济损失，甚至有可能导致舆论关注，但为保护患者生命安全和公众身体健康，以及保护企业的长远利益和信誉，采取此类极端措施是有必要的。在一些情况下，如危害严重、原因不明、舆论关注，果断召回发现问题的品种，可能是保障患者权益和企业利益的最实用和最有效的手段。

持有人不一定要等到完全明确了药品与风险的相关性时，才做出暂停药品生产、销售、使用等决定。在紧急情况下，为控制风险蔓延和可能带来的更大危害，在来不及对药品风险进行全面、深入评估的情况下，也可以针对药品潜在的风险采取此类措施。同时，持有人应对发生的事件开展进一步的调查和评估，查找原因。待调查和评估得出结论后，根据结论实施整改，采取相应的风险管理措施，确认风险消除后可考虑解除暂停药品生产、销售、使用的限制。

持有人在采取暂停和召回措施的同时，应立即按照《药品管理法》《药品召回管理办法》《药品不良反应报告和监测管理办法》《药物警戒质量管理规范》等相关法律、法规、规范的要求向药品监管部门报告，保持与监管部门的密切沟通，并配合监管部门采取的监督检查等行动。未经监管部门允许，不得发布国家重大药品安全事件及其调查处理信息和国务院确定需要统一公布的其他信息。

6.1.4.2 注销药品注册证书

根据药品安全性评估结果，持有人如果认为药品的获益大于风险，应当主动申请注销药品注册证书，召回已上市销售药品，并按要求及时向药品监管部门报告。药品注销声明由国家药品监管部门统一发布。

国内外因安全性原因撤市药品的案例很多。例如，A 药是一种非甾体抗炎药，于1999 年上市并在全球超过 80 个国家销售。持有人在一项长期对照临床试验中发现，与安慰剂相比，A 药服用 18 个月以上出现心血管事件（如心脏病和中风）概率增加，但在用药的首个 18 个月中，研究结果并没有显示出服用该药物有增加心血管事件的概率。基于对患者用药风险的考虑，持有人做出自愿撤出全球市场、停止生产和销售，对未使用药品进行召回的决定。

6.1.5 风险控制措施的选择

《规范》第八十七条规定，对于已识别的安全风险，持有人应当综合考虑药品风险特征、药品的可替代性、社会经济因素等，采取适宜的风险控制措施。措施的选择应基于该措施可以产生恰当且预期的效果，又可达到所需的目的。选择风险控制措施需要与风险的水平相匹配，对于发生频率高、危害严重且不可逆转的风险，其控制的力度应当加大。为保证风险控制的效果和力度，可同时或先后采用多种风险最小化工具。对于特殊的风险控制措施，其设计需要符合我国的国情以及不同地区的诊疗实践。

通过对风险的充分评估，了解风险的产生机制、发生特征、严重程度、可预防性、可逆转性、高风险人群、基础疾病及并用药品的影响等，利于持有人制定出有针对性、有效、适宜的风险控制策略。例如，针对长期使用的药品存在的肝毒性风险，如果肝损害不严重且停药后可恢复，就可通过定期监测患者肝功能指标来实现防控风险的目标；但如果肝损害严重且不可逆转，则应考虑采取更严格的控制措施，包括禁用于高风险人群，减少易感人群的暴露等。

药品的治疗获益也是在选择风险控制措施时应当综合考虑的，包括药品的治疗需求、可替代性、可及性、适应证的严重性、中断治疗的后果等。对于有强烈治疗需求，或对于批准的适应证治疗选择较少的药品，措施的考量除了对风险的控制力度外，还要综合风险与获益的平衡，在控制风险的同时，最大限度的保障药品的可获得性、满足患者治疗需求。对于中断治疗可能带来严重后果的药品（如治疗严重感染类疾病、心血管疾病、糖尿病的药品），应考虑风险控制带来的负面影响，在制定风险控制策略时将对患者的教育培训作为关键要素。

其他可以考虑的因素还包括：药品使用的地区和场所、患者的知识和认识水平、医务人员的专业素质、风险措施的依从性和执行力度、对医疗系统的负担、医疗实践现状及相关政策的影响等。尤其是特殊的风险控制措施，如医务人员和患者的沟通教育、登记计划、药品使用环节的限制等，这些因素的考量更不可或缺。患者的知识水平、医务人员的素质直接关系到对药品风险知识的理解和风险最小化措施的执行力度；药品使用的地区和场所不同，风险控制手段的适用性也不同；对于可能影响正常诊疗行为的风险控制措施，应考虑不同地区医疗实践情况、可能给医务人员和患者带来的负担，甚至对卫生保健系统的影响。

引入特殊风险控制措施时，需同时制定特定的工具以及实施计划和评价策略，应适当考虑以下几点：①理由，当引入特殊风险控制措施时，应提供这些特殊风险控制措施的理由。②目的，每项计划的特殊风险控制措施均应包括明确的目的，以及清晰描述如何通过拟定的特殊风险控制措施解决相应的安全性问题。③描述，应描述选定的特殊风险控制措施相应的风险最小化工具和关键内容。④实施，应制定实施特殊风险控制措施的详细建议（如干预措施的设置、时间或频率、目标受众、教育工具分发计划；在涉及多家持有人的情况下如何协调）。⑤评价，应制定详细的特殊风险控制措施有效性评价计划或关键节点。

建议持有人在制定风险控制措施时，征求利益相关方（如医师、药师、患者、看护者）在措施执行力、接受度和经济负担等方面的意见，咨询他们的建议。风险控制计划/药物警戒计划制定后，应有相应的监督机制保证计划的实施。此外，应按照风险控制计划定期对措施的有效性进行评估（参见"6.3"），根据评价结果对措施进行调整或改进，实现对风险的持续管理。

药品风险控制是风险管理的重要环节，需要企业高度重视，积极尝试，努力落实，在兼顾患者利益、企业自身利益的同时，最大限度地保障公众用药安全，维护患者的用药权益。

6.2 药品风险沟通

随着生活水平的改善和对健康需求的提高，人们越来越关注上市药品的安全性，希望拥有对药品安全的知情权和相关知识，而这方面的信息需要持有人、监管部门等主动与利益相关方进行沟通。风险沟通是药品风险管理的重要一环，是风险控制措施的一种重要形式。药品风险管理是一个动态的管理过程，在该过程中，风险信息是否可以及时有效地沟通和传递，在一定程度上直接决定了风险管理的最终效果。目前，美国、欧盟、日本等国家或地区在风险沟通工作方面已经积累了一些成熟的经验，借鉴国外经验，《规范》提出"风险沟通"的概念，并引入了一些常用的风险沟通工具。

《规范》第九十一条要求，持有人应当向医务人员、患者、公众传递药品安全性信息，沟通药品风险。传递的信息通常是重要的药品安全信息，这些信息可能改变医务人员和患者的用药行为、用药态度和用药决策[68]。风险沟通的意义在于通过有效的信息传递和沟通，让医务人员、患者和公众及时获取与药品安全相关的重要信息，从而做出合理的处方、发药、给药、用药决定。

近年来，国家药品监管部门通过持有人制度的完善，逐步明确持有人在药品生产、销售、使用全链条和全生命周期管理的主体责任，药物警戒制度下的风险沟通也不应例外。一般情况下，相较于监管部门和其他利益相关群体，持有人对药物安全特征更为清晰，又能及时发现和掌握最新的风险信息，其有义务保障公众对药品安全的知情权，维护患者健康的合法权益，履行风险沟通的主体责任。

6.2.1 沟通原则

为达到风险沟通的目的，持有人在制定和实施风险沟通策略时，可以遵循以下原则。

6.2.1.1 及时性原则

风险沟通主体应当评估新出现的药品风险信息，并将已有循证依据的药品风险信息及时、有效传达给目标受众，以便其采取适当的行动。当药品风险信息尚不完全明确时，也可以及时传递给目标受众并在传递风险信息的同时阐述清楚药品潜在风险。若后续还将继续发布更新的安全性信息，也建议一并告知目标受众获得信息的方法。已发布的药品安全信息应当及时整理列入持有人信息发布网站固定栏目以便公众查询。

当出现以下情况时，持有人应当紧急开展沟通工作：①药品存在需要紧急告知医务人员和患者的安全风险，但正在流通的产品不能及时更新说明书的；②存在无法通过修订说明书纠正的不合理用药行为，且可能导致严重后果的；③其他可能对患者或公众健康造成重大影响的情况。

6.2.1.2 恰当原则

风险沟通应该传达清晰、明确、一致的相关信息，并在恰当的时间以恰当的方式传达到恰当的受众，以便他们能够采取合理的措施。药品风险信息应该包括对风险出现时间、严重程度、发生频率、危险因素、可逆转情况等已知信息的描述，以及对如何预防和减轻风险，或对不进行治疗所带来的后果进行说明。

风险沟通时，应该处理与安全性问题相关的不确定性。一些情况下，当持有人、监管部门还正在对新出现的药品安全信号进行评估的时候，这些信息已经在某些范围内传播开来。在这个阶段，既要考虑风险沟通相关方式与内容的实用性，又要考虑到这些不确定因素如果得不到正确处理，就可能会对公众造成的混乱，所以需要做到两者的平衡。

6.2.1.3 针对性原则

持有人应当根据不同的沟通目的和对象，采用不同的沟通方式，制定有针对性的沟通材料，确保安全性信息得到有效传递和理解。例如针对医务人员的信息与针对普通公众的信息应该在表达上有所不同。特别是对于公众而言，沟通的信息内容应当简洁、易懂，并能对患者造成警醒的作用。目前国内还存在部分文盲、低认识群体，如何确保此类公众尽可能的获得有效信息，是风险沟通的难点。

6.2.1.4 协作原则

在药物警戒风险管理过程中，持有人应时刻考虑何时、如何、是否应该公布需要进行风险沟通的安全性信息。风险沟通相关信息的起草、发布等各环节，可能需要持有人、医务人员、监管机构、医药行业协会、患者组织、媒体等多方参与。参与发布风险沟通的各方应该进行充分的协调和合作。例如，在起草风险沟通信息时，持有人可能需要咨询医务人员和相关专家的意见；针对一些复杂的安全性问题，持有人还有必要联合医疗机构、患者组织对风险沟通进行预先测试，以评估风险沟通内容、方式、计划的合理性。信息的发布可能需要通过医药行业协会、专业或大众媒体作为桥梁。

6.2.1.5 隐私保护原则

风险沟通的信息可能需要基于患者的病例报告数据，持有人在进行风险沟通时，应该注意保护患者或报告者的隐私数据，不得违反国家有关个人信息保护的相关规定，遵守保密方面的相关要求。保护个人信息隐私是对人性自由和尊严的尊重，也是人类文明进步的一个重要标志。在 2021 年 11 月开始实行《中华人民共和国个人信息保护法》的背景下，持有人更应该主动在维护个人隐私和数据使用之间保持平衡。

6.2.2 沟通对象

《规范》中的"风险沟通"是指向医务人员、患者和公众传达药品安全性信息的一种风险控制手段，而不包括与监管部门的沟通。

风险沟通的最直接受众是医务人员（医师、药师、护士等）、患者（患者家属、看护人、监护人等）和公众。其中，医务人员和患者是最主要目标受众，有效的风险沟通可以帮助他们判断、采取更适合诊疗、用药方式，将用药风险降到最低。此外，为使安全性信息更有效、更广泛的传播，风险沟通还可以选择一些间接的沟通对象，例如药品生产经营企业、医疗机构、行业协会、新闻媒体等，通过这些机构或组织自身的作用和优势，将安全性信息传递到医务人员、患者和公众。

为了更好地达到目的，可以根据不同的情况选定不同的风险沟通对象。例如，当出现重要且需要快速大面积传播的药品安全性信息时，风险沟通首选的对象最好是大众或社交媒体；当处方药出现新的安全性风险，或者处理安全性问题需涉及专业的诊疗知识，对于患者来说难以理解并做出风险判断时，风险沟通重点对象可以是医务人员；当非处方药出现新的安全性信息或其他有助于患者进行适当用药决策的信息时，则可以将公众作为沟通的目标受众。

6.2.3 沟通方式

风险沟通需要通过一定的方式和途径来实现。《规范》第九十二条规定，持有人应当根据不同的沟通目的，采用不同的风险沟通方式和渠道，制定有针对性的沟通内容，确保沟通及时、准确、有效。在成功经验的基础上总结出来的一些固定模式的沟通方式，可称之为风险沟通工具。风险沟通工具形式多样，应当根据沟通的目的、受众、范围来选择或开发，常用的药品风险沟通工具包括：致医务人员的函，患者安全用药提示等。

安全信息的传递方式包括点对点的传递，广而告之式的传递。点对点的传递是指持有人将药品安全信息直接传递到医务人员和患者手中，例如向处方医师发纸质信函、电子邮件，随药品向患者发送安全用药提示卡，以培训会、交流会、宣传推介会的方式与医务人员或患者面对面沟通。点对点的沟通途径是最直接、有效的途径，但该类途径的成本相对较高，且效果与发送范围、发送方式和执行力度有关。如果方法不当，发送的材料很可能被医生和患者忽视。

广而告之式的传递方式是指通过大众媒体、社交媒体、专业媒介发布安全性信息，通过这些媒介再将信息间接传递到医务人员、患者和公众。例如通过报刊、杂志、电视、广播、网站、微博、微信公众号、APP、博客、论坛、播客等传递安全性信息。随着信息化手段的日新月异，此类传播方式种类也越来越多样，所能达到的受众也越来越广泛。但每种方式都有自身的局限性，例如不能覆盖所有用药人群，尤其是老年患者；在传播的过程中信息内容可能发生偏离，甚至产生不良影响。

选择大众媒体发布安全性信息，主要是针对一些紧急、重要的安全风险。持有人应当注意在法律、法规允许的范围内发布相关信息，例如《药品管理法》第一百零七条规定未授权不能发布的情形，持有人应当严格遵守。对于可能引起市场短缺、公众关注、媒体炒作的信息，建议持有人在发布前主动与监管部门沟通。一些重要的安全性信息还建议提前与医务人员沟通，以便于医务人员做好回应患者的准备。

6.2.4 沟通的内容

风险沟通的信息应当科学、准确、客观。持有人应当以药品当前获批的说明书为依据撰写相关沟通教育材料，与说明书的内容保持一致，但又不仅仅是说明书内容的复制，适当情况下可增加更详细的解释和说明性的信息。尤其是面向医务人员的沟通教育材料，其内容可以相对专业一些，使医生了解风险的背景、机制、具体的特征、风险因素等，以便更好地理解并指导临床合理用药。

风险沟通的信息应当避免与沟通目的无关、不适当或违规发布的内容。例如，不得违反法律、法规中规定只能由国家、省级政府和监管部门统一发布的信息；不得将风险沟通当成变相的药品广告或药品推销、宣传的工具；沟通内容应当避免让公众产生误导和恐慌；不应当带有行业竞争行为，例如暗示本企业产品比其他企业产品更安全、有效等。

我国目前的法规尚未要求持有人的风险沟通材料或方案提交监管部门的审批、核准或进行备案。持有人应当以获准的产品信息为主要依据，必要时寻求临床医学、药学、流行病学专等家等的意见。为达到有效沟通目的，建议将沟通和教育材料的内容经过沟通对象的理解测试。如果是紧急沟通情况下需要提供新的信息（例如尚未修订进说明书的信息），必须要有充足的依据（例如国内外监管部门已经发布的内容），必要时建议提前与监管部门进行沟通。

6.2.5 致医务人员的函

致医务人员的函作为风险沟通的重要工具之一，许多国家或地区早已实施并积累了一定的经验。致医务人员的函是持有人（国外还包括药品监管机构）以信函形式将新发现或更新的药品安全信息传递给医务人员的一种风险沟通方式。

6.2.5.1 发起

当药品出现重要风险或有更新的风险信息且需要告知医务人员时，作为药品风险管理措施的一部分，持有人可能需要制定和发送致医务人员的函。致医务人员的函的内容通常涉及严重安全性问题，可能影响使用药物的决定，或要求医务人员、患者改变诊疗过程中的相关行为，以减少药物的潜在危害。

6.2.5.2 内容

建议致医务人员的函使用简洁、易懂的语言传达药品安全性信息，一般包含以下内容：①标题：信函应当有醒目的标题，标题中应当包含药品的名称（通用名和商品名），通过标题医生应能迅速了解一些关键信息，如风险是什么、信函主要目的或内容是什么；②收件人：标题下方应有明确的收件人，即信函要发送的对象，例如"尊敬的医务人员"，或"尊敬的××（学科/科室）医务人员"；③关键内容摘要：以简洁的文字摘要信函中最关键的内容，包括来函目的、重要的安全性问题、重要的治疗建议等；④具体内容：安全性问题的具体描述，包括涉及的药品及其适应证，风险的背景、特征、危险因素、相关研究和数据，针对风险的治疗建议、采取的措施（包括说明书修订信息）、需要注意的事项，其他需要了解的内容等。⑤鼓励报告不良反应；⑥持有人的联系方式；⑦附件：参考文献、新旧说明书相关内容对比等。

6.2.5.3 格式

建议致医务人员的函考虑以下格式要求：①致医务人员的函应当不超过4页（若有封面，则包含封面）；②基于所使用的媒体类型，采用较为醒目的字体（如黑体或宋体）；③重点内容突出显示（如字体加粗，或使用下划线、不同的颜色）；④有足够的字间距和行间距；⑤信函下方应当包含持有人的名称及联系方式等；⑥页眉处居中标注出"致医务人员的函"字样。

6.2.5.4 发放

致医务人员的函一般通过纸质信函、电子邮件直接发送至医务人员，也可以通过医疗机构相关部门、药品经销商、医药行业协会等发送，可同时在医药期刊、具有互联网医药服务资质的网站等专业媒体、持有人门户网站发布。

信函是否能传递到相关医务人员手中，以及医务人员的阅读和理解情况，是该风险沟通工具能否发挥作用的关键。建议持有人积极探索有效的信函发送途径和方法，评估医务人员对信函的接受和理解程度，发现并解决存在的问题，研究改进方案。同时建议开展适当的宣传教育，使医务人员了解我国相关法规要求和风险沟通的形式和意义，促进医务人员养成阅读致医务人员的函的习惯。

6.2.5.5 致医务人员的函案例

案例一

法国专家在对醋酸环丙孕酮进行了一系列流行病学研究后得出结论：醋酸环丙孕酮和脑膜瘤之间存在剂量累计效应。根据有关报道，部分患者在使用醋酸环丙孕酮后可能会引发脑膜瘤（单发或多发），因此患有脑膜瘤或有脑膜瘤病史的患者禁用该药。

2020 年 4 月，欧洲药品管理局在其官网上发布题为《由于脑膜瘤的风险限制使用醋酸环丙孕酮》的"致医务人员的函"。信函的发放对象包括涉及前列腺癌治疗的皮肤科医师、内分泌学家、妇科医师、全科医师、泌尿科医师、肿瘤学家以及参与治疗性欲过高 / 减少性偏见驱动力的精神病学家，以及国家层面商定的任何其他目标人群。发布的国家包括上市了该药品的所有成员国。该信函详细介绍了醋酸环丙孕酮对患有脑膜瘤或脑膜瘤病史的患者的危害，并对可能的情况做出了相应的建议。文末还附有风险沟通计划，包含了针对的药物、信函发布的国家以及信函在发布前经过各委员会审核的时间。

致医务人员的函主要由摘要、安全问题的背景、要求上报的情形、参考文献清单以及沟通计划组成。

摘要

摘要（summary）中主要介绍了该药物使用的禁忌和可使用的情形（图 6-2）。

因脑膜瘤风险限制使用醋酸环丙孕酮

尊敬的医疗保健专业人士

〈上市许可持有人名称〉与欧洲药品管理局和〈国家主管部门〉达成一致，谨此通知您以下内容。

摘要

· 已有报告显示，脑膜瘤（单发和多发）的发生与使用醋酸环丙孕酮有关，主要是在 25mg/d 及以上的剂量。

· 脑膜瘤的风险随着累积剂量的增加而增加。

· 患有脑膜瘤或有脑膜瘤病史的患者禁止使用醋酸环丙孕酮。

· 应根据临床实践对患者进行脑膜瘤的监测。

· 如果接受醋酸环丙孕酮治疗的患者被诊断为脑膜瘤，必须永久停止治疗。

· 对于〈国家 SmPC 规定的妇女适应证〉，当使用较低剂量的含环丙孕酮的药物不能取得满意效果时，可使用醋酸坏内孕酮〈10mg〉/〈50mg〉。

图 6-2　致医务人员函案例摘要部分

安全问题的背景

在安全问题的背景（background on the safety concern）中，函介绍了醋酸环丙孕酮在不同性别人群中的适应证和使用剂量，并对脑膜瘤进行了简要的介绍。

要求上报的情形

征集报告（call for reporting）部分鼓励医务人员通过国家自发报告系统，向国家监管部门报告服用含有醋酸环丙孕酮产品的患者所发生的报告不良事件，包括有关如何访问该报告人员的详细信息（例如姓名、邮政地址、传真号码、网站地址）。在这一部分还给出了持有人信息以及文献参考（图 6-3）。

要求报告

鼓励医疗保健专业人员根据国家自发报告系统向［NCA］报告服用含 CPA 产品的患者发生的不良事件，〈包括如何进入国家自发报告系统的详细信息（如名称、邮政地址、传真号码、网址）〉。

公司联络点

〈上市许可持有人和联络点的表格〉

图 6-3　致医务人员函案例征集报告和联系方式部分

案例二

欧洲药品管理局 2021 年发布了维奈克拉片的致医务人员的函，提醒医务人员慢性淋巴细胞白血病（Chronic Lymphocytic Leukaemia，CLL）患者使用维奈克拉可能发生肿瘤溶解综合征（Tumour Lysis Syndrome，TLS）风险。该信函见图 6-4。

致医务人员的函

〈日期〉

唯可来（维奈克拉）薄膜衣片：CLL 患者肿瘤溶解综合征的更新建议

尊敬的医务人员，

〈××持有人〉与欧洲药品管理局和〈××国家主管机构〉就以下信息达成一致，并通知您：

摘要

● 在维奈克拉片用药患者中观察到了 TLS 死亡病例，其中甚至有使用剂量滴定方案中最低剂量的患者；

● TLS 是维奈克拉的已知风险；

● 所有用药患者均需严格遵守产品特性概要中的剂量滴定方案和 TLS 风险控制要求；

● 所有处方医师均需向用药患者提供患者提示卡。

安全性问题的背景

维奈克拉是选择性 B 细胞淋巴瘤-2（BCL-2）蛋白抑制剂，可恢复癌细胞的凋亡过程。维奈克拉可单独或与利妥昔单抗联合使用治疗既往经治的 CLL 成年患者，以及与奥妥珠单抗联合使用治疗既往未经治的 CLL 患者。

使用维奈克拉可导致肿瘤负荷快速降低，因此对于所有 CLL 患者而言，在开始用药和剂量滴定阶段均可带来 TLS 风险。

肿瘤体积的快速缩小可导致代谢异常，有时进展为临床毒性效应，包括肾功能损害、心律失常、癫痫和死亡（即临床 TLS）。在上市后环境中，已在接受维奈托克治疗的 CLL 患者中报告了 TLS 死亡病例。其中一些事件发生于接受单剂维奈克拉 20mg（开始用药和剂量滴定阶段使用的最低剂量）的患者和 TLS 中低风险患者中。

已对 SmPC 进行修改以反映更新后的建议，强调所有 CLL 患者均需严格遵守 TLS 风险控制措施的重要性，无论其肿瘤负荷和其他 TLS 已知风险因素情况如何。

为最小化 CLL 患者的 TLS 风险，处方医师应当：

● 评估患者的 TLS 风险水平特定性因素，包括合并症，尤其是肾功能下降、肿瘤负荷和首次给药前脾肿大；

● 对所有患者在首次给药前均进行预防性补水和抗高尿酸血症治疗；

● 监测血生化指标，开展肿瘤负荷分类评估；

● 当血生化指标发生变化或出现提示与维奈克拉有关的 TLS 症状时，遵循推荐的用量调整方案和措施；

● 为每例患者提供患者卡（患者卡将发放至处方医师）。卡片内容包括补水的重要性和 TLS 的症状清单，并提醒患者如果出现这些症状应立即就医。

要求上报的情形

〈提示需要和如何根据国家自发报告系统报告不良反应，包括如何访问国家自发报告系统的详细信息（例如，姓名、邮政地址、传真号码、网站地址）〉

公司联系方式

如果您对这封信中包含的信息有任何疑问，您可以通过〈插入电话号码和电子邮件，如果有的话〉联系我们的医疗信息部门。

图 6-4 致医务人员的函

6.2.6 患者安全用药提示

患者安全用药提示是持有人面向患者沟通药品安全信息的沟通工具之一。患者安全用药提示被许多国家采用，虽然不同国家在名称、形式和要求上不同，但其作用和目的是一致的，就是向患者 / 患者看护人警示药品重要安全性风险，指导或提醒患者合理使用药品。

6.2.6.1 发起

为了让患者及时获得药品相关的重要信息，建议持有人至少在以下情况时制作患者安全用药提示：①某些重要信息必须告知患者以防止严重不良反应发生的情形；②药品有重大严重不良反应的情形；③患者使用药物时必须了解的有关严重不良反应信息的情形；④患者依从性对于药物发挥疗效起至关重要影响的情形；⑤监管部门认定的应该制作的其他情形。

6.2.6.2 内容

患者安全用药提示的语言应当简洁、清晰、通俗易懂，专业用语可以用通俗易理解的方式适当注释。建议内容可以包括以下方面：①标题，应包含药品名称；②药品简介，包含药品商品名、通用名、适应证等；③患者应当重点关注的药品安全信息；④用药过程中（包括用药前后）应当注意的事项；⑤鼓励患者报告不良反应；⑥其他必须说明的事项；⑦持有人名称、联系方式（如咨询电话）。

6.2.6.3 格式

为便于患者阅读和携带，建议患者安全用药提示考虑下列格式要求（以纸质媒体为例）：①标题醒目，尽量吸引读者的注意力；②字迹清晰，字体醒目，有足够的间距和行距；③内容不宜过长，页码不宜过多；④对重点内容进行标注（例如使用粗体、下划线或不同颜色突出显示）；⑤界面设计友好；⑥便于折叠或携带。

6.2.6.4 发放

患者安全用药提示可以直接发放至患者手中，也可以通过大众和社交媒体发放。随药品发送，并非是指该安全用药提示放入药品包装内，而是患者从医疗机构药房或零售药店取得药品的同时，由药师或发售药品人员同时配发给患者一份患者安全用药提示，并提醒患者阅读。持有人需要提前将患者安全用药提示配发给药师或药品发售人员，并提供简要培训。为了达到更广泛宣传教育目的，患者安全用药提示也可以通过大众媒体或社交媒体进行发布，例如报刊、杂志、电视、广播、网站、微博、微信公众号、博客、论坛、播客等。媒体发放范围虽广，但并不能覆盖全部用药群体，应做为直接发放的补充或辅助手段。鼓励持有人开发其他有效的发放方式。

6.2.6.5 患者安全用药提示案例

案例一

ACTOPLUS MET 是用于治疗 2 型糖尿病的复方缓释制剂，包括吡格列酮和二甲双胍两种活性成分。因上市后发现使用该药可能引起心力衰竭的风险，持有人制定了 ACTOPLUS MET 患者安全用药提示，以问答的形式对药品可能引起的副作用、药品的适应证与禁忌、使用方法、贮藏方法等进行了说明（图 6-5~ 图 6-8）。

关于 ACTOPLUS MET，我应该知道的最重要的信息是什么？
ACTOPLUS MET 可引起严重的副作用，包括：
· **新发或更严重的心力衰竭。**吡格列酮是 ACTOPLUS MET 中的一种药物，可导致您的身体保持额外的液体（液体潴留），从而导致肿胀（水肿）和体重增加。额外的体液会使一些心脏问题恶化或导致心力衰竭。心力衰竭意味着您的心脏不能很好地泵血。
· 如果您患有严重心力衰竭，请勿服用 ACTOPLUS MET。
· 如果您有心力衰竭伴有症状（如呼吸急促或肿胀），即使这些症状不严重，ACTOPLUS MET 也可能不适合您。
如果您有以下任何一种情况，请立即致电您的医生：
· 肿胀或液体潴留，特别是在脚踝或腿部。
· 呼吸急促或呼吸困难，尤其是躺下时。
· 体重异常迅速增加。
· 不寻常的疲倦。
· **乳酸性酸中毒。二甲双胍是 ACTOPLUS MET 中的一种药物，可引起一种罕见但严重的疾病，称为乳酸性酸中毒（血液中酸的积聚），可导致死亡。乳酸性酸中毒是一种医疗紧急情况，必须在医院治疗。**

图 6-5　复方缓释药物 ACTOPLUS MET 患者安全用药提示示例 1

注：ACTOPLUS MET 可能引起的严重副作用包括新发生的或更严重的心力衰竭、乳酸性酸中毒、低血糖；肝脏问题；膀胱癌；骨折；糖尿病眼病，眼球后部肿胀（黄斑水肿）等副作用。

什么是 ACTOPLUS MET？

ACTOPLUS MET 含有两种糖尿病处方药物，分别为吡格列酮（ACTOS）和盐酸二甲双胍（GLUCOPHAGE）。ACTOPLUS MET 可与饮食和运动结合使用，改善成人 2 型糖尿病患者的血糖（葡萄糖）控制。

ACTOPLUS MET 不适用于 1 型糖尿病患者。

ACTOPLUS MET 不适用于糖尿病酮症酸中毒（血液或尿液中酮体增加）患者。

目前尚不清楚 ACTOPLUS MET 对 18 岁以下儿童是否安全有效。

ACTOPLUS MET 不建议儿童使用。

哪些人不建议服用 ACTOPLUS MET？

请参阅"关于 ACTOPLUS MET，我应该知道的信息是什么？"

如果您有以下情况请勿服药：

· 有严重的心力衰竭。

· 对吡格列酮、二甲双胍或 ACTOPLUS MET 中的任何成分过敏。请参阅本药物指南的末尾，以获得 ACTOPLUS MET 中成分的完整列表。

· 有严重的肾脏问题。

· 患有代谢性酸中毒，包括糖尿病酮症酸中毒，应该用胰岛素治疗。

如果你有这些情况，请在服用 ACTOPLUS MET 之前告诉您的医生。

图 6-6　复方缓释药物 ACTOPLUS MET 患者安全用药提示示例 2

注：ACTOPLUS MET 的药品成分为吡格列酮和盐酸二甲双胍，适应证为帮助 2 型糖尿病，1 型糖尿病患者及患有严重心力衰竭、严重肾病、代谢性酸中毒及对吡格列酮、二甲双胍或 ACTOPLUS MET 所含的任何成分过敏的患者不可服用此药。

我应该如何服用 ACTOPLUS MET？

· 严格按照医生的建议服用 ACTOPLUS MET。

· 您的医生可能需要改变你的 ACTOPLUS MET 的剂量。除非您的医生告诉你 ACTOPLUS MET，不要改变您的 ACTOPLUS MET 剂量。ACTOPLUS MET 可单独或与其他糖尿病药物合用，这取决于您的血糖控制得如何。

· 在进餐时服用 ACTOPLUS MET，可以降低胃部不适的概率。

· 如果您漏服了一剂 ACTOPLUS MET，请按照医嘱服用下一剂，除非您的医生有不同的指示。第二天不要一次服用两剂。

· 如果您服用了太多 ACTOPLUS MET，请立刻打电话给您的医生或到最近的医院急诊室。

· 如果您的身体处于压力之下，如发热、感染、事故或手术，您的糖尿病药物的剂量可能需要改变。请立即致电您的医生。

· 服用 ACTOPLUS MET 的同时，保持您的饮食和锻炼计划，并定期测试血糖。

· 您的医生应该在你开始服用 ACTOPLUS MET 之前和服用期间做血液测试。

· 你的医生还应该做血红蛋白 A1c 测试，以检查 ACTOPLUS MET 对您血糖的控制效果。

· 当您在服用 ACTOPLUS MET 期间，您的医生应该定期检查您的眼睛。

图 6-7　复方缓释药物 ACTOPLUS MET 患者安全用药提示示例 3

注：在安全提示 ACTOPLUS MET 应该如何服用一节中详细说明了患者需按照医师的指示服用 ACTOPLUS MET，建议饭后服用 ACTOPLUS MET 以减少可能出现的胃部不适症状。患者在服用 ACTOPLUS MET 时，需要坚持饮食和运动计划，并定期检测血糖。患者若发生如发热、感染、意外或手术等情况，则需要联系医师确认是否要改变使用的药物剂量。在患者开始服用 ACTOPLUS 之前和服用期间，患者需做血液检查、血红蛋白 A1C 测试等检测，以更好的监控使用 ACTOPLUS MET 的血糖控制情况。

我们应该如何储存盐酸匹格列酮和盐酸二甲双胍？

·其储存在 68~77℉（20~25℃）。将盐酸匹格列酮和盐酸二甲双胍保存在原来的容器中，并避光保存。

保持盐酸匹格列酮和盐酸二甲双胍瓶口紧闭，使得保持药片干燥。

请将盐酸匹格列酮和盐酸二甲双胍放在儿童接触不到的地方。

关于安全和有效使用盐酸匹格列酮和盐酸二甲双胍的信息

药品有时会被用于《用药指南》中所列以外的目的，请勿将盐酸匹格列酮和盐酸二甲双胍用于说明书以外的疾病。不要把盐酸匹格列酮和盐酸二甲双胍给其他人，即使他人有与您相同的症状，这种做法可能会伤害他们。

图 6-8　复方缓释药物 ACTOPLUS MET 患者安全用药提示示例 4

注：如何贮藏 ACTOPLUS MET 一节中详细说明了 ACTOPLUS MET 需在 20~25℃下保存。并将 ACTOPLUS MET 贮藏于原容器中并避光，保持药瓶紧闭，并保持药片干燥。

案例二

唑来膦酸用于治疗绝经后妇女和成年男性骨质疏松症或因类固醇治疗引起的骨质疏松症等。上市后监测发现，在接受骨质疏松症治疗的患者中，罕见一种称为颌骨骨坏死的不良反应报道。为预防和降低颌骨骨坏死的发生风险，持有人根据欧洲药品管理局的要求，制定了患者提示卡[69]（图6-9），警告该药品风险及其风险因素（合并使用皮质类固醇药物、吸烟、癌症、治疗期间存在口腔问题等），并提醒患者需要采取的预防措施（保持口腔卫生，定期接受常规牙科检查等）。

关于颌骨骨坏死的患者提示卡

此提醒卡包含重要的安全信息，您需要在使用 X®（唑来膦酸）治疗前和治疗期间注意这些信息

您的医生建议你接受 X®，它用于治疗绝经后妇女和成年男性骨质疏松症或因类固醇治疗引起的骨质疏松症，以及成人的佩吉特病。这些疾病包括骨骼变薄和变弱，因此更容易折断。

在接受 X® 治疗的骨质疏松症患者中，罕见一种称为颌骨骨坏死（ONJ）的不良反应（颌骨严重骨损伤）报道。停止治疗后也可能发生 ONJ。

防止 ONJ 的发展非常重要，该疾病可造成痛苦，且很难治疗。为了降低发生 ONJ 的风险，您应该采取一些预防措施：

在开始治疗前：

如果您的口腔或牙齿有任何问题，告诉您的医生/护士（医务人员）。如果您有以下情况，您的医生可能会要求您进行牙科检查：

● 以前曾接受过双膦酸盐治疗

● 正在服用皮质类固醇药物（如泼尼松龙或地塞米松）

● 吸烟

● 患有癌症

● 很长时间没有进行牙科检查

● 在治疗期间口腔或牙齿有问题

在治疗期间：	请阅读药品随附的说明书以了解更多信息。
• 您应保持良好的口腔卫生，定期刷牙并接受常规牙科检查。如果您戴假牙，你应该确保假牙佩带正确。 • 如果你正在接受牙科治疗或将要接受牙科手术（例如拔牙），请告诉您的医生和牙医您正在接受 X® 治疗。 • 如果您的口腔或牙齿出现任何问题，如牙齿松动、疼痛或肿胀、因溃疡或分泌物不愈合，请立即联系您的医生和牙医，因为这些可能是颌骨骨坏死的迹象。	**不良反应报告** 如果您出现任何不良反应，告诉您的医生、药师或护士。这包括说明书中未列出的任何可能的不良反应。 您也可以通过黄卡计划直接报告不良反应，网址为：http://www.mhra.gov.uk/yellowcard。通过报告不良反应，您可以帮助提供有关该药品更多的安全性信息。

图 6-9 唑来膦酸患者提示卡

6.2.7 风险沟通的实施

风险沟通属于特殊的风险控制措施，建议持有人进行良好组织，监督实施，并对沟通情况和沟通效果进行评估。

持有人应根据风险及风险干预措施的不同，确定需要沟通的直接受众和间接受众。根据药品安全风险对公众健康的影响程度、安全性信息确定程度等因素决定何时沟通。

在明确沟通对象后应当选择适当的沟通途径或方法。例如主要沟通对象为医务人员时可以选择发布致医务人员的函；针对患者时可以选择向其发布患者安全用药提示；针对公众且需要快速传达信息时可选择通过大众媒体发布沟通信息。

在明确何时针对哪些群体采取何种方式进行风险沟通之后，需要尽快制定风险沟通实施方案及具体的沟通内容。

在实施风险沟通时，按照沟通方案，持有人相关部门（如药物警戒部门、市场或销售部门）需要密切配合，以保证沟通的信息能够及时、准确传达到受众。持有人还需要按照风险沟通计划时间节点要求定期对风险沟通实施过程进行监控。

风险沟通属于特殊的风险控制措施，应考虑对沟通的情况和沟通的效果进行评估，调查是否达到了风险沟通的覆盖人群，沟通对象是否了解和掌握沟通的内容等。

6.3 风险控制措施的评估

风险控制措施通常由持有人制定和设计，在多数情况下，这些风险控制措施必须通过医务人员或患者在治疗的过程中实施，因此风险控制措施从计划到实施可能存在偏差，评估风险控制措施有效性是风险管理的关键要素之一。

风险控制措施实施后的有效性评估（以下简称"后效评估"）涵盖风险控制的不同方面，包括风险控制措施本身的开展过程（即按照计划实施的程度）和风险控制措施的结果（即达到风险控制预定目标的程度，包括长期目标和短期目标），从而决定是否需要采取进一步纠正措施来实现设定的风险控制目标。后效评估的总体目标是评估实施的风险控制措施的性能，从而确保接受药品治疗的患者获得正面的获益－风险平衡，同时也是药品获益－风险平衡持续评价的重要组成部分。

6.3.1 评估考虑要素

在风险控制措施的设计阶段就需要开始制定后效评估方案。制定评估方案时需要考虑风险控制措施的实施目标（即风险的降低目标，通常风险控制措施旨在实现的与安全性相关的健康结局）和持续的时间、确定合适的有效性衡量指标、选取的评估数据的来源、评估时间、数据分析方法等。

6.3.1.1 衡量指标

制定评估方案需要重点考虑的要素之一是风险控制措施的执行过程中和（或）结束后哪些指标是可衡量的，若达到该指标，就表明风险控制措施正在实现和（或）已经实现其目标。例如，风险控制措施为向医务人员提供教育手册、培训，指标可以是医师接收并阅读该教育资料、接受培训的处方医师占全部处方医师的比例。在评估健康结局时，指标可能包括某一具体关注的不良事件的数量和（或）发生率。但有些情况下可能无法直接评估健康结局指标，则需要选择替代指标。例如，某药品具有肾毒性风险，风险控制措施的目标是降低患者肾衰竭的风险，在首次评估风险控制措施有效性时，可能缺乏可用于比较的基准不良反应发生率，则可以在实施初期设置一个可衡量的替代目标，如定期接受肾功能监测的患者比例、实验室检查值超出正常值范围时采取恰当的治疗管理措施的比例。通过对替代目标的评估来确认风险控制措施是否正在实现其目标。

在确定合理的衡量指标后，还需指明有效性指标的阈值。例如风险控制措施为向医务人员、患者提供风险相关知识培训时，阈值可以是患者、医务人员知晓相关知识的最低知晓率，若能够达到，则表明风险控制措施已经达到了传达相关知识的目标。

6.3.1.2 评估数据来源

在确定合理的衡量指标和恰当的指标阈值后，第三个需要重点考虑的要素是选择恰当的来源进行数据收集来支持有效性评估。在选择数据源时，需要考虑每个数据源如何能够准确且完整的采集。有些数据源可以支持多个风险控制目标的评估，同时有些风险控制目标可能需要多个数据源进行评估。例如风险控制措施要求处方医师、接受治疗的患者在系统中进行信息登记，此时在设计和开发登记系统时应该仔细考虑需要采集哪些数据用于有效性评估，包括在数据库中设计一些风险控制措施相关知识的问卷，通过医师和患者对问题的回答情况来判断对知识的掌握情况，从而提示是否需要修订教育手册等培训材料来解决知识缺口问题。数据库还可以采集实验室监测结果等，对患者健康结局相关的数据进行统一管理。如果方案中不包括建立信息登记系统，也可以通过调查问卷的方式来获取与风险控制措施依从性相关的数据，例如风险控制措施要求处方医师在开具处方时对患者提供咨询，则可以对处方医师进行调查，以了解处方医师是否在首次开处方和后续开处方时提供了咨询；也可以对患者进行调查，以了解患者在接受处方之前医师是否向其提供咨询。

此外，还可以考虑通过对药物流行病学研究数据的分析来评价健康结局相关的指标。可以利用现有的健康相关数据库（医保数据库、电子医疗记录等）或者对基于其他目的已经收集的数据进行二次利用。在使用药物流行病学数据来评估风险控制措施的有效性时，可能会遇到一些挑战，例如在某些情况下，已有的数据采集设计可能无法充分采集全部重要的数据元素，因而限制了使用药物流行病学研究来评价关注指标的适用性。在此类情况下，需要考虑采用前瞻性数据采集的研究。在风险控制措施实施的初期阶段，药物流行病学数据相对有限，所以需要通过对其他来源的数据分析从而进行有效性评估。

上市后不良反应数据作为重要的数据来源之一，可以为有效性评估提供定性信息。可以评估在一定周期内安全数据库收集的疑似不良反应报告数量的绝对值和（或）相对值（如相对于销量）发生变化的情况，以判断风险控制措施对健康结局的影响。但在分析上市后不良反应数据时需要注意，上市后报告来源中的自发报告无法覆盖到所有的不良反应，因此不能使用自发报告来源的数据计算某一特定不良反应的发生率。如果使用上市后不良反应数据比较风险控制措施实施之前和之后的不良反应的报告率，并考虑数据来源、激励效应等带来的影响等。举例而言，在实施风险控制措施之前，可能仅从自发报告中采集不良反应信息，在实施风险控制措施后可能要求处方医师必须报告使用药品的患者发生的不良反应，则在风险控制措施实施之后报告的不良反应报告数量可能会更多。

综上所述，主动数据收集方式可有目的性地收集数据为有效性评估提供详细信息，但也存在一些弊端，例如在收集前需要征得对方同意、设计研究方案，从而可能导致数据收集的延迟和资源消耗；自发性报告数据虽无需额外投资，但通常自发报告数据不能全面覆盖所有不良事件信息，且可能受到其他报告因素的影响，因此在进行有效性评估时，可采用多个数据来源的数据对某一指标进行综合评估。

6.3.1.3 评估时间

建议后效评估在合适的时间进行。何时评估取决于多种因素，包括风险控制措施实施所需时间、衡量指标获取的难易程度、药品的使用情况、风险严重程度或利益相关方对风险的关注度等。在针对某一风险同时使用多种风险控制措施时，评估不同措施的合适时间点可能不同，需要考虑是分别评估还是整体评估。经评估需要调整风险控制措施的，在调整风险控制措施后仍需要再次对调整后的措施进行评估。

欧盟 GVP 第十六章《风险最小化措施：工具和效果指标的选择》建议后效评估的特别相关时间点包括：①初次实施风险控制措施后（例如 12~18 个月），确定是否需要调整措施来实现设定的风险控制目标；②在药品再注册时，确定风险控制措施是否能够有效确保产品的获益 – 风险平衡。美国 FDA 对 REMS（风险评估和控制策略）的评估要求是在 REMS 首次获批后第 18 个月、3 年、7 年内分别进行评估，或按照 REMS 指定的频率进行评估；在某些情况下可以增加或降低频率，或取消评估[70]。

6.3.1.4 其他考虑

后效评估中其他需要考虑的方面还可能包括：①依从性，即风险干预措施涉及人群（如医生、患者、药师）对此措施的认可、接受、执行程度。一个设计良好的风险控制措施如果缺乏医生、患者、药师的遵从和有效执行，其风险控制效果将大打折扣。②可持续性，即随着时间的迁延，风险控制措施的执行情况和风险控制效果是否会出现变化。例如医生和患者依从性降低，企业实施计划的经费投入发生变化，同类新产品上市等。③对医疗系统的负担，即一些风险控制措施要求医务人员做出额外的工作，超出了通常临床治疗护理所需的水平，可能会增加医疗系统和患者的负担。例如医务人员需接受培训并得到认可后才能为患者开具处方或提供药品，增加了医生的工作量；患者需要增加检查检验项目，增加了诊疗费用和经济负担。④对药品可及性影响，即控制措施是否会限制本来应从中受益人群的使用，导致患者没能获取到药品。例如有些医生可能由于不愿接受风险控制措施带来的额外工作而选择不开具该药品处方，或患者在其所处的地区难以找到参与风险控制项目的医务人员从而难以获得治疗。⑤覆盖面，即风险控制计划可推行的范围和程度。例如某个成本很高控制措施在消费水平较高的地区可顺利推行，但在消费水平较低的地区推行起来可能有难度；某个以医生登记方式为主要干预措施的计划，应考虑是否能覆盖到大部分药品的使用单位。⑥其他非预期后果。应调查评估风险控制措施实施后是否出现其他的非预期的后果，带来意料不到的损失。例如限制患者对药品的获得，促使患者寻求其他非正常渠道的药品来源，包括非正规渠道网购药品、使用假劣药品等。

6.3.2 评估方法

后效评估的常用方式包括对风险控制措施执行情况进行评估和对风险控制效果进行评估。欧盟 GVP 第 16 章将评估前者的指标称为过程指标（process indicators），评估后者的指标称为结局指标（outcome indicators）。

理论上，建议后效评估以对结局指标的评价为主，针对过程指标的评估是对结局指标的补充，不能取代对过程指标的评估。但实际情况是，由于一些风险的结局指标难以直接获取等原因，后效评估大多数集中于对过程指标的评估（如教育材料的分发和使用情况以及对知识的掌握情况），而不是对临床结局指标的评估（如是否降低不良反应发生率，或更少禁忌患者使用药品）。因此，如何对风险控制效果进行评估，或将执行情况与控制效果结合起来开展后效评估仍然是一个挑战。

6.3.2.1 针对措施执行情况的评估

对风险控制措施执行情况的评估，包括评估实施方执行既定方案、流程的程度，以及是否观察到了对行为的预期影响。根据控制措施的属性，可以通过多个过程指标来评估风险控制措施的执行情况。

参照欧盟 GVP 第 16 章，常见的过程指标包括：①传达至目标人群的程度。例如风险控制措施包括通过发放教育材料、用药指导等教育工具向医务人员或患者提供信息和指南，这时应该着重评估有关材料是否已经分发至目标人群以及目标人群是否确实接收。②目标人群知识掌握情况。为了评估目标人群通过教育干预措施或信息传达而获得知识的水平（例如为防止妊娠期间药物暴露为目的的教育方案），这时可通过评估目标人群对所传达知识的掌握情况来评估该风险控制措施的有效性。③评估临床行为。为了评价风险控制措施中传达的信息有效性，不仅要对目标人群的知识掌握情况进行评估，还需要对之后的临床行为变化进行评估。例如通过对实施风险控制措施前后处方医师的临床行动的变化进行量化比较，判断风险控制措施是否达到预先设定的干预。

根据《规范》第七十二条，药品上市后安全性研究包括对风险控制措施有效性的研究。在评估风险控制措施的执行情况时，可以采用上市后安全性研究／调查（以下简称"调查"）的方式来收集与评估相关的数据。调查是评估过程指标的常用方法，其优势在于：调查是确定利益相关方获知信息程度的最严格方法，如果调查方案设计良好，调查可以系统地研究大量个体实施风险控制措施的情况。以下通过具体实例对如何采用调查的方式收集数据并评估风险控制措施的执行情况进行说明。

针对"传达至目标人群的程度"和"目标人群知识掌握情况"两个指标，可以通过电话随访、面对面访谈、发放电子问卷的形式开展调查。在设计调查方案时，需要明确调查的目的（确保调查目的可以达到评估目标人群接收信息和知识掌握水平的目标），调查的目标人群（如患者、医务人员），调查设计原理（如选择参与者、招募方法）和统计分析计划（如重要因素分层、样本量计算、受邀参与者完成调查的比例），编写调查表、考虑导致调查偏差的因素并尽量避免（如错误的招募策略、导致回答偏向某一特定方向的问题、重要缺失数据），并同时考虑尽量降低参与者的负担从而最大限度提高参与度。在设计调查方案时，首先需要识别能够代表目标人群获知风险控制措施传递的关键教育信息的终点，并确定阈值。

例如，某一风险控制计划包括对处方医师提供教育手册，目标是将与药物相关的某些严重风险和安全使用信息告知处方医师。处方医师教育手册中传达的 3 项关键信息是：①严重风险是什么，②与降低风险相关的用法用量考虑因素，③患者监测要求。此时，在设计调查方案时应该关注的终点是下列各项的知晓率：知晓严重风险的处方医师的比例、知晓用法用量考虑因素的处方医师的比例、知晓患者监测要求的处方医师的比例以及知晓 1 项、2 项或所有关键信息的处方医师的比例。通过分析处方医师对 3 项关键信息的知晓率评估风险控制措施是否有效。

在设定评估目标后，还需要拟定终点的合理阈值，这一阈值就是最低知晓率。如果调查分析后的知晓率达到该阈值，表明风险控制措施达到了预先设定的传递关键风险信息的目标。如果知晓率低于预定阈值，提示已开展的风险控制措施未达到最初设定的传递风险关键信息的目标，则需要考虑下一步工作计划，是否需要通过加强的培训项目来提高目标受众的知识知晓率。

每个调查终点的阈值应根据具体情况来确定，包括应根据缺乏了解风险关键信息（如产品的适应证、风险的严重性和可能波及的患者范围）对公众健康的影响来确定阈值，以及目标人群等。目前尚无普遍认可的用于所有知识相关调查终点的阈值，美国 FDA 在《评估与知识相关的 REMS 目标的调查方法（草案）》[71] 中提出，在大部分情况下，每个关键信息的知晓阈值应该设定为 80% 或更高。

由于对使用药品或处方药品的整个目标人群开展调查不现实，因此更可行的调查方式是对目标人群进行采样，通过将采样人群的知识掌握水平的评估推广到整个目标人群的知识掌握情况从而评估风险控制措施的有效性。分层随机样本是将目标人群进行同质分层，如按年龄、受教育程度分层，然后在每个层中采集简单随机样本开展调查；过采样分层随机样本（stratified random samples with oversampling）是对一些关注的亚组进行过采样，如果目标药品需要控制的风险在某一特定地区、某一特定年龄或特定的某种人群更易于发生，这时可以对该特定区域、年龄组的人群进行过采样，使得尽可能多的特定目标人群参与调查，对该亚组人群进行更精确的知识知晓率估算。

在设计调查问卷中的问题时需要确保问题无导向性，每个问题建议都有"我不知道"的选项，避免调查对象猜测答案；每个选项应该相互独立，避免调查对象有机会跳过问题或回到前面的问题；判断题应考虑纳入接近相等数量的"正确"和"错误"答案；选择题每个问题正确答案的顺序应随机化。在设计针对患者的调查问卷时，需要确保问题通俗易懂，避免使用专业性过强的措辞。

在招募调查参与者的过程中，由于药品处方和分发方式以及目标人群的差异性，建议采用多种招募方式开展调查招募工作。在招募过程中如果某个招募来源的应答率低于预期，可以采取恰当的无应答最小化方法，例如使用与首次不同的联系方式发送调查邀请，告知无应答调查对象许多其他人已经完成调查，从而鼓励无应答调查对象参与调查。调查完成后，按照事先预定的统计分析计划来对结果进行分析和呈现，评估风险控制措施是否达到了预先设定的目标，是否需要制定进一步的工作计划。

需要注意的是，调查研究仍存在一定的局限性。调查研究的缺点包括代表性和选择偏倚和报告偏倚问题。当抽样框架不能代表整个目标人群，回答者样本可能较小，回答者可能与非回答者在测量的结局方面存在系统性差异时，可能产生选择偏倚；当接受调查者的回答可能反映了他们认为开展调查一方期望回答的内容，回答者虽然回答了最大限度降低风险的推荐行为，但并非实际行为时，可能产生报告偏倚。因此采用调查研究的方式评估风险控制措施有效性最重要的是采用科学严谨的研究方法。

6.3.2.2 针对风险控制效果的评估

风险控制措施的最根本目的是防止或减少伤害事件的发生，例如降低不良反应的发生风险，减少因用药错误导致的伤害或死亡，防止治疗无效导致患者病情难以控制等。因此，最终衡量风险控制措施是否成功的指标是安全性结局，即评估对风险带来伤害的控制程度，也称为风险控制效果的评估。例如在干预性研究情况下接受目标药品治疗后与药物暴露相关的不良反应的发生率或严重程度这一安全性结局就是结果指标。这类评估通常对比结局频率，可通过诸如上市后安全性研究获得相关数据。同时还需要考虑安全性结局指标的可获得性和恰当性，当直接的临床结局指标不易获取，可选择某些恰当的生物标记物作为临床终点的替代终点。

在衡量结局指标时，需考虑比较风险控制措施实施前后的不良反应发生频率变化。当风险控制措施实施前的发生频率不可用时（如风险控制措施在药品初次上市时就开始实施），可以比照已发表的文献、已完成的临床研究后预设参考值，用于与风险控制措施实施后的发生频率进行比较，这种对比也是可以接受的。在对比的过程中还需考虑随着风险控制措施的实施时间导致的激发报告。在选择风险控制措施的有效性判断方式时需要与风险控制措施相对应。

在估算治疗人群的不良反应发生率时需要慎重考虑使用自发报告，但在某些特殊情况下可以使用，例如产品的某不良反应罕见且该不良事件在一般人群中的发生率可忽略不计，同时治疗和不良事件间的关联性较强。在这些情况下，当无法直接测定治疗人群的风险时，可以通过自发报告大致估算出治疗人群中不良反应发生率。在使用自发报告数据评估安全性结局时，要考虑影响自发报告的相关因素，如激发报告导致报告率的上升。

6.3.3 评估结论

对风险控制措施的有效性进行评估后，通常的结论可能是：①风险控制措施显示出预期的效果，可以继续开展，保持不变，或对流程进行调整以达到更佳的风险控制效果；②风险控制措施不足以实现风险控制目标，需要进一步加强，如对说明书中的警告内容进行修改，提高风险控制措施的辨识度，或采取特殊的风险控制措施。③目前开展的风险控制措施对风险控制目标没有贡献，可以停止这些无效的风险控制措施，必要时重新评估产品的获益 – 风险平衡。

风险控制措施评估案例：

A 药是一种广谱抗真菌药，获批用于严重真菌感染的治疗和预防。自 2002 年 A

药首次获批以来，光毒性和肝毒性风险已列入产品说明书。此后，皮肤鳞状细胞癌相关风险在 2010 年补充至产品说明书。2014 年持有人在常规风险控制措施的基础上实施了特殊风险控制措施，包括向医务人员分发医务人员问答手册、检查表和患者警示卡，以控制 A 药的 3 项关键风险：光毒性、皮肤鳞状细胞癌和肝毒性[72]。

为评估上述风险控制措施的有效性，持有人在某区域内的 10 个国家发起了面向医务人员的在线调查，调查问题用于评估医务人员对问答手册、检查表、警示卡的接收和使用以及对这 3 项风险相关知识的掌握情况。入组调查的医务人员需要满足：接收过问答手册和检查表，且在过去 12 个月内至少开具过一张 A 药处方。参与过调查测试的医务人员不能参与该正式调查。

在启动正式调查之前，对调查所用的在线工具进行了用户测试，同时测试草拟问题描述的清晰度和被调查对象对问题的理解能力，调查对象为 A 药的潜在处方者。参与测试的医务人员没有对在线调查工具以及草拟的调查问题提出重大修订意见，建议主要围绕问卷格式、语言描述的微小变更，以提高调查的清晰度。在实施调查前持有人酌情考虑这些意见，对问题描述以及问卷格式进行了修改。

统计分析采用精确双侧 95% 置信区间，将每个问题 80% 正确回答率作为风险控制成功阈值。受邀请的调查对象中有 1.4% 完成了入组筛选调查，1.3% 医务人员符合入组调查标准，1.2% 的医务人员完成了在线调查问卷的填写。

对医务人员提供的答案进行分析后发现：19.6% 的受访者接收过问答手册，22.6% 接收过检查表，25.9% 接收过患者警示卡，大多数受访者表示他们不记得接收过上述文件。在回答收到问答手册的受访者中，33.8% 回答阅读了整个手册，53.8% 阅读了手册的部分内容；17.3% 的受访者回答在开具药品处方时均会完成检查表，48.0% 表示有时间时会完成检查表。在报告收到患者警示卡的受访者中，25.6% 表示一直在处方时填写警示卡并分发给患者，41.9% 表示有时填写并分发给患者。

在过去 12 个月中开具 A 药处方较多（向超过 20 例患者提供处方）的受访者中接收并使用问答手册、检查表和警示卡略高于处方较少（向少于 20 例患者提供处方）的受访者。对受访者风险相关知识了解程度方面问题的回答进行分析后发现：88.6% 受访者正确识别光毒性风险、44.3% 受访者正确识别皮肤细胞癌风险，96.4% 的受访者正确识别肝毒性风险。降低皮肤细胞癌和光毒性的实践相关问题的总体回答准确率大于 75%，降低肝毒性相关实践问题的总体回答准确率大于 78%。与未阅读手册的医务人员相比，阅读问答手册的医务人员对风险和风险控制措施的了解程度略高于未阅读问答手册的医务人员。

此外还进行了亚组分析，考察了国家、医学专业和处方频率对知识掌握和风险最小化实践的影响。然而，许多亚组的样本量过小，无法进行比较和有意义地差异性评估。

该调查是衡量过程指标的常用标准，但也有局限性。例如该调查的应答率较低，虽然在数据收集过程中努力提高应答率，包括用当地语言进行所有沟通，并发送完成调查的提醒（56080 份邮寄送达的书面提醒和 4236 份电子邮件提醒）。该调查的低应答率表明，在自愿基础上提供反馈并不一定能达到预期的应答水平。因此基于调查数据考虑后续风险控制计划时应慎重，因为低应答率的调查分析结果可能不具有普遍性。

（汤 韧　柳鹏程　张亚楠）

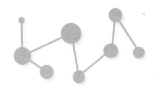

7 药物警戒计划

药品上市前的研究并不能暴露其所有风险，随着药品上市后的广泛使用，新的安全性问题可能出现。为保护患者用药权益和身体健康，监管部门和制药企业逐渐重视药品上市后风险管理计划的制定。

2004 年 ICH 发布了 E2E 指导原则《药物警戒计划》（以下简称"E2E"），各成员国在此基础上也制定了本国的药物警戒计划或风险管理计划。我国药品监管部门加入 ICH 并转化实施其指导原则，于 2021 年发布了《"临床风险管理计划"撰写指导原则（试行）》，指导申请人在药品注册阶段制定风险管理计划。《规范》第六章第三节也规定了持有人在上市后制定药物警戒计划的要求。

> 第九十六条　药物警戒计划作为药品上市后风险管理计划的一部分，是描述上市后药品安全性特征以及如何管理药品安全风险的书面文件。
>
> 第九十七条　持有人应当根据风险评估结果，对发现存在重要风险的已上市药品，制定并实施药物警戒计划，并根据风险认知的变化及时更新。
>
> 第九十八条　药物警戒计划包括药品安全性概述、药物警戒活动，并对拟采取的风险控制措施、实施时间周期等进行描述。
>
> 第九十九条　药物警戒计划应当报持有人药品安全委员会审核。

本章节将介绍 ICH 及其成员国的药物警戒计划 / 药品风险管理计划，重点介绍我国的"临床风险管理计划"的格式与主要内容，并以该计划的框架和内容为参考模板，为持有人撰写上市后的药物警戒计划提供建议。

7.1 ICH 药物警戒计划

ICH E2E《药物警戒计划》（Pharmacovigilance plan）已经在我国转化实施。E2E是有关如何撰写"药物警戒计划"的指导性文件。通常情况下，该指导原则适用于申请人在提出药品上市许可申请时，或持有人提出新增适应证、扩大用药人群申请时，根据各国要求向监管部门提供药物警戒计划；同样，该指导原则也适用于上市后发现药品新的重要安全性问题时，持有人用以制定药物警戒计划。

E2E 提出的药物警戒计划并不覆盖药物警戒的全部活动，其重点是：对拟上市或已上市药品的安全性进行概述，总结出当前的安全性问题；针对这些安全性问题提出药物警戒的活动计划。其中，药品安全性问题主要是指药品的重要已识别风险、重要潜在风险和重要缺失信息。E2E 的内容大致分为两个部分：药品安全性概述和药物警戒活动计划。

7.1.1 药品安全性概述

E2E 对安全性概述（safety specification）的解释是"一个关于药物重要已识别风险、重要潜在风险和重要缺失信息的摘要。它也应当强调处于潜在风险的人群，以及需要进一步研究的突出安全性问题，从而在药品获批后完善对获益 – 风险特征的了解。安全性概述旨在帮助企业和药品监管机构确定是否需要收集特殊的数据，并推动构建药物警戒计划"。

E2E 建议从临床和非临床两个方面来阐述药品的这些安全性问题。安全性概述应当包含的要素包括：①非临床：基于毒理学、药理学、药物相互作用等非临床研究和数据资料的发现；②临床：人类安全性数据库局限性（重点讨论局限性对于预测上市后产品安全性的影响、上市后产品全球暴露情况及任何发现的药品安全性问题等）、批准前未经研究的人群、需要进一步研究的不良反应 / 事件、已知和潜在的药物相互作用（包括药物与食物的相互作用）、适应证的流行病学、重要不良反应 / 事件的背景发生率、相同药理学类别药品的常见风险等。

E2E 建议在撰写药品安全性概述时参考上述要素，但同时也强调可以根据产品的性质和研发计划中包含的其他要素来撰写。此外，如果是已上市产品出现了新的安全性问题，则可能只需要对个别要素进行讨论。

在安全性概述最后，要有一个对当前的安全性问题的总结，清晰地概括出在当前认知下的药品重要风险，包括：重要已识别风险、重要潜在风险和重要缺失信息。

这些总结出的安全性问题，是后续制定药物警戒活动计划的基础，E2E 同时也明确，对于这些重要风险"应当考虑设计额外的药物警戒活动对这些问题加以关注"。

7.1.2 药物警戒活动计划

药物警戒活动计划（Pharmacovigilance plan）是以安全性概述为基础的。安全性概述和药物警戒活动计划通常作为同一文件的两个部分来写，但如果是在申请上市许可时提交，可以将药物警戒计划撰写成一个独立文件，也可以将其要素整合到通用技术文档（CTD）中。

E2E 指出，药物警戒活动计划包括常规药物警戒活动（routine Pharmacovigilance practices），以及针对重要风险的采取的额外措施或行动方案，即安全性问题实施计划（action plan for safety issues，APSI）。对于尚未发现安全性问题的产品，无需制定安全性问题的实施计划，对于发现安全性问题的药品，应当制定安全性问题的实施计划。

常规药物警戒活动应包括：①建立用于不良反应报告收集的系统和程序；②疑似不良反应信息的收集与核实；③准备提交给药品监管机构的报告，包括个例报告和定期安全性更新报告；④对已批准产品的安全性特征进行持续监测，包括信号检测、风险评估、说明书更新、与药品监管机构的沟通联络；⑤完成当地药品监管机构规定的其他要求。

安全性问题的实施计划包括：①重要风险的内容；②拟采取措施的目的；③拟采取措施的内容；④拟采取措施的理由；⑤对重要风险和拟采取措施的监测；⑥评价和报告的重要时间点。

E2E 要求"安全性问题实施计划"按照每一个重要风险来撰写，但接下来要提供一个产品的总体药物警戒计划的描述，按照采取的措施和它们的重要评估时间点来列举。

针对重要风险拟采取的措施应当包括哪些，E2E 并未明确指出，仅列举了"安全性研究"的例子，并重点介绍了"观察性研究"。在 E2E 的附录中，还介绍了一些主要的药物警戒方法，包括：被动监测（自发报告、病例系列）、激励报告、主动监测（哨点监测、药物事件监测、登记）、观察性对照研究（横断面研究、病例对照研究、队列研究）、目标临床研究、描述性研究（疾病自然史、药物利用研究）。持有人应当根据产品特征、治疗的适应证和人群、风险的特征等来选择所采取的措施和方案。

此外，E2E 对药物警戒计划的更新也提出了建议，即药物警戒计划应该在出现新的重要安全性信息，或者达到计划内设定的里程碑时进行更新。

7.2 欧盟及其他国家的药物警戒计划

ICH 的成员国及其他一些国家以 E2E 为基础，制定了本国的药物警戒计划。各国的药物警戒计划在名称、要求和内容上有所不同，但其作用和目的均是相同的，即系统地总结药品当前存在的安全性问题，提出解决这些安全性问题的方案，从而最大限度地优化产品的获益－风险平衡，保护患者的用药权益和用药安全。

7.2.1 欧盟药品风险管理计划

欧盟 GVP 第五章是有关药品风险管理计划的撰写指南。欧盟法规要求，对于所有新上市申请，申请人应当递交药品风险管理计划；在药品上市后，也可能根据监管部门的要求需要持有人提交风险管理计划。

欧盟的药品风险管理计划（risk management plan，以下简称"RMP"）与 ICH E2E 的主要区别是增加了"上市后疗效研究计划"和"风险最小化措施"部分。此外，也不要求将不良反应报告和信号检测这类最基础的药物警戒活动纳入药物警戒计划中。

申请人/持有人的 RMP 内容是不向公众公开的，但是为了增加透明性以及让公众了解更多信息，欧洲药品管理局会在其网站中公开药品 RMP 概要部分。当 RMP 中涉及多个药品时，要提供每个药品各自的 RMP 概要。

欧盟 RMP 主要包括三方面内容：①药品安全问题的特性描述，包括重要已识别风险、重要潜在风险和缺失信息；②理解风险和确定新风险的药物警戒活动计划；③实施风险最小化行动的措施，并且评价措施的有效性。具体而言，RMP 由七部分组成，分别是：产品概述、安全性详述、药物警戒计划（包括上市后安全性研究）、上市后疗效研究计划、风险最小化措施（包括风险最小化措施有效性的评估方法）、风险管理计划总结、附件。

7.2.1.1 第 I 部分 产品概述

此部分提供药品行政信息和产品基本信息，包括：活性成分、申请人或持有人名称、RMP 所涉及的药品、审评程序、产品简介（化学类型、作用机制、成分信息）、适应证、剂量、剂型和规格等。

7.2.1.2 第Ⅱ部分 安全性详述

此部分为药品安全性概要，包括药品已知和未知信息。即概述药品重要的已识别风险、重要潜在风险和缺失信息。缺失信息定义为：对药品安全性或者特定患者人群中使用情况了解的空缺，具有临床意义。在 RMP 中，安全性详述部分将形成药物警戒活动计划和风险最小化计划的基础。

"安全性详述"又分成八个章节（表 7-1），包括以下内容。

表 7-1　欧盟药品风险管理计划组成部分和章节概述

组成部分	概述
第Ⅰ部分	产品概述
第Ⅱ部分	安全性详述
章节 SⅠ	治疗适应证、目标人群的流行病学现状
章节 SⅡ	安全性详述非临床研究部分
章节 SⅢ	临床试验暴露情况
章节 SⅣ	未经临床试验研究的人群
章节 SⅤ	上市后经验
章节 SⅥ	安全性详述的其他欧盟要求
章节 SⅦ	已识别与潜在风险
章节 SⅧ	安全性问题总结
第Ⅲ部分	药物警戒活动计划（包括上市后安全性研究）
第Ⅳ部分	上市后疗效研究计划
第Ⅴ部分	风险最小化措施（包括风险最小化措施的有效性评估）
第Ⅵ部分	风险管理计划总结
第Ⅶ部分	附录

A.SⅠ 治疗适应证、目标人群的流行病学现状：适应证及相关并发症的发病率、患病率、结局，当与安全性和风险管理评估相关时，应按年龄、性别和民族进行分层。还应描述疾病的风险因素和主要的现有治疗方案。重点应放在欧盟拟定的适应证的流行病学情况，并讨论不同地区的流行病学差异。本节还应描述在欧盟（未经治疗）的目标人群中预计会发生的相关不良事件、其发生频率和特征。

B.SⅡ 安全性详述非临床研究部分：此部分高度概括重要的非临床安全性发现，例如毒性（急性或重复剂量毒性、生殖/发育毒性、基因毒性、致癌性研究中确定的关键问题），安全性相关药理学（如心血管系统，包括 Q-T 间期延长，神经系统），其他与毒性相关信息或数据。一般情况下，应讨论具有显著意义的毒性，以及安全性发现与人类使用的相关性。如果认为非临床安全性发现与人类无关，则需提供简短的解释，但不应作为安全性问题纳入第 SⅦ 和第 SⅧ 节。

C.SⅢ 临床试验暴露情况：为了评估人类安全性数据库的局限性，此部分采用适当的格式（如表格、图形）提供有关临床试验中所研究的患者的摘要信息。研究人群的数量应使用患者人数或患者 – 时间来表述。应该对相关类别进行分层，包括：年龄和性别、适应证、剂量、其他有意义的分层（如民族）。数据一般以所有试验的汇总形式给出。

D.SⅣ 未经临床试验研究的人群：描述缺失信息的人群，一般为特殊人群中暴露水平较低或缺乏暴露的人群。特殊人群包括：孕妇、哺乳期女性、肝肾功能不全或心脏损害患者、遗传多态性人群、免疫功能受损患者、不同民族人群等。应详细说明肾脏、肝脏或心脏损害的程度以及遗传多态性的类型。并非所有缺失信息都要进行讨论，如果该产品预期用于上述未研究的人群，并且有科学依据怀疑此类人群的安全性有所不同，但现有信息不足以确定在这些情况下使用是否会构成安全性问题，则应将这些人群作为缺失信息纳入 RMP。此外，只有与药品适应证相关，且在此类人群中使用可能会产生有临床意义的风险时，才应纳入临床试验中排除的人群，作为缺失信息。如果有证据表明在排除的人群中用药会导致不良临床结局，则应将该结局列为重要（潜在）风险。

E.SⅤ 上市后经验：如果某产品已在欧盟获批，来自欧盟以外其他地区的上市后经验或来自同一持有人的含有相同活性成分的其他药品的上市后数据，应在此部分讨论。此部分只提供对风险管理计划有帮助的上市后经验的综述，不应直接从 PSUR 复制相应信息。当风险与药品使用相关时（与Ⅶ节讨论的内容相对应），还应纳入药品使用的相关信息（包括超适应证用药）。

F.SⅥ 安全性详述的其他欧盟要求：其他要求可能包括不按已获批信息误用的可能性，以及拟定的风险最小化措施，例如，限制包装大小、受控的用药计划、特殊医疗处方。

G.SⅦ 已识别与潜在风险：集中讨论药品安全性问题，即重要已识别风险、重要潜在风险和缺失信息。包括初次 RMP 递交时识别的安全性问题和新的安全性问题。要求特别关注以下与安全性问题识别有关的考虑因素，当这些因素导致风险时应在此部分进行讨论：有意或无意的药物过量；用药错误；由于生产工艺或所涉及的材料的性质导致感染性病原体传播；超说明书用药；药品的类反应；药代动力学和药效学相互作用；孕妇和哺乳期妇女用药风险；对生育力的影响；与使用过的产品的处置相关的风险；与给药程序有关的风险；儿科安全性问题。此部分对安全性问题的描述要求较为详细，其中已识别风险和潜在风险应呈现：风险名称、作用机制、证据来源及强度、风险特征（如频率、绝对风险、相对风险、严重程度、可逆性、长期结局、对生活质量的影响）、风险因素和风险类别（包括患者因素、剂量、风险期、叠加或协同因素）、可预防性、对产品的获益 – 风险平衡的影响、对公众健康的影响；缺失信息应呈现：缺失信息名称、安全性可能与一般目标人群不同的证据、需要进一步表征的人群或在未研究人群中的预期风险。

H.SⅧ 安全性问题总结：以总结的方式列出重要的已识别风险、重要潜在风险和缺失信息。

7.2.1.3 第Ⅲ部分 药物警戒活动计划

此部分的目标是讨论申请人 / 持有人如何计划去识别或描述安全详述中定义的风险，以及如何收集缺失信息，或评估额外风险最小化活动，不包括旨在降低、预防或减轻风险的措施。药物警戒活动计划提供了一个结构化的计划来识别新的安全问题、进一步描述已知安全问题，包括风险特征和影响因素说明、潜在安全问题是否真实存在的调查以及如何寻找缺失的信息。对于每一个安全问题，申请人 / 持有人都应制定药物警戒行动活动计划。药物警戒活动计划包括常规药物警戒行动和额外药物警戒行动两部分。

A. 常规药物警戒活动：常规药物警戒活动适用于所有药品，是所有药品均需开展的"主要 / 最小活动集"，包括药品不良反应收集和报告、信号检测等。欧盟要求此部分仅描述除不良反应报告和信号检测外的常规药物警戒活动。但监管部门对自发报告活动（如不良反应收集、处理、评估和报告）另有要求且仍属于常规药物警戒活动范畴的，应在这部分说明如何修改其常规药物警戒活动。其他需要描述的常规药物警戒活动还可能包括：特定不良反应的随访问卷（如果申请人 / 持有人被要求或计划使用结构化问卷获取关注不良反应的信息，则应说明这些材料的使用）、强化自发报告系统的高级别描述、观察与预期分析、对关注不良事件的累积回顾。如果认为常规药物警戒足以应对药品上市后安全监测，则不需要采取额外的措施。

B. 额外药物警戒活动：如果常规药物警戒活动不足以应对药品上市后安全监测，则需要采取额外药物警戒活动。额外药物警戒活动是基于药品安全问题的性质、程度和问题可研究性，针对特定安全问题制定的，并非所有药品都需要开展额外药物警戒活动。额外药物警戒活动可以是非临床研究、临床试验或者非干预性研究，包括用以评估风险最小化措施有效性的上市后研究。

7.2.1.4 第Ⅳ部分　上市后疗效研究计划

药品在提交批准时有效性评价多数基于临床试验数据，具有相对局限性。随着药品的上市和临床的广泛使用，可能会出现新的有效性信息，并可能影响药品的获益－风险平衡。但并非所有上市后疗效研究都纳入 RMP，欧盟要求在此部分仅纳入作为上市许可强制条件，或作为有条件／特殊情况上市许可的特定义务的上市后疗效研究计划。

7.2.1.5 第Ⅴ部分　风险最小化措施

风险最小化措施是对药品安全性详述部分给出的药品风险以及通过药物警戒对药品风险的理解，制定相应的风险控制措施，包括常规风险最小化措施和额外风险最小化措施。

A. 常规风险最小化措施：大部分安全问题都可以靠常规风险最小化措施得到控制。欧盟 GVP 第 16 章《风险最小化措施：工具和有效性指标的选择》（Risk Minimization Measures: Selection of Tools and Effectiveness Indicators）介绍了欧盟常用的风险最小化措施，包括修订产品特性概要（Summary of Product Characteristics，SmPC）、标签、包装说明书，以及包装品规和药品法律状态（Legal Status）的变更等。

B. 额外风险最小化措施：对于一些严重风险，在常规风险最小化措施不足以应对时需采取额外风险最小化措施。持有人应当根据风险频率、严重性、对公众健康的影响以及可预防性，认真考虑仅采用常规风险措施能否达到预期目标，否则需要采取额外风险最小化措施。欧盟 GVP 第 16 章介绍的额外风险最小化措施包括：教育项目、可及性控制和其他措施，如预防怀孕项目（pregnancy prevention programme，PPP）等。

7.2.1.6 其第Ⅵ部分　风险管理计划总结

欧盟法规要求，要向公众公开药品 RMP 概要，因此要针对每种药品制定 RMP 概要，概要中包括 RMP 所有要素，重点放在风险最小化措施行动中。

7.2.1.7 第Ⅶ部分 附录

需要随 RMP 提交的附录主要包括：药物警戒活动中的研究计划列表（包括计划中、正在进行和已经完成的）、研究方案（包括计划的中、正在进行的和已完成的）、特定不良事件随访表、拟定的额外的风险最小化活动的详细情况、RMP 的变更情况等。

7.2.2 日本药品风险管理计划

自 2012 年 4 月发布《药品风险管理计划指南》起，日本正式引入了 RMP 制度。RMP 的目的是通过分析收集到的有效性和安全性信息，实施必要的安全保障措施，降低新药使用中的潜在风险，最终实现新药的风险最小化。RMP 是将每个药品的安全性规范研究（重要的潜在风险等），上市后不良反应收集活动（药物警戒活动计划）以及风险最小化行动综合为一个总文件提交。

日本药品 RMP 通常包括以下三方面内容：①安全性问题，包括重要的已确认风险、重要的潜在风险以及重要的缺失信息；②药物警戒活动，在药品上市后进行收集信息的活动；③风险最小化活动，为将风险降到最低而采取的安全措施，包括向医疗专业人员提供信息和制定使用条款等[73]（图 7-1）。

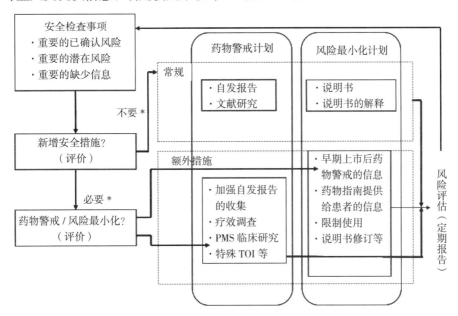

图 7-1　日本药品风险管理计划（RMP）的基本内容

注：* 为是否新增安全措施需要考虑的要点，包括：预计使用患者，给药情况，确定的风险组，目标病症的严重性、并发症的严重性和发生率，不良反应对获益-风险平衡或健康状况的影响程度，严重不良反应的程度、频率、可逆性和可预防性，实施风险最小化活动的预期效果，国外的研制或生产销售情况，与国外安全性配置文件的差异，在国外调查和试验的状况及结果，国外采取的安全措施等。

关于药物警戒活动和风险最小化活动，可分为"常规"和"额外"两类。常规活动是指生产企业或经营企业对所有药品普遍开展的活动，特别是收集药品不良反应信息和通过药品包装说明书提供信息等。额外活动是指根据药品的风险情况而采取的特殊活动，例如新药上市后早期监测（early post-marketing phase vigilance，EPPV）、疗效调查、上市后临床研究等等。

7.2.3 美国风险评估和控制策略

美国 FDA 认为药品上市并不代表零风险。上市代表的药品安全，是指考虑到预期获益和可替代品的情况下，药品风险合理或可控。FDA 在产品开发、试验、生产、标签、处方、分发以及使用的各个环节开展药品风险管理，通过最大化药品效益、最小化药品风险来确保药品获益 - 风险平衡。

2005 年 3 月，美国 FDA 发布了《风险最小化行动计划的开发和使用指南》（Development and Use of Risk Minimization Action Plan），后续在此基础上提出了企业制定药品风险评估和控制策略（Risk Evaluation and Mitigation Strategies，REMS）的要求[74]。

根据美国 FDA 2017 年发布行业指南《REMS 格式和内容指南》（Format and Content of a REMS Document Guidance for Industry——DRAFT GUIDANCE）以及 2019 年发布行业指南《风险评估和控制策略：修改和修订指南》（Risk Evaluation and Mitigation Strategies: Modifications and Revisions Guidance for Industry），REMS 主要包括：行政信息、REMS 目标、REMS 要求、REMS 评估时间表、REMS 材料等。

7.2.3.1 行政信息

行政信息包括：申请号、申请者姓名、REMS 最初批准的日期，以及 REMS 最近一次修订或修改的日期等。

7.2.3.2 REMS 目标

REMS 目标部分应说明 REMS 旨在实现的与安全有关的最终目标。由于风险缓解目标并不一定可以直接衡量，所以还必须包括一个或多个中间可衡量的目标。如果实现了这些目标，就表明 REMS 正在实现当初制定的目标。

7.2.3.3 REMS 要求

一般而言，REMS 要求部分可以分为 REMS 参与者要求与 REMS 申请者要求两部分。

7.2.3.3.1 REMS 参与者要求

在 REMS 文件中，REMS 参与者要求应以一系列表格的形式呈现。每种类型的参与者都应该有一个单独的表格，用以描述其需要执行的要求，包括谁是 REMS 的参与者、应在何时执行每项要求、参与者要求以及使用何种 REMS 材料。

REMS 的参与者：REMS 参与者是指参与 REMS 的相关利益方，根据他们在临床评估、处方、配药、管理或监测以及分配过程中的作用来界定。例如，REMS 参与者可以包括开处方的医务人员、接受药物的患者、医疗机构、经营机构等。

应在何时执行每项要求：这里的时间是指参与者必须执行要求的时间，一般与临床活动（如患者开始治疗前、治疗期间或治疗停止后）或行政活动（如处方医生证明）有关。

参与者要求：一般包括参与者必须遵守的临床或行政活动。临床要求的一个例子是"监测病人的注射部位反应"，行政要求的一个例子是"将患者登记到 REMS 中"。

使用何种 REMS 材料：材料（如报名表和教材）是指参与人为达到要求而需要使用的具体文件。这些材料应作为超链接列入文本中，引导读者查阅材料，并附在 REMS 文件之后。

7.2.3.3.2 REMS 申请者要求

REMS 申请者要求通常包括制定和提供 REMS 培训、制定和传播 REMS 信息、支持 REMS 运作、确保参与者遵守 REMS。

与培训有关的要求可包括要求申请者编制 REMS 培训材料并提供给医疗服务提供者，以及为医疗服务提供者编制知识评估，作为培训的一部分来完成。REMS 培训要求应包括如何提供培训的信息（如网站、邮寄、面授），以及培训是否由继续教育提供者提供。

与宣传有关的要求可包括要求申请者编写关于 REMS 或该药物的风险和安全使用的材料，并向保健专业人员和专业组织或协会传播这些材料。应包括以下信息：预定的接受者、拟传播的材料类型、传播材料的方式和传播时间。

与业务有关的要求可包括要求申请者开发、建立和实施系统和基础设施（如数据库、网站、呼叫中心），以支持能够进入和参与 REMS 的要求。

与遵守应急机制有关的要求可包括要求申请者监测和评估应急机制参与者遵守应急机制的情况，以确保满足应急机制的要求。这些要求包括确保（例如，通过审计）所有支持 REMS 要求的 REMS 流程和程序都已到位、运作并得到遵守。

7.2.3.4 REMS 评估时间表

一般来说，REMS 必须包括一个提交评估的时间表，而申请者必须在规定的时间间隔内提交对 REMS 的评估。

7.2.3.5 REMS 材料

REMS 材料部分应提供一份 REMS 所需的所有材料的综合清单（如注册表、教育材料、咨询工具和患者与供应商协议等）。清单应按材料所适用的 REMS 参与者和 REMS 材料的类型来组织。材料本身应附在 REMS 文件之后。

7.3 有关国家和地区药物警戒计划比较

有关国家和地区药物警戒计划 / 药品风险管理计划（以下统称药物警戒计划）虽然有所不同，但在主要内容方面基本一致，即大多涵盖产品概述、安全性概述、药物警戒活动、风险控制措施及有效性评估这几个模块。下文将按照这几个模块对有关国家或地区药物警戒计划进行对比分析。

7.3.1 产品概述

药物警戒计划是针对某个或某类具体药品实施的风险管理计划，因此一些国家或地区要求在药物警戒计划的开头部分，对计划所涉及药品的基本信息进行概述。欧盟、澳大利亚、新加坡、印度以及中国台湾均明确要求在药物警戒计划正文前进行产品描述，主要以列表的格式呈现。

有关国家和地区主要要求汇总起来具体包括：药品名称、活性成分、药物治疗组（ATC 码）、申请人 / 持有人名称、授权程序、化学类型、作用机制、成分的重要信息、适应证、剂量、剂型和规格、是否接受额外监测、首次上市 / 全球授权的日期和国家、专用附件版本号、名称、版本信息、药理分类、厂商名等内容。

各个国家或地区要求的项目上具有略微差别，例如欧盟要求明确该药品是否接受额外监测（additional monitoring），印度要求明确首次上市 / 全球授权的日期和国家，中国台湾地区要求明确药理分类以及厂商名称。同时在日本和韩国未直接提及需要在药物警戒计划正式文件之前明确产品信息。

7.3.2 安全性概述

安全性概述是对药品重要风险的全面分析，概括药品安全性问题的整体状态，重点明确那些需要进一步开展风险管理活动的安全性问题。

安全性概述在有关国家和地区药物警戒计划中都是必须涵盖的部分。在大多数国家，安全性概述部分为药物警戒计划文件的第一部分。日本、新加坡、韩国等国家都明确说明安全性概述部分的重点包括流行病学特征、重要已识别风险、重要潜在风险、上市后经验、非临床部分、临床部分、缺失信息等，详见表7-2。

表 7-2　有关国家和地区安全性概述部分主要内容对比情况

国家（地区）\项目	ICH	欧盟	美国	日本	澳大利亚 ASA	加拿大 CSS	新加坡 SSA	韩国	印度	中国台湾
流行病学特征	√	√	N/A	√	√	√		√	√	N/A
重要已识别风险与潜风险	√	√		√	√		√		√	
上市后经验	√	√		√	√	√			√	
非临床部分	√	√		√	√			√	√	
临床部分	√	√		√	√	√		√	√	
缺失信息	√	√		√	√			√	√	

7.3.3 药物警戒活动

药物警戒活动是指对药品不良反应及其他与用药有关的有害反应进行监测、识别、评估和控制的活动。药物警戒活动主要包括常规药物警戒活动和额外药物警戒活动。常规药物警戒活动是指那些应作为检测药品安全信号持续努力的一部分而进行的活动，对于大部分的未发现安全性风险、未引起特别关注的产品，只需常规的药物警戒活动就可满足产品上市后的监测。额外药物警戒活动是指对于存在重要已识别风险、重要潜在风险或重要缺失信息的产品设计的非常规药物警戒活动，以进一步对这些问题加以关注，识别和评估产品的重要安全性隐患。

对有关国家和地区药物警戒计划进行梳理发现，包括欧盟、美国、日本、澳大利亚、加拿大、新加坡、韩国、印度在内的国家或地区，均要求在计划中明确常规药物警戒活动和额外药物警戒活动，以便对有关国家和地区内药品的安全性进行持续的研究，及时发现药品安全隐患并采取相应措施控制风险，详见表 7-3。

表 7-3　有关国家和地区药物警戒活动部分主要内容对比情况

	ICH	欧盟	美国	日本	澳大利亚	加拿大	新加坡	韩国	印度	中国台湾
常规药物警戒活动	√	√	√	√	√	√	√	√	√	√
额外药物警戒活动	√	√	√	√	√	√	√	√	√	√

7.3.4　风险控制措施

药品风险管理和药物警戒的最终目标都是确保实现药物的安全使用，降低用药风险。因此，药品风险控制措施是药物警戒计划中的重要部分。药物警戒风险控制措施主要包括常规药物警戒风险控制措施和特殊药物警戒风险控制措施。

对有关国家和地区药物警戒计划进行梳理发现，包括欧盟、美国、日本、澳大利亚、加拿大、新加坡、韩国、印度在内的国家或地区，均要求针对安全性问题明确常规药物警戒控制措施和（或）特殊药物警戒控制措施，防范药品的已确认或潜在的风险，保障患者用药安全。

有关国家和地区常见的常规风险控制措施包括：修订产品的处方信息、标签、包装说明书，改变包装规格、产品的法律状态等。特殊风险控制措施通常包括：致医务人员的函、患者安全用药提示等。

7.3.5　控制措施的有效性评估

对欧盟、美国等 11 个国家或地区风险控制措施有效性评估相关政策法规文件、指南进行对比研究，详见表 7-4。

表 7-4　风险措施有效性评估法律法规对比概要

分类		ICH	欧盟	美国	澳大利亚	加拿大	韩国	日本	新加坡	印度	中国台湾
目的		N/A	√	√	√	√	√	N/A	N/A	N/A	√
发起条件		N/A	√	√	√	√	√	N/A	N/A	N/A	√
评价指标	过程指标	N/A	√	√	√	√	√	N/A	N/A	N/A	√
	结果指标	N/A	√	√	√	√	√	N/A	N/A	N/A	√
执行与记录		N/A	√	√	√	N/A	√	N/A	N/A	N/A	√
评估结果与措施		N/A	√	√	√	√	√	N/A	N/A	N/A	√

其中，欧盟、澳大利亚、加拿大、韩国对"风险控制措施有效性评估"有较为明确的规定，主要包括评估的目的、条件、评价指标、执行与记录、评估结果与措施等。其中，澳大利亚、加拿大明确表示可以接受欧盟的做法（即认可欧盟风险控制措施有效性评估规定），中国台湾表示对该药品经欧洲药品管理局核准的药物警戒计划，可主动提供作为审查参考。

ICH 在药物警戒计划 E2E 的"安全性问题的实施计划"里，要求包含所提议措施的目的、提议的措施、所提议措施的理由、申办者对安全性问题和所提议措施的监测和重要的评估时间点，但没有更细化说明风险控制措施。

美国现行相关的是风险评估和控制策略（REMS），在 REMS 文件格式要求里，要求设定措施目标（包括总体健康目标和可衡量的中期目标），但未对有效性评估内容进行规定。日本、新加坡、印度未提及有效性评估内容或做强制要求。其中，新加坡要求药物警戒计划文件包括经批准的欧盟 RMP 的最新版本（如有）等内容，但是不强求，用途是供查阅，没有提到有效性评估内容；印度的 RMP 提及如果实施额外风险控制措施，建议评估其有效性，但未对具体的评估做出描述。

7.4 我国临床风险管理计划

国家药品监督管理局药品审评中心于 2021 年发布了《"临床风险管理计划"撰写指导原则（试行）》。该指导原则以 ICH E2E 的要求和建议为基准，结合我国上市许可申请的审评经验，对临床风险评价的考虑和关注重点进行全面阐述，并提供了一份风险管理计划的撰写模板，为申请人在药品审评审批阶段撰写药品风险管理计划提供了详细的指导。

临床风险管理计划中涉及"风险"是指药品上市后临床应用过程中确定或可能会给患者带来的治疗风险，不涉及生产过程中质量可控性相关风险。申请人可基于活性成分撰写临床风险管理计划，即同一申请人所有具有相同活性成分的药品的所有风险信息，可以纳入同一份计划中。在撰写计划时，要求申请人充分考虑其中所提出的药物警戒活动计划及风险控制措施在我国的可操作性和合理性。

临床风险管理计划的目的是识别和描述药物重要的已识别风险、重要潜在风险和重要缺失信息，进而提出与风险相匹配的药物警戒活动和风险控制措施，以确保药品上市后在适用人群的用药过程中保持获益大于风险。其正文内容主要包括四大部分，即药品概述、安全性概述、药物警戒活动计划和风险控制措施。

《"临床风险管理计划"撰写指导原则（试行）》也充分考虑了持有人按照《规

范》制定上市后"药物警戒计划"的情况，指出持有人在药品上市后形成"药物警戒计划"或"上市后风险管理计划"等相关文件时，应充分参考上市申请获批时经药品审评中心确认的"临床风险管理计划"，并保持相关内容的一致性和可衔接性。

7.4.1 药品概述

药品概述用于描述药品的基本信息，如注册申请获批时间、批准文号、规格与剂型、适应证、用法用量、是否附条件批准、国际诞生日、数据库锁定时间点等，以表格形式呈现（表 7-5）。对于有多个适应证且不同适应证信息不完全相同的，可以根据实际情况分别列表。

表 7-5　药品概述

中国注册申请获批时间	
批准文号	
商品名称 / 品名（中 / 英文）	
活性成分（中 / 英文）（如适用）	
规格与剂型	
适应证	
用法用量	
中国是否附条件批准	
活性成分全球首次获批时间	
本次风险管理计划的数据库锁定时间	
备注	

7.4.2 安全性概述

安全性概述构成药物警戒活动计划和风险控制措施的基础。安全性概述的主体内容是对重要风险的分析和评价，除此之外，还应首先对目标适应证的流行病学信息加以总结。《"临床风险管理计划"撰写指导原则（试行）》参考 ICH 文件的相关内容，对"重要风险""重要已识别风险""重要潜在风险"和"重要缺失信息"进行了解释性说明，有助于申请人判定药品的风险类型。安全性概述主要包括以下部分。

● 安全性概述汇总：以列表形式分别对重要已识别风险、重要潜在风险和重要缺失信息进行汇总。此外，申请人认为现有证据表明应该对安全性特征进行重新分类、删减或增补，也应在修订时说明理由。

- 目标适应证流行病学：提供人群基本流行病学数据和特征、自然病程特征、人群重要的合并疾病及合并用药，以及目前可及的治疗手段等相关信息的摘要。应关注我国人群是否与其他国家/区域人群之间存在差异并作适当陈述和总结。

- 重要风险分析评价：以列表形式对重要已识别风险（表7-6）、重要潜在风险（表略）进行详细阐述，每项风险应包括：①风险名称；②认定为重要风险的原因；③风险可预防性、④对获益风险平衡/公共卫生健康的影响。其中"认定为重要风险的原因"需要从风险机制、非临床数据和临床（包括风险的流行病学信息、临床安全数据、识别和分析相关风险因素）三个方面进行讨论。

- 重要缺失信息：讨论在批准上市前尚未研究过的人群，或现有临床信息有限的人群，应讨论这些缺失信息对预测药品上市后安全性的影响。要考虑的人群应包括：儿童、老年患者、妊娠和哺乳妇女、存在相关合并症的患者、基因多态性的亚组人群、不同民族/种族患者、可能的超适应证使用人群等。

表7-6　重要已识别风险

（风险名称）（应尽量使用国际医学用语辞典［MedDRA］术语，建议使用 MedDRA 首选术语［PT］或标准 MedDRA 分析查询［SMQ］。申请人应该注明该风险名称的定义来源）	
认定为重要的已识别风险的原因	风险机制：分析造成该风险的药物作用机制和（或）病理生理基础
	非临床数据：提供与此风险相关的重要的非临床安全性结果，应为高度概括的摘要。包括毒理学、生殖/发育毒性、遗传毒性、致癌性研究结果；药理学数据（如心血管系统的 Q-T 间期延长），并应讨论非临床安全性发现与临床的相关性
	临床： ①目标适应证发生相应风险的背景信息（不使用本药品时）：提供相应风险发生的流行病学、背景数据等相关信息的简单摘要。应关注我国人群是否与其他国家/区域人群之间存在差异并作适当陈述和总结。如有同类已上市品种，应提供同类产品相应风险的已公开发生率信息 ②临床数据：提供与此风险相关的重要的临床安全性结果，应为高度概括的摘要。包括临床研究的暴露情况和上市后估算的药物暴露数据，说明安全性问题的严重程度、发生频率、可逆性。应重点关注临床研究中或上市后用药经验中我国受试者/患者是否与其他国家/区域受试者/患者之间存在差异 ③识别和分析相关危险因素：结合目标人群的特点和临床数据进行识别和分析

可预防性：简述风险因素，是否可辨识出高危人群并进行风险预测；风险发生时的早期征象和诊断方法；风险发生时应采取的处理方法

对获益风险平衡/公共卫生健康的影响：（对将本风险列为"重要的已识别风险"的结论性陈述）综合不良反应的严重性、频率和级别评价该风险对获益风险/公共卫生健康产生的影响。例如：可引起导致死亡、残疾、先天性异常或出生缺陷的严重不良反应；可导致严重影响患者的社会/生活功能或生活质量的后遗症；目前缺乏针对风险的预防或治疗手段；超过某比例的患者因相关不良反应停药，对长期有效性产生影响等

7.4.3 药物警戒活动计划

药物警戒活动的目的是进一步描述和量化风险特征、确认或消除潜在风险、识别新的风险、收集缺失信息领域的信息以及评估风险控制措施的有效性。药物警戒活动包括常规药物警戒活动和额外的药物警戒活动。

● 常规药物警戒活动：是所有药品必须进行的主要 / 最低限度的药物警戒活动组合。申请人应遵从法规要求计划并实施常规药物警戒活动，包括：建立收集、报告不良反应的系统和程序；向监管部门报告药品不良反应；定期安全性更新报告；持续性监测收集安全信号；更新说明书；以及药品监管机构规定的其他要求。

● 额外的药物警戒活动：在常规药物警戒活动不能满足需求时，需要开展额外的药物警戒活动。额外的药物警戒活动可以是非临床研究、以安全性为目的的临床试验和非干预性研究等。与国家药品监管机构协商或申请人承诺开展的与已获批适应证相关的上市后研究（包括有效性研究）均应被写入临床风险管理计划中，单纯以扩展适应证为目的的研究不在此列。额外的药物警戒活动应以活动类型而非风险为中心撰写；对于不需要开展额外的药物警戒活动的也应声明。详细的研究方案应作为风险管理计划的附件。

额外的药物警戒活动计划应以列表形式呈现，分为计划中 / 正在进行的额外药物警戒活动（表 7–7）和已经完成的 / 终止的额外药物警戒活动（表 7–8）。

表 7-7　计划中 / 正在进行的额外的药物警戒活动

额外的药物警戒活动名称	实施目的和必要性	实施计划关键节点	完成日期
监管机构要求的强制性额外的药物警戒活动（有监管机构在审评过程中提出）			

		申请人承诺 / 计划开展的其他上市后药物警戒活动	

表 7-8 已完成 / 终止的额外的药物警戒活动

额外的药物警戒活动名称	完成 / 终止时间	已解决问题	对临床风险管理计划的调整
监管机构要求的强制性额外的药物警戒活动（由监管机构在审评过程中提出）			
申请人承诺 / 计划开展的其他上市后药物警戒活动			

7.4.4 上市后有效性研究计划

上市后有效性研究计划是在药品上市后用于进一步研究其安全性、有效性特征的临床研究。无论是否附条件批准，监管机构都可以对申请人提出上市后有效性研究的要求，申请人也可以主动承诺开展上市后有效性研究。这些计划中或正在进行的上市后有效性研究应该在临床风险管理计划中有所体现，但完成后可以从临床风险管理计划或其他相关文件中移除（表 7-9）。

表 7-9　上市后有效性研究计划

上市后有效性研究名称	实施目的	实施计划	完成日期
附条件批准时作为完全批准条件的有效性研究（申请人根据附条件批准上市前沟通交流内容填写）			
监管机构要求的强制性有效性研究（由监管机构在审评过程中提出）			
申请人承诺/计划开展的其他有效性研究			

7.4.5 风险控制措施

建议申请人或持有人以安全性概述为基础，制定风险控制措施。实施风险控制措施的目的是通过降低安全性风险达到治疗获益最大化，在不以牺牲患者对治疗的可获得性为代价的前提下，将给医疗系统带来的负担和压力降低到最小程度。风险控制措施包括常规风险控制措施和特殊风险控制措施。

常规风险控制措施适用于所有药物，包括科学制定和修订药品说明书、标签、包装，采用适当的药品处方形式和管理状态等。此处需要针对每一种风险列表说明有哪些常规风险控制措施，详见表 7-10。

表 7-10　常规风险控制措施列表

风险名称	常规风险控制措施（如在说明书中的用法用量、禁忌、警告、注意事项、不良反应等章节进行强调）
风险 1	说明书中对应的内容（简要说明，不要复制粘贴所有的文字） 包装尺寸和特殊设计 药品规格 ……
风险 2	说明书中对应的内容（简要说明，不要复制粘贴所有的文字） 包装尺寸与特殊设计 药品规格 ……

特殊风险控制措施通常包括风险沟通、教育计划、患者日记、处方限制项目、受控分销、疾病/药物登记招募计划、避孕计划等。只有当常规风险控制措施无法达到预期效果时才实施特殊风险控制措施。申请人可在申请新药注册前与监管机构提前沟通讨论，就是否需要采取特殊风险控制措施、应该采取哪些特殊风险控制措施以及后续的评价节点达成初步的一致意见。如有特殊风险控制措施，则以活动类型而非安全性问题为中心撰写以下内容（表7-11）。

表7-11 特殊风险控制措施列表

风险控制措的名称	相关风险及实施目的	实施时限（最晚启动时间）	措施有效性评估时间节点

7.5 我国药物警戒计划实施建议

作为履行上市后药物警戒责任的重要内容之一，持有人应当根据《规范》的要求，制定并实施药物警戒计划。制定和实施药物警戒计划的责任主体是持有人；目标是预防和降低已上市药品的重要风险；手段是开展相关药物警戒活动或采取适当的风险控制措施。

7.5.1 药物警戒计划相关工作启动情形

《规范》第九十七条规定"持有人应当根据风险评估结果，对发现存在重要风险的已上市药品，制定并实施药物警戒计划"。因此，并非要求对所有已上市药品都制定药物警戒计划，药物警戒计划应当依风险实际情况制定。当发现已上市药品存在重要风险时，包括重要已识别风险和重要潜在风险，持有人应当启动药物警戒计划相关工作，包括制定、更新和实施药物警戒计划。这一定位，既能针对性的控制药品风险，又最大限度地减少了企业的负担，较好地契合了当前我国药品上市后监管现状和持有人上市后风险管理能力。此外，《规范》第六十五条要求，"持有人还应当对可能构成风险的重要缺失信息进行评估"。根据 ICH E2E 的建议，"重要缺失信息"是药品安全性问题的一部分，针对重要缺失信息同样需要采取进一步的行动。因此，当持有人发现产品存在重要缺失信息时，也应当启动药物警戒计划相关工作。

判断已识别或潜在风险是否为重要风险，是启动药物警戒计划相关工作的关键。根据《规范》第六十五条规定，"重要风险"是指对于可能会影响产品的获益－风险平衡，或对公众健康产生不利影响的风险。这一概念沿用了国际人用药品注册技术协调会（ICH）相关指南中对重要已识别风险和重要潜在风险的描述（参见本书"3.5"）。《"临床风险管理计划"撰写指导原则（试行）》中对"重要风险"进行了更详细的阐述，认为风险具有以下特征之一（但不排除其他可能），应考虑将其列为重要风险：①风险发生时导致死亡、残疾、先天性异常或出生缺陷等严重后果，或者因为后遗症严重影响患者的社会/生活功能或生活质量（例如导致患者重度抑郁）；②需要对高比例的患者进行临床干预（例如停药或接受输血等支持治疗）以应对/治疗风险发生后产生的临床症状/体征异常；③由于缺乏针对风险的预防或治疗手段，或与当前普遍应用的预防/诊疗手段发生冲突，而给当前的临床实践带来重大挑战。应当注意，药物警戒计划中涉及的"风险"是指药品上市后广泛使用过程中发现的给患者带来的治疗风险，不涉及生产过程中质量可控性相关风险。

判断药品是否存在重要缺失信息，需要根据上市前临床研究和上市后监测情况决定。ICH相关指导原则对"重要缺失信息"的定义是：对于上市产品的特定安全性问题或用药人群的认知存在重要缺失。《"临床风险管理计划"撰写指导原则（试行）》中认为，若对药品某方面的安全性特征或某特定人群使用该药品的风险获益信息存在缺失，且这些缺失的信息是临床所关注的，应考虑将其列为"重要的缺失信息"。一般情况下，如果上市前临床试验中排除的人群（如儿童、老年人、妊娠和哺乳妇女、存在某些基础疾病的患者、基因多态性亚组人群、不同民族或种族患者等）未被列入说明书的用药禁忌中，则上市后可能存在普遍使用的情况。持有人可以持续分析此类人群的上市后监测数据，如果数据缺失且安全性又被关注，例如上市后在儿童中大量使用从而引发安全性关注，或在排除的人群中用药会导致不良临床结局，或在某类人群中的安全性特征与其他人群可能存在不同情况，此类人群的安全性可能需要作为"重要缺失信息"对待。此外，还可以对药品超适应证使用的情况进行监测，如果药品不可避免地被超适应证用于某一人群，且该人群风险特征与已获批准的人群存在差异，也应该在药物警戒计划中分析是否对药品安全性产生影响，必要时采取进一步行动。

综上所述，根据药品风险管理的要求，持有人经评估认为某一特定的药品安全风险可能会影响该品种的总体获益－风险平衡，且有必要采取适当的药物警戒活动以进一步评估风险，或需要采取特殊风险控制措施降低药品安全风险时，应当制定或更新药物警戒计划，并按药物警戒计划的安排组织实施。

7.5.2 药物警戒计划的格式和内容

《规范》第九十八条规定，药物警戒计划包括药品安全性概述、药物警戒活动，并对拟采取的风险控制措施、实施时间周期等进行描述。我国目前尚未出台药物警戒计划相关指导原则，建议持有人参考《"临床风险管理计划"撰写指导原则（试行）》的格式和内容来撰写药物警戒计划，按照药品概述（或称药品信息）、药品安全性概述、药物警戒活动计划、风险控制措施这四部分组织其框架构架。

需要强调的是，临床风险管理计划主要是根据上市前临床试验的数据和对药品上市后风险的预测制定的，而药物警戒计划主要是根据药品上市后药物警戒实践中已经发现的重要风险（包括重要缺失信息）来制定，因此药物警戒计划的内容应更加有针对性，即针对经上市后风险评估（根据所有上市前和上市后获得的证据）判断为重要的风险来撰写，而不是对药品所有风险的全面阐述。

如果持有人在提交上市许可申请时已经制定了临床风险管理计划，在上市后药物警戒活动中发现新的风险或风险的新信息，以及需要删除风险或变更风险类型等情况时，应当及时更新该风险管理计划。是否还要单独制定一份药物警戒计划，可以根据持有人制定的相关规程或监管部门的要求来确定。如果单独制定一份药物警戒计划，建议注意与本企业临床风险管理计划的相关内容的一致性。

以下内容将以临床风险管理计划为模板，提出我国上市后药物警戒计划的撰写建议。如果药品监管部门发布了药物警戒撰写的指导原则，则应当按照发布的指导原则撰写药物警戒计划。

7.5.3 封面和摘要

封面对应临床风险管理计划的签名页，包括标题、版本信息列表、公司名称等。如果是上市后根据《规范》首次制定的药物警戒计划，应以"［药品名称］药物警戒计划"为标题；如果仅是对临床风险管理计划的更新，可沿用以前的标题。标题应体现药品的活性成分或通用名称。通常情况下，药物警戒计划应基于活性成分进行撰写，特殊情况下，也可以基于药品的通用名称来撰写，例如药物警戒计划中并不包括持有人该活性成分下所有药品。版本信息列表中应包括当前版本的信息。企业名称建议为持有人名称，持有人是境外的，建议同时标注参与该计划撰写的境内代理人名称及联系方式。

药物警戒计划摘要对应临床风险管理计划摘要，以列表形式简述药物警戒计划各部分内容。当正文部分内容较少（例如少于 5 页），可省略此部分。

7.5.4 药品概述

除临床风险管理计划中要求的项目外，建议增加列入我国非处方药目录、国家基本药物目录、国家或地方医保目录、短缺药品目录、特殊管理药品等目录情况。除活性成分外，还需列出纳入该药物警戒计划的持有人的所有通用名药，对于未纳入药物警戒计划的通用名药（例如不同给药途径的药品），可以在备注中指出并说明原因。如果风险管理计划涉及辅料的安全性，应将辅料信息也列出。

7.5.5 安全性概述

参考临床风险管理计划，本部分包括安全性概述汇总、目标适应证流行病学、重要已识别风险、重要潜在风险和重要缺失信息五个小节。其中重要已识别风险和重要潜在风险按照每项风险单独表述，包括风险名称、风险的背景信息、与风险相关的非临床发现、风险发生机制、风险特征、影响因素等。建议本部分内容以上市后安全性评估的结果为基础进行撰写。对每项重要风险的描述顺序可以根据持有人的风险评估情况进行调整。对于潜在风险，如果缺乏该药品可用的数据，可以提供同类药品的临床信息作为依据。建议在每项风险最后简要指出拟开展的药物警戒活动或采取的风险控制措施，这些活动和措施应在该计划的"药物警戒活动计划"和"风险控制措施"部分有详细说明。

7.5.6 药物警戒活动计划

对于安全性概述中总结的重要风险和重要缺失信息，建议持有人开展进一步的风险管理工作，包括开展进一步的药物警戒活动来评估和认知风险，或采取适当的风险控制措施来降低风险。采取的药物警戒活动将在本部分描述，采取的风险控制措施在"风险控制措施"部分描述。此处药物警戒活动的目的主要是：①描述和量化风险特征及其影响因素；②确认或否定潜在风险；③收集重要缺失信息；④评估风险控制措施的有效性。以预防和降低风险为目的风险控制措施（或风险最小化工具）不在此部分列出。

药物警戒活动分为常规药物警戒活动和额外药物警戒活动，分别对应 ICH E2E 的常规药物警戒实践和安全性问题实施计划。

常规药物警戒活动是所有药品必须进行的最基础、最低限度的药物警戒活动，包括疑似不良反应信息的收集、处置和报告，常规开展的风险信号检测与评价，定期安全性更新报告/获益风险评估报告的撰写与提交等。这些基础性药物警戒活动无需在药物警戒计划中赘述，可简短带过。除上述药物警戒活动之外的其他一些药物警戒活动，例如以自发报告为基础的加强监测、激励报告，或对自发报告程序进行的其他调整等，也建议作为常规药物警戒活动进行清晰阐述。欧盟 GVP 第五章第Ⅲ部分描述了一些其他类型的常规药物警戒活动，可供持有人参考。

特殊药物警戒活动主要是上市后开展的非临床研究、临床试验、非干预性研究等类型的活动，包括主动监测和以评估风险控制措施效果为目的的调查和研究。以有药品的有效性为主要目的研究可不纳入药物警戒计划。药物警戒活动计划分为计划中 / 正在进行的，以及已完成 / 终止的药物警戒活动，按照活动类型而非风险为中心撰写，因为一项活动可能解决不同的风险问题。如不需要开展额外的药物警戒活动也应声明。

7.5.7 风险控制措施

实施风险控制措施是为了降低患者的用药风险，最大限度地优化产品的获益 – 风险平衡，保障患者的治疗权益。持有人选择的风险控制措施应能有效控制产品的风险，尽量不以牺牲患者对治疗的可获得性为代价，还应将给医疗保健系统带来的负担降低到最小程度。风险控制措施分为常规风险控制措施和特殊风险控制措施，有关风险控制措施的选择参见本书"6 药品风险控制"。风险控制措施以活动类型而非风险为中心撰写，如无需采取特殊风险控制措施也应声明。

7.5.8 参考文献和附录

药物警戒计划涉及的相关的参考文献应在正文后统一列出。附录包括：纳入药物警戒计划的上市后研究方案、风险控制措施的具体实施方案、药品说明书等。

（柳鹏程 汤 韧 王 丹）

参考文献

［1］杨威. 药物警戒信号检测实践 CIOMS Ⅷ工作组报告［M］. 天津：天津出版传媒集团，2010.

［2］CIOMS. Practical Approaches to Risk Minimisation for Medicinal Products Report of CIOMS Working Group Ⅸ（Reports of CIOMS Working Group Ⅸ）［R］. 2014：101.

［3］US FDA. Guidances for industry: Premarketing Risk Assessment［EB/OL］. 2005, https://www.fda.gov/drugs/guidance-compliance-regulatory-information/guidances-drugs.

［4］崔燕宁. 药物安全与药物警戒［M］. 北京：人民卫生出版社，2021：136-139.

［5］WHO. IMPORTANCE of PHARMACOVIGILANCE（Safety Monitoring of medicinal products）［R］. 2002.

［6］Bright RA, Nelson RC.Automated support for pharmacovigilance: a proposed system［J］. Pharmacoepidemiology and Drug Safety, 2002, 11（2）：121-125.

［7］European Medicines Agency. Signal management［EB/OL］.（2021-01-15）［2022-05-10］. https://www.ema.europa.eu/en/human-regulatory/post-authorisation/pharmacovigilance/signal-management#designated-medical-events-section.

［8］国家药品监督管理局. 药品不良反应信息通报（第17期）关注痔血胶囊引起的肝损害［EB/OL］.（2008-10-28）［2022-05-11］. https://www.nmpa.gov.cn/xxgk/yjjsh/ypblfytb/20081028120001377.html.

［9］Alsheikh-Ali AA, Abourjaily HM, Karas RH. Risk of adverse events with concomitant use of atorvastatin or simvastatin and glucose-lowering drugs（thiazolidinediones, metformin, sulfonylurea, insulin, and acarbose）［J］. Am J Cardiol, 2002, 89（11）：1308-1310.

［10］Norén GN, Bate A, Orre R, et al. Extending the methods used to screen the WHO drug safety database towards analysis of complex associations and improved accuracy for rare events［J］. Stat Med, 2006, 25（21）：3740-3757.

［11］钱轶峰，罗宝章，叶小飞，等. 检测联合用药不良反应信号的数据挖掘方法［J］. 中国卫生统计，2010，27（1）：31-34.

［12］冯红云，侯永芳，吴桂芝，等. 药品不良事件聚集性信号预警系统的建立和运行 ［J］. 中国药物警戒，2012，9（12）：745-748.

［13］Almenoff J, Tonning JM, Gould AL, et al. Perspectives on the use of data mining in pharmaco-vigilance ［J］. Drug Saf, 2005，28（11）：981-1007.

［14］Strandell J, Caster O, Bate A, et al. Reporting patterns indicative of adverse drug interactions: a systematic evaluation in VigiBase ［J］. Drug Saf, 2011，34（3）：253-66.

［15］Noguchi Y, Tachi T, Teramachi H. Detection algorithms and attentive points of safety signal using spontaneous reporting systems as a clinical data source ［J］. Brief Bioinform, 2021，22（6）：bbab347.

［16］Karimi G, Star K, Norén GN, et al. The impact of duration of treatment on reported time-to-onset in spontaneous reporting systems for pharmacovigilance ［J］. PLoS One, 2013，8（7）：e68938.

［17］Paul R. Rosenbaum, Donald B. Rubin. The central role of the propensity score in observational studies for causal effects ［J］. Biometrika, 1983，70（1）：41-55.

［18］Wang H W, Hochberg A M, Pearson R K, et al. An experimental investigation of masking in the US FDA adverse event reporting system database ［J］. Drug Saf, 2010，33（12）：1117-1133.

［19］Pariente A, Didailler M, Avillach P, et al. Potential competition bias in the detection of safety signals from spontaneous reporting databases ［J］. Pharmacoepidemiol Drug Saf, 2010，19（11）：1166-1171.

［20］Zeinoun Z, Seifert H, Verstraeten T. Quantitative signal detection for vaccines: effects of stratification, background and masking on GlaxoSmithKline's spontaneous reports database ［J］. Hum Vaccin, 2009，5（9）：599-607.

［21］Caster O, Norén GN, Madigan D, et al. Large- Scale Regression-Based Pattern Discovery in International Adverse Drug Reaction Surveillance[C]. Paper presented at: Proceedings of the KDD Workshop on Mining Medical Data and KDD Cup 2008, Las Vegas, NV, USA.

［22］王涛，董铎，熊玮仪，等. 抗肿瘤创新药西达本胺片风险信号分析与思考 ［J］. 中国药物警戒，2019，16（10）：614-616，631.

［23］孙立新. 风险管理原理、方法与应用 ［M］. 北京：经济管理出版社，2014：34.

［24］药品评价中心. 美国降低唑吡坦剂量来防范次日早晨警敏度受损风险 ［EB/OL］.

（2013-02-28）［2022-09-29］. https://www.nmpa.gov.cn/directory/web/nmpa/xxgk/yjjsh/ywjjkx/20130228120001291.html.

［25］王涛，宋海波，董铎. 美国药物基因组学指南概述及对我国的启示［J］. 中国药物警戒，2017，14（11）：662-665.

［26］药品评价中心. 亚裔患者服用卡马西平有导致严重皮肤反应的风险［EB/OL］.（2008-04-21）［2022-09-29］. https://www.nmpa.gov.cn/xxgk/yjjsh/ywjjkx/20080421120001289.html.

［27］药品评价中心. 美国警告含 HLA-B*1502 基因患者服用卡马西平更易发生严重皮肤反应［EB/OL］.（2008-01-28）［2022-09-29］. https://www.nmpa.gov.cn/xxgk/yjjsh/ywjjkx/20080128120001639.html.

［28］药品评价中心. 加拿大警示超快代谢者使用曲马多的呼吸抑制风险［EB/OL］.（2017-07-14）［2022-09-29］. https://www.nmpa.gov.cn/xxgk/yjjsh/ywjjkx/20170714161901164.html.

［29］Maria G U, Elisabetta P, Carla C, et al.Excipients in medicinal products used in gastroenterology as a possible cause of side effects［J］. Reg-ul Toxicol Pharmacol, 2011, 60（1）：93.

［30］萧惠来. EMA 对药用辅料右旋糖酐新的安全性评价［J］. 药物评价研究，2019，42（6）：1069-1074.

［31］张金芝，张家瑞. 影响药物不良反应的因素及分析［J］. 中国社区医师（综合版），2007（7）：15-16.

［32］陈静. 药品质量标准与药品质量评价相关性分析［J］. 中国卫生标准管理，2018，9（10）：1-2.

［33］杨宝峰. 药理学（第8版）［M］. 北京：人民卫生出版社，2013.

［34］刘治军，傅得兴，汤光. FDA 关于药物相互作用研究指南（草稿）2006 版的解读［J］. 国际药学研究，2008，35（1）：50-58.

［35］宣芸. 刺五加注射液致严重不良事件［J］. 药物不良反应杂志，2008，10（5）：375.

［36］徐丽峰，徐振杰，杨艳明. APC 和去痛片在某农村滥用的调查分析［J］. 中国药物滥用防治杂志，2007，13（5）：284-285.

［37］张红翠，王晓伟，朱曼. 1 例替加环素超说明书用药致血小板降低的案例分析［J］. 中国药物应用与监测，2016，13（2）：125-127.

［38］药品评价中心. EMA 建议采取新措施以避免甲氨蝶呤给药剂量错误［EB/OL］.

（2019-12-09）［2022-09-29］.https://www.nmpa.gov.cn/xxgk/yjjsh/ywjjkx/
20191209150201552.html.

［39］ MSSO. MedDRA TERM SELECTION_POINTS TO CONSIDERICH［EB/OL］.
（2022-03）［2022-04-01］. https://admin.meddra.org/sites/default/files/guidance/
file/000571_termselptc_r4_21_mar2021.pdf.

［40］ NIH.Common Terminology Criteria for Adverse Events（CTCAE）v5.0［EB/OL］.
（2017-11-27）［2021-10-31］.https://ctep.cancer.gov/protocolDevelopment/electronic_
applications/docs/CTCAE_v5_Quick_Reference_8.5x11.pdf.

［41］ 药品评价中心. 加拿大提示妊娠 20 周以上使用非甾体抗炎药或可致未出生婴儿肾脏
损害风险［EB/OL］.（2021-09-02）［2022-09-29］. https://www.nmpa.gov.cn/directory/
web/nmpa/xxgk/yjjsh/ywjjkx/20210902103824148.html.

［42］ 药品评价中心. 英国警示尼拉帕利的严重高血压及可逆性后部脑病综合征风险
［EB/OL］.（2021-03-26）［2022-09-29］. https://www.nmpa.gov.cn/xxgk/yjjsh/ywjjkx/
20210326141406155.html.

［43］ 药品评价中心. 美国 FDA 宣布匹莫林撤市［EB/OL］.（2005-11-03）［2022-09-
29］. https://www.nmpa.gov.cn/xxgk/yjjsh/ywjjkx/20051103141100140.html.

［44］ 李幼平，文进，王莉. 药品风险管理：概念、原则、研究方法与实践［J］. 中国循
证医学杂志，2007（12）：843-848.

［45］ 廖星，谢雁鸣. 上市后中药临床安全性循证证据体评价研究［J］. 中国中西医结合
杂志，2017，37（1）：109-114.

［46］ ICH. Periodic Benefit-Risk Evaluation Report［EB/OL］.（2012-11-15）［2021-12-09］.
http://www.ich.org/file-admin/Public_Web_ Site/ICH_ Products/Guidelines/Efficacy/
E2C/ E2C_ R2_Step4.pdf.

［47］ US FDA. Benefit-Risk Assessment for New Drug and Biological Products［EB/OL］.
（2021-09）［2022-02-17］. https://www.fda.gov/regulatory-information/search-fda-
guidance-documents/benefit-risk-assessment-new-drug-and-biological-products.

［48］ Health Canada. Format and content for post-market drug benefit-risk assessment in
Canada［EB/OL］.［2019-02-08］［2022-03-01］. https://www.canada.ca/en/health-
canada/services/publications/drugs-health-products/content-drug-benefit-risk-
assessment/guidance-document.html.

［49］ CIOMS. Benefit-Risk Balance for Marketed Drugs: Evaluating Safety Signals（report of
CIOMS Working Group Ⅳ）［R］. 1998.

［50］左书凝，何春俐，赵建中. 药品评价中的获益风险评估［J］. 中国临床药理学杂志，2021，37（13）：1757-1763.

［51］EMA.CMDh confirms that methylprednisolone injections containing lactose must not be given to patients allergic to cow's milk proteins［EB/OL］.（2017-08-01）［2021-10-31］. https://www.ema.europa.eu/en/news/cmdh-confirms-methylprednisolone-injections-containing-lactose-must-not-be-given-patients-allergic.

［52］Australian Standards. AS/NZS 4360:Risk management（Chinese version-Traditional characters）［R］. 1999.

［53］王丹，李馨龄，董铎，等. 药品生产企业直接报告不良反应能力调查研究［J］. 中国药物警戒，2020，17（5）：654-661.

［54］詹思延. 流行病学（第8版）［M］. 北京：人民卫生出版社，2017.

［55］房宏霞，武珊珊，吕晓珍，等. 抗结核治疗期间患者出现肝损伤相关症状与致肝损伤的关系分析［J］. 中国防痨杂志，2013，35（10）：816-822.

［56］聂晓璐，陶庆梅，詹思延，等，酮康唑口服制剂致肝损害风险因素的系统评价［J］. 中国药物警戒，2012，9（8）：460-463.

［57］药品评价中心. 药品定期安全性更新报告审核要点（试行）［R］. 2012.

［58］CIOMS. Current Challenges in Pharmacovigilance: Pragmatic Approaches（report of CIOMS Working Group V）［R］. 2001.

［59］ICH. Periodic Benefit-Risk Evaluation Report［EB/OL］.（2012-12-17）［2022-09-29］. https://database.ich.org/sites/default/files/E2C_R2_Guideline.pdf.

［60］CIOMS. CIOMS Cumulative Pharmacovigilance Glossary[M/OL]. Version 1.0. Geneva, Switzerland: Council for International Organizations of Medical Sciences（CIOMS），2021:49[2022-04-01].https://cioms.ch/wp-content/uploads/2021/03/CIOMS-Cumulative-PV-Glossary-v1.0.pdf.

［61］杨志敏. 药品说明书的规范性与风险控制——以新型抗肿瘤药为例［J］. 中国食品药品监管，2019（11）：40-47.

［62］MSSO. MedDRA® 术语选择：考虑要点［EB/OL］. 版本 4.22.（2022-03）［2022-04-01］. https://alt.meddra.org/files_acrobat/000714_termselptc_r4_22_mar2022_chinese.pdf.

［63］CDR, NMPA. 关于发布《药品上市许可持有人 MedDRA 编码指南》的通知［EB/OL］.（2022-05-06）［2022-5-10］. https://www.cdr-adr.org.cn/drug_1/zcfg_1/zcfg_zdyz/202205/t20220506_49658.html.

［64］SFDA. 药品说明书和标签管理规定［EB/OL］.（2006-03-10）［2022-04-02］. https://www.nmpa.gov.cn/yaopin/ypfgwj/ypfgbmgzh/20060315010101975.html.

［65］US FDA. Guidances（Drugs）［EB/OL］. https://www.fda.gov/drugs/guidance-compliance-regulatory-information/guidances-drugs.

［66］US FDA. Approved Risk Evaluation and Mitigation Strategies（REMS）［DB/OL］.［2022-05-01］.https://www.accessdata.fda.gov/Scripts/Cder/Rems/index.cfm.

［67］CIOMS .Practical Approaches to Risk Minimisation for Medicinal Products: Report of CIOMS Working Group Ⅸ［EB/OL］.（2014）［2022-05-01］.https://cioms.ch/publications/product/practical-approaches-to-risk-minimisation-for-medicinal-products-report-of-cioms-working-group-ix/.

［68］王丹，王涛，夏旭东，等.《药物警戒质量管理规范》对持有人实施药物警戒制度的启示［J］. 医药导报，2021，40（10）: 1303-1306.

［69］NOVARTIS PHARMACEUTICALS. Patient reminder card regarding osteonecrosis of the jaw[EB/OL]. (2015-09)［2022-04-02］.https://assets.publishing.service.gov.uk/media/560266c8ed915d4886000002/Aclasta_ONJ_Reminder_Card.pdf.

［70］FDA. CHAPTER53- POST-MARKETING SURVEILLANCE ANDEPIDEMIOLOGY: HUMAN DRUG AND THERAPEUTIC BIOLOGICAL PRODUCTS[EB/OL].(2020-02-01)［2022-04-02］. https://www.fda.gov/media/111789/download.

［71］US FDA. Survey Methodologies to Assess REMS Goals That Related to Knowledge［EB/OL］.（2019-02）［2022-05-01］. https://www.fda.gov/regulatory-information/search-fda-guidance-documents/survey-methodologies-assess-rems-goals-relate-knowledge.

［72］Lem J, Younus M, Aram J A, et al. Evaluation of the Effectiveness of Additional Risk Minimization Measures for Voriconazole in the EU: Findings and Lessons Learned from a Healthcare Professional Survey［J］.Pharmaceut Med, 2019, 33（2）: 121-133.

［73］PMDA. Risk Management Plan（RMP）| pharmaceuticals and medical devices agency［EB/OL］.（2017-12-05）［2022-05-23］. https://www.pmda.go.jp/english/safety/info-services/drugs/rmp/0001.html.

［74］Philip J .Schneider, MS. Risk Evaluation and Mitigation Strategies（REMS）- A Brief History［J］. The journal for nurse practitioners-JNP, 2012, 8（9）: 747-748.

术语对照表

全称	英文	缩略语
安全性参考信息	reference safety information	RSI
安全性概述	safety specification	SS
安全性问题实施计划	action plan for safety issues	APSI
报告比值比法	reporting odds ratio	ROR
贝叶斯可信传播神经网络法	Bayesian confidence propagation neural network	BCPNN
比例报告比值比法	proportional reporting ratio	PRR
比例死亡比	proportional mortality ratios	PMR
病例对照研究	case-control study	/
常规风险控制措施	Routine Risk Minimisation Activities	/
超说明书使用	off label use	/
单纯病例研究设计	case-only designs	/
定期安全性更新报告	periodic safety update reports	PSUR
定期获益－风险评估报告	Periodic Benefit-Risk Evaluation Report	PBRER
队列研究	cohort study	/
多项伽马－泊松压缩估计法	multi-item Gamma Poisson shrinker	MGPS
风险管理计划	risk management plan	RMP
风险评估和控制策略	Risk Evaluation and Mitigation Strategies	REMS
服药到不良反应发生时间	time to onset	TTO
公司核心安全性信息	company core safety information	CCSI
公司核心数据集	company core data sheet	CCDS
国际人用药品注册技术协调会	The International Council for Harmonisation of Technical Requirements for Pharmaceuticals for Human Use	ICH

续表

全称	英文	缩略语
国际医学科学组织委员会	Council for International Organizations of Medical Sciences	CIOMS
过采样分层随机样本	stratified random samples with oversampling	SRSO
过程指标	process indicators	PI
横断面研究	cross-sectional study	/
患者安全用药提示	medication guides	MG
疾病风险评分	disease risk score	DRS
结局指标	outcome indicators	OI
解剖治疗化学分类	anatomical therapeutic chemical	ATC
经验贝叶斯几何均数	empirical bayesian geometric mean	EBGM
临床试验	clinical trial	/
美国食品药品管理局不良事件报告系统	FDA Adverse Event Reporting System	FAERS
潜在风险	potential risk	/
倾向性评分法	propensity score	PS
生态学研究	ecological study	/
随机对照试验	randomized controlled trial	RCT
特定医学事件	designated medical event	DME
特殊风险控制措施	Additional Risk Minimisation Measures	aRMMs
通用技术文档	common technical document	CTD
系统器官分类	system organ class	SOC
系统综述	systematic review	/
限定日剂量	defined daily dose	DDD
信息成分法	information component	IC
研发期间安全性更新报告	development safety update report	DSUR
药物警戒	Pharmacovigilance	PV
药物警戒计划	Pharmacovigilance plan	PVP
药物警戒质量管理规范	Good Pharmacovigilance Practice	GVP

全称	英文	缩略语
医院信息系统	hospital information system	HIS
已识别风险	identified risk	/
用药错误	medication error	/
致医务人员的函	direct healthcare professional communication	DHPC
重要风险	important risk	/
重要缺失信息	important missing information	/
自发报告系统	spontaneous reporting system	SRS